50の事物で知る
図説 医学の歴史

The History of Medicine in
50 Objects

◆著者略歴
ギル・ポール（Gill Paul）
イギリスの作家。健康、歴史小説、ノンフィクションの分野で執筆をおこなっている。スコットランドのグラスゴー大学で医学を学んだ。健康分野の著作には、栄養にかんする『イート・ユアセルフ（Eat Yourself）』シリーズ、アラン・ハードマンと共著の4冊のピラティス関連書籍、『フード・ホスピタル（Food Hospital）』と『ビゲスト・ルーザー（Biggest Loser）』シリーズのTV関連書籍がある。1918年のロシアを舞台とした次作の小説、『シークレット・ワイフ（The Secret Wife）』が2016年11月に出版予定である。

◆訳者略歴
野口正雄（のぐち・まさお）
1968年、京都市生まれ。同志社大学法学部卒業。医薬関係をはじめ、自然科学系の文献の翻訳に従事している。訳書に、『自然は脈動する──ヴィクトル・シャウベルガーの驚くべき洞察』（日本教文社）、『図説世界を変えた50の医学』『50の名機とアイテムで知る図説カメラの歴史』（いずれも原書房）。京都市在住。

THE HISTORY OF MEDICINE IN 50 OBJECTS
by Gill Paul
© Quid Publishing, 2016
Japanese translation rights arranged with Quid Publishing Ltd., London
through Tuttle-Mori Agency, Inc., Tokyo

50の事物で知る
図説
医学の歴史
●

2016年12月20日 第1刷

著者………ギル・ポール
訳者………野口正雄
装幀………川島進デザイン室
本文組版………株式会社ディグ
発行者………成瀬雅人
発行所………株式会社原書房
〒160-0022 東京都新宿区新宿1-25-13
電話・代表03（3354）0685
http://www.harashobo.co.jp
振替・00150-6-151594
ISBN978-4-562-05344-5

©Harashobo 2016, Printed in China

50の事物で知る
図説 医学の歴史

The History of Medicine in
50 Objects

ギル・ポール　野口正雄 訳
Gill Paul　Masao Noguchi

原書房

目次

はじめに	6

新石器時代の穿孔された頭蓋骨	8
エドウィン・スミス・パピルス	12
メソポタミアの粘土板	16
アタルヴァ・ヴェーダ	18
『黄帝内経』	22
ヒッポクラテスの木	26
アッピア水道	30
ディオスコリデスの『薬物誌』	34

ガレノスの静脈切開刀	36
オテル・デュー	40
『眼に関する10の論考』	44
サレルノ医学校	48
アヴィケンナの墓	52
ペスト医師のマスク	56
『人体の構造』	62
サントーリオ・サントーリオの測温器	68
ハーヴィの血液循環図	72
チェンバレンの鉗子	76
ファン・レーウェンフックの顕微鏡	82
キナノキ	86
エドワード・ジェンナーのランセット	92
ラエネックの聴診器	96
モートンのエーテル吸入器	98
ゲルベルスドルフの結核サナトリウム	102
ジョン・スノウのコレラ地図	106
フローレンス・ナイチンゲールのランプ	110

ハーヴィの血液循環図（72ページ）

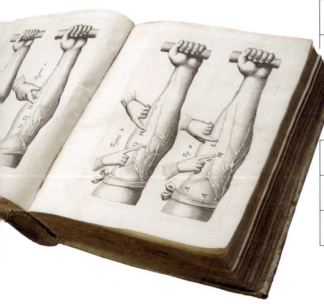

ルイ・パストゥールのフラスコ	114
スネレン視力表	120
赤十字のシンボル	124
ジョーゼフ・リスターの石炭酸噴霧器(ドンキーエンジン)	128
X線装置	132
バイエル社のアスピリン	138
ジークムント・フロイトの長イス	142
ハロルド・ギリーズの筒状皮弁法	148
スペインかぜ用のマスク	152
リリー社のインスリン用シリンジ	156
鉄の肺	160
アレグザンダー・フレミングのペトリ皿	164
ブリュコネンコのオートジェクター	168
ウィレム・コルフの人工腎臓	172
世界保健機関の旗	176
クリックとワトソンの二重らせん	178
たばこのパッケージの健康にかんする警告	186
最初の心臓移植	190

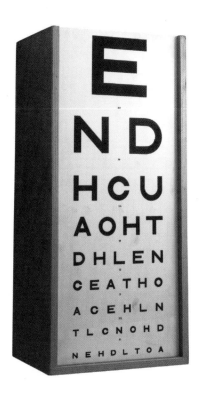

スネレン視力表（120ページ）

MRIスキャナー	194
手術用ロボット	198
エイズ啓発リボン	202
幹細胞	206
思考制御型義肢	210
エボラ出血熱用の防護服	214

参考文献	218
索引	220

はじめに

医学の歴史は、あらゆる時代を通じ、人間の健康をそこなう固有の問題を見つけ、それを解決しようと決意した医師や科学者たちについてのたいへん興味深い物語である。新発見のほとんどは、ウィリアム・ハーヴィが血液循環について記した場合のように、先人の業績をふまえ、それをさらにおしすすめることで得られた（「巨人の肩の上に乗る」と表現されてきた）。また、みずから製作した特殊な拡大鏡で水滴のなかをのぞきこみ、「微小動物（アニマルキュール）」とみずからよぶ微小な存在を見出したアントニ・ファン・レーウェンフックのように、未知の世界へと飛躍した人物もいる。このような先駆者の多くははじめは信用されず、もの笑いの種にされたが、わたしたちにとって幸いだったことに、彼らは落胆することなくみずからの直感を粘り強く追求し、何十年もかけてコツコツと問題に取り組んだのである。

本書は数千年前の、病気は悪霊によりひき起こされると初期の人類が信じていた時代にはじまり、エジプト、ペルシアのカリフの領地、インド、中国、古代ギリシア、古代ローマでの知識の発展をとりあげ、またガレノスの四「体液」説が何世紀にもわたり医学の進歩をはばんだようすをみる。14世紀から17世紀にかけてペストが世界を圧倒した際に医師にはなすすべがなく、医学の評判は地に落ちたが、17世紀以降、研究に科学的方法論が適用されるようになると振り子は逆へとふれる。

病者が耐えしのんだ治療法のなかには野蛮で、ほぼ確実に苦悶に満ちた死をもたらしたものもあったはずであり、また大多数のものは端的に効果がなかった。18世紀になってようやくマラリアや天然痘などの死の病の治療に真の進歩が生じる。19世紀の重要な発展は、手術をより安全なものとした麻酔と消毒法の発明と、「瘴気（ミアスマ）」説（「悪い空気」が病気をひき起こすという考え方）が徐々にしりぞけられ、進んだ細菌論がとって代わってい

> 医術が愛されるところであれば、
> そこには人間の愛もある。
> ——ヒッポクラテス、前5世紀

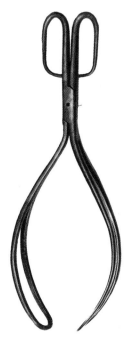

17世紀のチェンバレン家による産科鉗子の発明は出産時の死亡率の低下に役立った。

ヒッポクラテス。その有名な誓いのなかで患者に対する医師の義務を説いた古代ギリシアの医師（右ページ参照）。

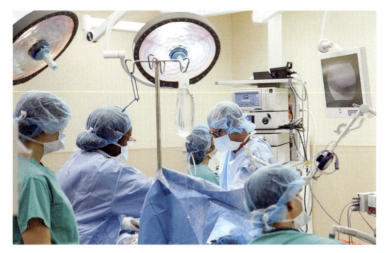

現代の手術環境は、かつて学生ら見学者が外科医の行なう手術をみるべく集まった、無菌状態ではない階段状の講堂や教室とは似ても似つかない。

ったことである。

20世紀を通じ、「特効薬」ペニシリンや世界保健機関のワクチン接種プログラムにより、かつての死病がひとつひとつ治癒可能なものとなっていった。20世紀の終わりから21世紀にかけては、医学は年々変化をとげ、とくにマイクロサージェリー、幹細胞研究、ナノテクノロジーの分野で活気に満ちた発展がみられた——だがHIV/エイズなどの一部の病気はなおも治すことがむずかしく、また抗生物質に対する耐性の出現が新たな致死的細菌の蔓延のおそれをもたらしている。

50の主要な事物を選んで医学思想の歴史全体を示そうとすれば、どうしても抜け落ちてしまう部分が出てくるが、大筋の思想を示し、物語の根幹を語ることはできる。これは、世界を、人がより健康に生きる場とするためにみずからの人生を捧げた非常に多くの先駆的な男女の創意工夫にかんする驚くべき物語なのである。

> 医神アポロン、アスクレピオス、ヒギエイア、パナケイアおよびすべての男神と女神に誓う、わたしの能力と判断にしたがってこの誓いと約束を守ることを。この術をわたしに教えた人をわが親のごとくうやまい、わが財を分かって、その必要あるとき助ける。その子孫を私自身の兄弟のごとくみて、彼らが学ぶことを欲すれば報酬なしにこの術を教える。そして書きものや講義その他あらゆる方法でわたしのもつ医術の知識をわが息子、わが師の息子、また医の規則にもとづき約束と誓いで結ばれている弟子どもに分かちあたえ、それ以外のだれにもあたえない。
>
> ——ヒッポクラテスの誓い、前400年ごろ

新石器時代の穿孔された頭蓋骨

場所：	世界中
時期：	前1万～2000年
分野：	外科学、精神医学

　考古学者が発見した新石器時代（後期石器時代）の頭蓋骨の5～10パーセントには、うがたれた穴がひとつまたはふたつ開いている。これはのちに穿孔術または頭蓋開口術として知られるようになる手技である。穿孔された頭蓋骨は南アメリカ、北アフリカ、アジア、ヨーロッパ、ニュージーランド、南洋諸島のいたるところで発見されており、これは証拠が見つかっている最古の外科手術である。この手術が行なわれた理由はさまざまだったようである。一部の頭蓋骨には頭部のけがの徴候がみられることから、おそらく折れた骨片をとりのぞくために行なわれたと考えられる。ほかに、頭痛や狂気をひき起こしていると考えられていた悪霊を追い出すために行なわれたとみられるケース、また死者を甦らせようとする試みとみられるケースもあった。

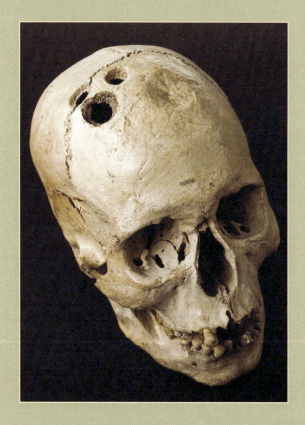

> 正直なところ、痛みをともなう孔をうがたれた頭蓋骨からは確実なことは推測できないようにわたしには思われる。
> ——トマス・ウィリス『ザ・ロンドン・プラクティス・オヴ・フィジク（The London Practice of Physick）』、1685年

新石器時代の世界観

　最初期の人類は遊牧生活を送る狩猟採集民であり、食糧を求めてあちこちを移動していた。男性の平均寿命は35歳、女性は30歳であり、いずれも比較的背が高く、健康な歯をもっていた。前8000年までに彼らは定住して共同社会を作り、農耕による生活様式を発達させるようになり、作物を育て、ウシやヒツジを飼うようになった。身長が低くなったことから、その食事は遊牧民であった時代と比べ、変化にとぼしく、タンパク質が豊富ではなかったことがわかる。彼らは病気にかかることも多くなり、行商人から病気をもらい、また居住地の不衛生な生活環境のなかで互いにうつしあった。

　洞窟画や土器から、新石器時代の人類は神々や吉凶兆、悪霊、幸運をよぶお守りを信じていたことがうかがえる。彼らは痛みや病気が悪霊によりもたらされると考えており、このため部族のシャーマンは病者に対し悪魔ばらいの儀式をとり行なった。穿孔術はてんかんや頭痛、またうつ病や統合失調症などの心の健康にかんする問題にいたるあらゆる種類の頭部の疾患の治療に使われていた可能性がある。

　頭蓋骨からとりのぞかれた骨片の大きさは直径2.5〜5センチにおよぶこともあり、悪霊をしりぞけるための魔除けとして残しておかれたようである。ネックレスとして身につけられていた可能性もある。戦いのための砦付近で穿孔された頭蓋骨が多数見つかっていることから、戦士たちがこの目的のために敵から頭蓋骨片をくりぬいたのかもしれない。古文書に記されている逸話的な証拠によれば、シャーマンのなかには頭蓋骨を細かく砕いて飲み物と混ぜ、邪悪なものから特別に身を守るために飲むことを勧めた者もいたようである。

早期の穿孔術は成人男性に対し行なわれることがほとんどだったが、女性や子どもに行なわれることもあった。手術中、患者には意識があった。

早期の穿孔術の手法

　最初期の穿孔された頭蓋骨は冶金学の登場のはるか以前までさかのぼり、孔は刃の鋭いナイフ形石器で切開するか、搔器で削って開けられた。前5000〜4000年には、錐先を革ひもで木製の弓に結んだ弓錐（ゆみぎり）が使われるようになった。弓錐で開けた孔は円形であったのに対し、ナイフで開けた穴は長方形や正方形であった。前4250年ごろには銅や青銅が発達し、アステカの穿孔器具は銅と金で作られていた。古代ペルー文化の器具には黒曜石（火山ガラス）製のものもあった。孔は開けたままにされることが多かったが、ウリ類の小片、貝殻、さらには金や銀の板でおおわれることもあった。

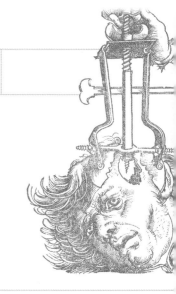

新石器時代の穿孔された頭蓋骨

穿孔術の方法

麻酔や消毒法のなかった時代に穿孔術が危険であったことは明らかである。傷口にひどい出血が生じることもあれば、患者がショック状態におちいることもあり、脳腫脹、血栓、傷口の感染の危険もあった。しかし、初期の施術者たちは脳に穴を開けてはならないことを理解していたとみられ、このため生存率はかなりよかった。新石器時代の頭蓋骨に見つかった孔の約3分の2は治癒の徴候を示しており、患者が手術を生きのびたことを示唆している。

この手術は古代エジプト、ローマ帝国、ケルト族、古代中国、また中南米のマヤ、インカ、アステカの各文明、北アフリカ大陸の一部の部族ではやっていた。ヒッポクラテス（26～29ページ参照）は頭部のけがの症例での穿孔術の施術について詳細に指南している。穿孔術により、骨片が除去できるだけでなく、うっ滞した血液を抜きとることができたが、ヒッポクラテスはこの血液を残したままにすると腐敗して膿になると考えていた。

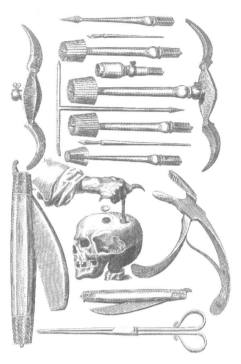

穿孔術用の外科器具には、円柱状の錐先をもつドリル、頭蓋骨から丸い骨片を切り出すための円形の穿孔器（使用中のようすが描かれている）、異物をとりのぞくための鉗子などがあった。

ギリシアの医師、カッパドキアのアレタイオスは後150年ごろにてんかんの治療法としての穿孔術の使用を記している。中世にはこの手術は頭蓋骨から「悪い空気」つまり「瘴気」を逃す方法と考えられ、また躁病やうつ病に対しても推奨された。オランダの画家ヒエロニムス・ボスは作品「愚者の治療」（15世紀後半）で「ばか者」に穿孔術が行なわれているようすを描いているが、画家がこの手術を推奨しているのか、その愚かさを批評しているのかについて美術史家のあいだでは評価が分かれている。患者のなかには手術を複数回受けた者もいた。オラニエ公フィリップス・ウィレム（1554～1618年）は侍医により穿孔術を17回受けたと伝えられている。

てんかんや狂気の治療法として、穿孔術が奏功した可能性はない。し

> あらゆる手だてが功を奏さなければ、最後の治療法は、縫合線から一定の距離のところで、穿孔器により頭蓋骨の前部を開き、瘴気を吐き出させることである。この方法により多くの絶望的なてんかんが治癒しており、外科医の腕が確かなら安全に行なうことが可能である。
> ——ラザルス・リヴェリウス『ザ・プラクティス・オヴ・フィジク（The Practice of Physick）』、1655年

かし、頭部の負傷後に生じる頭痛の治療にこの手術を用いたケニアのキシイ族のように、いいところをついていた人々もいた。穿孔術により脳出血や脳腫脹による頭蓋内圧をやわらげられれば、有効な治療法となったはずである。

現代的穿孔術

現在でも脳手術には頭蓋骨に開けた穴を通して行なわれるものがある。現在ではこの手術は開頭術として知られる。ダイヤモンドでコーティングされた現代の切削器具は新石器時代のナイフ形石器から大きな進歩をとげており、切除された骨片はほぼつねに置き換えられる。開頭術の現代的用途としては、頭部外傷や脳卒中の後の頭蓋内圧のモニタリングがもっともよく用いられるもののひとつだが、脳腫瘍を切除したり、明瞭な神経学的画像を撮影したり、パーキンソン病やてんかんの患者に有効な刺激装置を挿入するためにも行なわれる。言葉を換えれば、先立つ数千年間の穿孔術の施術者のなかには、正しい道を歩んでいた者もいたということである。

みずから行なう穿孔術

バート・フーゲスはオランダの図書館司書であり、アムステルダムで医学を学んだが卒業はしなかった。彼は進化論の観点から、人類が直立歩行をはじめることで脳の血液循環が減ってしまったのであり、穿孔術により血液と脊髄液のバランスを最適化することで、脳機能の効率を高めるのに役立つと主張した。彼は1964年にこの理論を発表し、みずからの説く方法を実践し、1965年に足で操作する歯科用ドリルを使ってみずからに穿孔術をほどこした。手術はわずか45分で終了した。その成果を証明するために彼が地元の病院にX線検査を受けに行くと、医師らは彼を精神科病棟に入院させた。それでもなお数十人が彼の後に続いた。現在、インターネット上に穿孔術を勧め、そのやり方まで教えるサイトが多数存在する。いうまでもなく、これはお勧めできない。

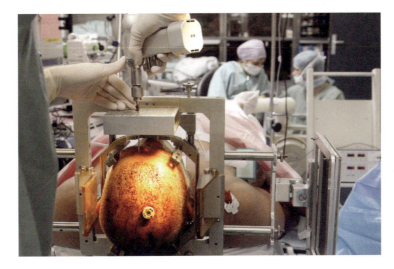

脳深部のある領域を刺激するために、現代の外科医がパーキンソン病患者の頭蓋骨に穴を開けているところ。この手術は震えを抑えるのに有効である。

新石器時代の穿孔された頭蓋骨

エドウィン・スミス・パピルス

場所：	エジプト
時期：	前3000年
分野：	神経外科学、整形外科学

　1862年、アメリカの考古学者エドウィン・スミスがエジプト、ルクソールの市で数人の商人からある巻物を購入した。長さ4.5メートルで、古代エジプトの神官が用いた神官文字で書かれており、スミスには解読できなかった。1920年代になってようやく翻訳が行なわれると、それが48種類の疾患の治療のための内科的、外科的手順を記した興味深い文書であることが判明した。専門家が、この巻物が前1600年ごろの書記の作であり、前3000～2500年ごろのもととなるパピルスを書写したものであると判定すると、巻物は知られている外科的文書として最古のものとなった。しかし驚くべきことに、記されていた知識のなかには2000年以上後のギリシアを生きたヒッポクラテスのものより進んでいたものもあった――記されていた手順の一部は現在でもなお行なわれている。

最初の医師

ナイル流域に定住した人々は悪霊が洪水、疫病、厄災をひき起こすと信じており、そのような不幸をしりぞけることを意図した、神々に対する複雑な儀式や呪文を用意していた。前3000年ごろから彼らは形象文字を発達させ、さまざまなテーマについて長い文書を記した。最初のピラミッドは前2700年ごろに死んだファラオの墓として建造され、来世へ安全にたどり着けるようにと、同時期からミイラ化が行なわれるようになった。

前27世紀に、イムホテプという名のすぐれた人物がいた。彼はファラオ、ジョセルの宰相であり、また王宮の建築家、工学者でもあり、サッカラの最初の階段ピラミッドの設計者であった可能性がある。彼は高位の神官で、名高い医師でもあり、エドウィン・スミス・パピルスの診断と治療に対するアプローチが合理的であることから、彼がその筆者ではないかと推測する者もいる。イムホテプの多彩な才能は同時代人から大いに尊敬されており、王族以外で死後に神格をあたえられた唯一の人物となっている。彼が現在までその名が伝わる最古の医師であることは確かである。しかし、彼がこのパピルスを著したという説に対する批判者は、これがおもに戦場でのけがにかかわるものであり、イムホテプは軍医ではなかった点を指摘している。

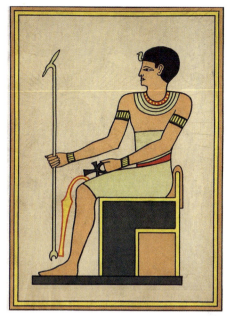

イムホテプは平民の出だが苦労して出世し、ファラオ、ジョセルの副司令官の地位にまで上りつめた。彼は病気の治療において魔術的呪文をしりぞけ、薬草を用いたとされる最初の医師である。

48種類の病気

エドウィン・スミス・パピルスにあげられている48種類の疾患のうち、27が頭部外傷にかんするもの、6つが脊椎の外傷にかかわるものである。各項目は同じ構成になっている。最初に損傷の説明があり、次に患者の診察にかんするアドバイスがある。これには患者にたずねるべき質問、とるべき脈、皮膚と眼の色、鼻汁と関節のこわばりの観察がふくまれる。次に診断名が書かれ、それぞれに次の3種類の予後のいずれかが付されている。「治療できる病気」、「挑むべき病気」、あるいは「治療できない病気」——つまり、筆者が治療法を知らない病気である。その後に行なうべき治療法が記されている。末尾には若干の注釈や覚書があるが、これはもとの文書から数百年後に付記されたものとみられる。

このパピルスについて特筆すべき点に脳についての詳しい記述があ

> 医学の知識において、エジプトは世界のどこよりもすぐれている。
> ——ホメーロス『オデュッセイア』、前800年ごろ

り、筆者が脳と脊髄について、また損傷が生じた部位に応じてどのように麻痺、失禁、失語症、けいれん発作が生じるかについて理解していることを示している。古代エジプト人は感情と思考の座が心臓にあると考え、脳を軽視してミイラ化の際にすてていたことから、これは驚くべきことである。ウィリアム・ハーヴィが血液循環について記述する（72～75ページ参照）4000年前に、このパピルスの筆者は血液が血管内を移動し、その中心に心臓があることを知っていた。症例25では、筆者は顎関節脱臼の治療について、現在行なわれているものと同じ処置について記している。症例48では、患者に脚を伸ばした状態で上げ下げさせることで腰神経、つまり坐骨神経の刺激症状をみる検査について記しているが、これは19世紀のフランスの医師にちなんで現在ではラセーグ試験として知られるものである。

ミイラ化

古代エジプト人は死者を保存し、その体を来世での復活のためにそなえることが不可欠と考えていた。ミイラ化ではまず鉄製の鉤で鼻孔から脳をかき出し、その後に心臓などの内臓をとりのぞいて乾燥させた。すべての臓器を入念に包み、遺体が安置される場所のそばの「つぼ（カノピック）」のなかに保存した後、心臓は遺体のなかに戻され、その後、防腐処理をほどこした後に包帯が巻かれた。この処置から古代エジプト人は解剖について若干の知識を手にし、また現代の古病理学者は彼らが残したミイラから死者が経験した病気についての洞察を得ている。関節リウマチ、膀胱結石、腎結石、痛風、胆石、アテローム性動脈硬化症（動脈内の脂肪沈着。191ページ参照）がよくみられた。くる病の痕跡はなく、虫歯もほとんどなかったことから、適切な食事をとっていたことが示唆され、また現在のところ梅毒に罹患していたミイラは見つかっていない。

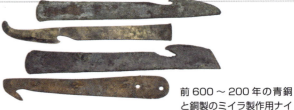

前600～200年の青銅と銅製のミイラ製作用ナイフ。内臓をとりのぞくために使われた。

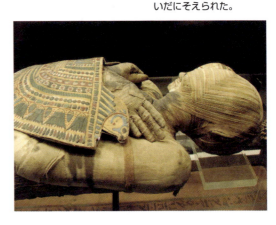

遺体は魔除けをはさみながら細いリネンで巻かれ、『死者の書』の巻物が両手のあいだにそえられた。

記されている治療法の多くはうまくいく可能性がかなりあったはずである。傷口は新鮮な肉で巻いたということだが、これには止血作用があった。ハチミツを塗ることで抗菌作用が得られ、アヘンの投与により痛みがやわらいだ。本ページに示す症例30は、頸部のねんざに対する肉とハチミツの使用について記している。しわをとるために使われたクリームには尿素がふくまれていたが、これは現代の多くのしわとりクリームの成分である。

魔術ではなく科学

巻物の裏面の老人を若返らせるための助言を行なう項目ひとつを除き、エドウィン・スミス・パピルスには意外なほど魔術の要素がない。穿孔術については一度もふれられておらず、悪魔ばらいについての助言はない。筆者はときに記述を明確にするために比喩を用いている――たとえば、下顎枝の骨顆の分岐を2本指の鳥のかぎづめにたとえている――が呪文を記すことはない。

これに対し、前1550年ごろのエーベルス・パピルスには、ワニによる咬傷や足指の爪の痛みからハエ、ネズミ、サソリの咬傷にいたるさまざまな疾患の治療のために700種類を超える魔術的療法や民間療法が記されている。このパピルスには咳についての21種の対処法、29種類の眼病、18種類の皮膚症状、15種類の腹部の病気が記載されている。「治療法」には薬草療法の使用にくわえ、かかわりのある神々への祈祷がふくまれている。

エドウィン・スミス・パピルスの匿名の筆者は、みずからの眼で見ることのできる証拠を求め、結論にいたるために論理を活用する現代の科学者のあらゆる特質をそなえているのである。

症例30

題：頸椎のねんざについての指南。

診察：頸椎にねんざを生じた者を診察する際には、その者に次のように言うべし――「汝の両肩と胸を見よ」。そうした場合に、見ることで痛みが生じる可能性がある。

診断：その者に対して次のように言うべし――「頸椎にねんざあり。治療を行なう病である」

治療：初日に頸椎部を新鮮な肉で巻くべし。その後に、ywrw〔判読不能〕〔および〕ハチミツ〔にて〕、回復するまで毎日治療すべし。

注釈：「ねんざ」について、筆者はふたつの部分が、〔なおもそれぞれが〕しかるべき位置にある〔ものの〕、引き離されていることを述べている。

脳の機能の局在化についてのかかる認識は…ここ数世代の外科医にしてようやく詳しく得た認識を、驚くべき早期に得ていたことを示すものである。
――ジェームズ・ヘンリー・ブレステッド、エドウィン・スミス・パピルスの翻訳者、1930年

メソポタミアの粘土板

場所：	メソポタミア（現代のイラクおよびシリア近辺）
時期：	前7世紀
分野：	薬理学、外科学

　アッシュルバニパル王は前668〜627年に在位し、その間にニネヴェの都市に最大3万枚におよぶ粘土板をおさめ、当時最大級となる王室の図書館を建設した。対象となったテーマには占い、天文学、文学（文献のなかに『ギルガメシュ叙事詩』があった）があり、それまでの長年にわたる医学知識を記した約660枚の石板もおさめられていた。これらの粘土板が発掘されたのは19世紀なかばになってからのことであり、そのくさび形文字の文書を翻訳するのに若干の時間を要したが、翻訳が利用できるようになると、研究者たちは医学的な考え方がどれほど近代的で比較的合理的であるかを知って驚いた。

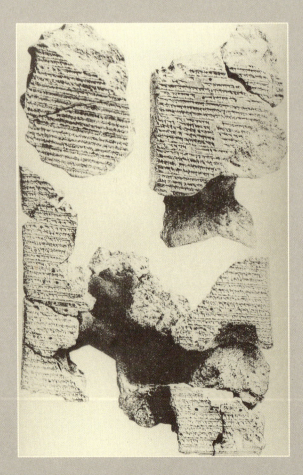

> 医師が青銅製の槍状刀を用いて領主の大手術を行ない、その命を救った場合…その医師は10シュケル分の銀を受けとるべし…医師が領主に大手術を行ない…死にいたらしめた場合は…その手を切り落とすべし。
> ——『ハムラビ法典』、前1695年ごろ

魔術師と外科医

アッシュルバニパルの粘土版からは、病者は、病気の診断を行ない、悪魔を追い出すために魔除けと呪文を用いたアシプとよばれた魔術師、また薬草と手術を組みあわせて用いたアスとよばれた医師により治療を受けたことがわかる。粘土板では、多くの診断名が頭からつま先への順にまとめられており、けいれん性疾患、婦人科学、小児科学については別だてとなっている。これらの粘土板から、たとえば、メソポタミア人は梅毒などの病気が性感染症であることを知っており、また植物から精油を抽出する方法を理解していたことがわかる。

古代エジプト人とは異なり、彼らは温水やビールに傷を浸すことが有用であると考えており、またスモモ、トカゲの糞、ワインの瓶の澱などのさまざまな成分で湿布を作った。膏薬の製法のなかには植物樹脂や動物性脂肪をアルカリ性物質とともに加熱するものがあるが、これにより抗菌作用をもつ一種の石鹸が得られたはずである。

確認のできる薬物療法には、抗菌作用や消毒作用をもつものも多く、過度の出血用の治療薬などの一部は、本質的に同じ病態に対する現代の治療薬と同じものである。

前1695年ごろのハムラビ法典は、家族の問題から、外科医のものをふくむ商人の支払いと条件にいたる、あらゆる種類の契約事を律する法を定めていた。不首尾に対する罰則は顧客の地位に応じたものだった。

ハムラビ法典

前1695年ごろに記されたバビロニアの粘土版には、ほかの教義とともに、医師が働く条件が定められ、その尽力に対しふさわしい支払いを受けるべきことを記していた。まちがった薬の処方や、患者を治せないことについて罰則はなかったようだが、手術中に患者が死亡した場合は、患者の階級に応じた罰則があった。要人が死亡した場合は、外科医は手を切り落とされたが、奴隷が手術を受けて死亡した場合は、新たな奴隷を用意するだけでよかった。

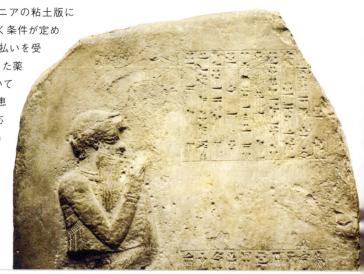

メソポタミアの粘土板

アタルヴァ・ヴェーダ

場所：	インド
時期：	前6世紀～後7世紀
分野：	内科学、外科学、産科学、小児科学、精神医学、毒物学、老年医学、眼科学、形成外科学

　ヒンズー教の伝説によれば、アーユルヴェーダ医学体系の創始者であるダンヴァンタリ神はビシュヌ神の化身であり、その医学知識を、創造の神であるブラフマーからじかに授かったとされる。ダンヴァンタリは、アタルヴァ・ヴェーダに記されている多くの生薬と自然療法を生み出し、また熟練した外科医でもあったとされる。インド全土で、病者はいまもダンヴァンタリを祀る寺院で治癒を求めて祈るが、アーユルヴェーダの影響はインドの海岸をはるかに超えて広がっている。この医学を世界最古の医学であるとし、その影響はチベット、中国、ギリシアの医学にもおよび、「あらゆる癒しの母」であると主張する者もいる。

> 肉体の眼で体内の魂の精妙な原理を見ることはできない。それは知恵または瞑想による眼によってしか見ることができないからである。このため、知恵をそなえた医師は、体のみならず科学の文献を学ぶことで真実を知るべきである。
> ——スシュルタ、前1世紀ごろ

アーユルヴェーダの知識の源

ブラフマーの知恵はヴェーダとして知られる4巻からなる古代サンスクリット語の文献を通じて伝えられてきた。そのうちの1巻で、前6世紀から後7世紀にかけて数人の筆者により書き写されたとされる『アタルヴァ・ヴェーダ』は、病気を治すための114編の賛歌と呪文からなる。2巻からなる補足文献、『チャラカ・サンヒター』と『スシュルタ・サンヒター』はのちにくわえられた。これらの文献は合わせて病気、その症状、治療法の記述についての体系的分類となっている。後400年までにこれらの文献は中国語に翻訳されており、中国の医療（22～25ページ参照）にはその影響の痕跡が認められる。また、その3つの「ドーシャ」にかんする理論を旅行者が身につけ、古代ギリシアにもち帰ると、そこで四体液説（26～29ページ参照）の起源となったともいわれている。

現代のアーユルヴェーダ医師はなおもヴェーダで確立された体系にしたがっている。彼らは体のバランスが重要であると考え、身体的な健康とともに、霊的、感情的安定性を重視する。健康を得るためには、思考、感情、身体活動のあいだの調和がとれていなければならず、病気は、たとえば患者が状況の判断を誤ったり、感覚器官を不適切に用いたりすることで3種類のドーシャ、つまりエネルギーである「ヴァータ」、「ピッタ」、「カパ」のバランスがくずれることで生じるとする。

ドーシャ

アーユルヴェーダの考え方によれば、5大元素——空、風、火、水、地——はこの宇宙のなかでたえず変化を続け、相互に作用を生じている。諸元素はバランスがとれている場合は生命を支えるが、バランスがくずれると病気をひき起こす。これらの元素は3種類のドーシャの構成要素であり、人はそれぞれ受精時に決まる、DNAの指紋のような各人に特有のドーシャの比率をもつ。

ダンヴァンタリ寺院での治療

アーユルヴェーダ医学の信奉者は、ドーシャのアンバランスによりひき起こされる症状を治すために、いまでもケララ州にある前2世紀に建立されたダンヴァンタリ寺院で瞑想し、祈る。寺院施設には場所によって特有の用途がある。眼病の患者はネルヴァイ寺院に助けを求める。グルヴァイユール寺院はリウマチ性疾患の緩和をもたらす。アーユルヴェーダ医学の薬草から作られる供物つまり「ムクディ」は、神に捧げた後に信奉者が飲むと、腹部や胃のあらゆる種類の疾患が治り、また寺院の北側にある池で水浴びをすると精神的純粋性と健康な体が得られるとされる。医師は、患者に良好な治療結果が得られるよう、寺院で祈祷を行ない、この場所には現在アーユルヴェーダ医学の病院と研究センターがある。

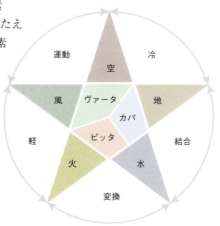

アタルヴァ・ヴェーダ

- ヴァータエネルギーは動的、流動的であり、呼吸、循環、排泄、運動、言語、神経系、創造性、情熱を支配する。ヴァータが過剰になると便秘、関節炎、不安が生じることがある。
- ピッタエネルギーは変換的、知的であり、消化、代謝、体温、顔色、勇気、明るさ、知性を支配する。ピッタが過剰になると炎症、感染症、潰瘍を生じることがある。
- カパエネルギーは構造的、物質的であり、成長、体液のバランスと排泄、性的能力、忍耐、共感性、理解力を支配する。カパが過剰になると体重増加、糖尿病、うっ血性疾患を生じることがある。

> 食事がまちがっていれば、医術は役に立たない。食事が正しければ、医術は不要である。
> ——アーユルヴェーダのことわざ

　一般に、ひとりの人間では1種類または2種類のドーシャが優勢となり、ヴァータ、ヴァータ／ピッタ、ピッタ／カパなどの組みあわせの形をとる。「ドーシャ体質」には異なったドーシャの組みあわせによる主要な7種類があり、それぞれにバランスをくずし、病気をひき起こしやすい特定の領域がある。アーユルヴェーダ医師は、患者のドーシャの基本的組成の自然なバランスが病気に対する最大の防御となることから、そのバランスを整えるために患者のドーシャ体質を見きわめようとする。

アーユルヴェーダ医学の診断

　アーユルヴェーダ医師は、それぞれの患者に食事、生活習慣、好き嫌い、排便、排尿機能、全般的健康状態、両親の健康状態について詳しくたずね、優勢なドーシャを探り出し、どこにアンバランスが生じているかのイメージをつかむ。また患者の容姿（体型、大きさ、姿勢）、言葉、動きを評価し、眼、舌、さらには顔のしわまで調べる。脈をとることはきわめて重要な診断法であり、それぞれの手首の3カ所でとる。医師は有害なドーシャのアンバランスを探し、また彼らは病気が6つの段階をへて進行するものであり、各段階が一定の期間に治されない場合に次の段階へと進行すると考えることから、その診断は西洋医学のものとは異なる。

　初期のアーユルヴェーダ医学の文献に示されている治療法には、現代の西洋医学の考え方に沿ったものがある。たとえば、失血後の貧血の治療に、ヤギの生の肝臓を食べることが推奨されているが、1926年になっ

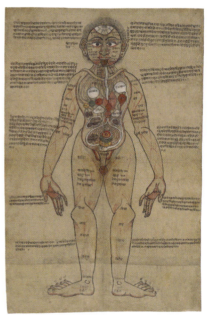

アーユルヴェーダ医師が理解していた人体の解剖学的構造を詳述した1800年ごろの絵。身体的特徴よりも、さまざまな臓器と系の機能およびそのあいだの相互作用の仕方に重点が置かれている。

てようやく研究者のジョージ・マイノットとウィリアム・マーフィーが、レバーを食べることが実際に有効な貧血の治療法であることを確かめている。

改善法と治療法

アーユルヴェーダ医学の治療法はそれぞれのドーシャの体質に合わせて行なわれ、「パンチャカルマ」（排泄）、「シャマナ」（鎮静）、「ブリンハナ」（滋養）療法の形をとる。パンチャカルマは薬草油によるマッサージや蒸気の吸入からなり、かつては消化器系を浄化するために下剤、吐剤、浣腸を組みあわせることもあった。パンチャカルマ療法はガス、ホルモン、粘液、石灰化にかかわる病態に用いられ、体から過剰なものをとりのぞき、体がおのずからバランスをとりもどす余地を作る。ブリンハナ療法は霊性にかかわるもので、ヨガ、瞑想、マントラなどがある。

足首のねんざなどの局所的症状は、食事と生活習慣の修正と薬草療法からなる鎮静療法により治療される。体に負担をかけない季節の果物や野菜と非動物性タンパク質からなる「サットヴァ」（純粋）食が一般に推奨される。

古代世界のアーユルヴェーダ医師は手術にもひいでており、体液の排出、白内障の治療、膀胱結石や腎結石の除去、傷口の焼灼などの外科的目的のために作られた121種類の器具をもっていた。解剖は禁じられていたが、修行中の外科医は軟泥を満たした革袋や肉片で技術を磨いた。

初期の鼻治療

鼻の切断は古代インドの諸地域でよく行なわれた処罰だった。アーユルヴェーダ医師たちは、額からの葉状の皮弁を鼻梁の近くでつなげたままにして用いる鼻再建術を考案した。皮弁はねじって鼻腔をおおうように引き下げられ、適切な場所に縫いこまれた。治癒を待つ間に患者に息ができるよう木製の管が挿入された。この手術の報告が1794年にロンドンの学術誌『ジェントルマンズ・マガジン（The Gentleman's Magazine）』に掲載されると、ヨーロッパの外科医たちは船旅でインドへわたり、この初期の鼻形成術を見学し、母国に帰って同じ手術を行ないはじめた（148〜51ページ参照）。

2名のイギリス陸軍将校に対して行なわれたインド式鼻形成術にかんする1816年の論文に掲載された挿絵。失われた鼻は将校の額から折り曲げた組織で置き換えられた。

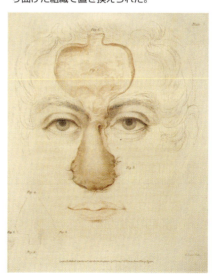

アタルヴァ・ヴェーダ

『黄帝内経』
こうていだいけい

場所：	中国
時期：	前475～300年
分野：	伝統中国医学

　中国の殷王朝（前1600年ごろ～1046年）の最初期の文書は人々が占いや魔術を信じており、また彼らが病気は、亡くなった先祖が生者にかけた呪いによりひき起こされると考えていたことを示唆している。ここから、大きな影響力をもつ『黄帝内経』の基礎をなす万物の均衡と調和という思想までは大きな飛躍があった。この書物の著者らは、病気の原因が食事、生活習慣、感情、環境、患者の年齢にあることを認めており、身体の経絡を示す図を作成し、その経絡に沿って鍼を刺すことで不具合をやわらげていた。この古文書に記されている教えは、現在実践されている伝統中国医学の核心になおも存在している。

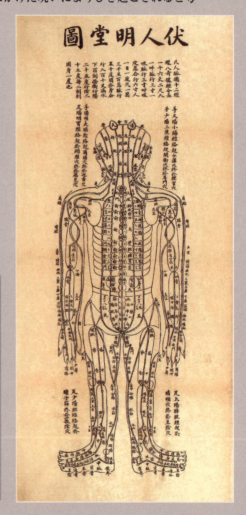

> 健康と幸福は、霊魂の中心にとどまり、精の浪費をつつしみ、気と血の一定の流れをうながし、陰と陽を調和のとれた均衡に保ち、季節の移り変わりと年ごとの宇宙の作用に順応し、みずからの体を先んじて養うことによってのみ得られる。これが長寿と幸せな人生を送る唯一の方法である。
> ──『黄帝内経』

黄帝

　黄帝は、前2500年ごろに中華帝国を統治したとされる伝説的人物である。彼は神童であり、そのひいでた知恵により名高くなる。黄帝の登場以前、中国人は遊牧生活を送っていたが、神話によれば、黄帝が貨幣、統治機関、弓矢、農業、荷馬車、船、楽器などの多くの進歩をもたらし、中国文明の祖となったとされる。その治世から2000年の後、学者たちが体のバランスを整えることで病を治す方法についての論を著し、それを黄帝とその6人の君臣との問答の形式で記述した。これは、権力者が書物を非難した場合にみずからに難がおよぶのを避けるための策であった可能性がある。

　『黄帝内経』はそれぞれ81章の2部の文書からなる。ひとつは『素問』（系統的、基本的性質にかんする問答）として知られ、中国医学の理論的基礎と診断法について述べたものである。ふたつめの文書は『霊枢』であり、病気治療における鍼の使用について説いたものである。

　『黄帝内経』には何世紀にもわたり多くの編纂物が存在し、8世紀の王冰が注釈をくわえたもの、11世紀の史崧によるものなどがある。同書は現在でも読み継がれており、2011年にはドイツのルートヴィヒ・マクシミリアン大学ミュンヘンの学者たちにより影響力のある新たな翻訳版が出版されている。

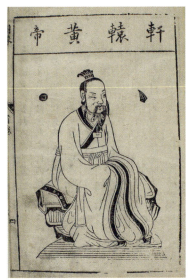

中国最初の支配者とされることも多い黄帝はクマなどの野生動物を手なずけ、軍隊とともに戦争で戦わせたと伝えられている。また臣民の暮らしを向上させる多くの発明をもたらしたとされる。

老荘思想

　古代の思想家であり詩人でもあった老子（前6〜4世紀ごろ）は老荘思想／道教の創始者、また『道徳経』の著者と一般に考えられている。道（タオ）は生きとし生けるあらゆる存在の源であり、それを支える力であるとされる。『道徳経』は比喩と古代の格言をおりまぜ、徳、謙虚さ、万物の調和の原理にしたがって生活を送ることを説く。道教の信者は季節、天体、太陽、月のリズムにしたがって生きる。老荘思想の影響は中国医学の発展にきわめて重要なものだった。

アンバランスを診断する

『黄帝内経』の大きな業績は、健康が、生命力を活気づけたり、弱めたりする体内外のさまざまな現象の影響を受けるという考え方を発展させたことにあった。病気は6種類の過剰（同書には風、寒、火、湿、燥、暑としてあげられている）または7種類の感情（喜、怒、憂、思、悲、恐、驚）により生じる。これらはそれぞれが特定の症状の原因となる。たとえば、暑は発汗、めまい、吐き気の原因となる。

相反する力——たとえば、光と陰——は、バランスがとれている場合にはじめて相補うものとなる。このようなバランスのとれたエネルギーという考え方はアーユルヴェーダ医学の実践に由来した可能性があるが、ドーシャとは異なり、中国医学の医師は、特定の種類の臓器、感覚、色、味、天候と関連する土、水、火、木、金の5元素間だけでなく、陰と陽として知られる体内のふたつの力のバランスを回復させることをめざす。

患者の診断を行なうにあたり、中国医学の医師は、アーユルヴェーダ医学の医師と同じく、患者のそれぞれの手首の6カ所にある脈を診る。『黄帝内経』には、「水の流するが如し」、「羽毛で皮膚をなでるように軽い」あるいは不吉にも「石のように不活発」などとさまざまな脈の記述があり、脈診の技能は習得に長年を要する。医師は患者の舌の色と大きさを診て、歯痕や舌苔の徴候を調べる。また眼を診察し、息や体臭をかぎ、呼吸音や声の調子を聴診し、これらの所見を合わせることで虚弱な部分やアンバランスな部分を判断することが可能となる。

陰と陽

陰と陽は全体の部分であり、それぞれが他方を必要とする。陰の性質は暗、湿、女性であるのに対し、陽の性質は明、乾、男性である。中国医学では、陰と陽は互いに調和がとれていなければならず、片方が不足すると、「虚」になるとされる。陰虚は、口渇、暗色尿、寝汗、不眠、苔のほとんどない赤い舌、細弱で速い脈などの症状を来す。陽虚では、手足の冷え、顔色蒼白、大量の淡色尿、下痢、白く肥大した舌、わずかに弱く遅い脈を生じる。

医師は、手当の必要な者に対し、道徳的良心をもち、倫理的ふるまい、共感的態度を示さなければならない。患者とのあらゆるやりとりにおいて、医師はつねに冷静さを保ち、必要な時間をかけ、感情にまどわされず、いかなる処置も最大限の注意と正確さをもって行なわなければならない。
——『黄帝内経』

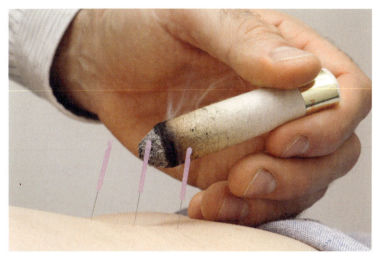

灸では、ヨモギの葉から作られるもぐさを燻らせたものを直接皮膚の上に乗せるか、ここに示すように経穴の上にかざし、気の流れに作用させる。

鍼灸
しんきゅう

『黄帝内経』によれば、古代中華帝国にあった河川の数に応じ、体には12本の主要経脈があり、これに沿って生命力である気とよばれる実体が流れる。それぞれの経脈は特定の臓器および体の機能と対応しており、経脈に沿って365の経穴が存在する。鍼医は、特定の経穴に細い鍼を刺して気の流れを刺激し、病気の症状をやわらげる。

『黄帝内経』には、腰痛などの痛みについて扱った3章があり、同書に記されている経脈の多くは現在私たちが知る関連痛の経路をたどっているとみられる。関連痛とは、実際の病気や傷害が生じている部分とは異なる体の部分に感じられる痛みのことである。たとえば胆石の痛みがしばしば右の肩甲骨に感じられることがある。古代中国では解剖が禁じられていたため、神経系にかんする知識は存在しなかったことから、医師はもっぱら外からの観察によってこのような結論に達したのである。

灸は、伝統中国医学で用いられる別の治療法である。円錐状のもぐさ（ヨモギ［*Artemisia argyi*］の葉を粉末状にしたもの）をしかるべき経穴の上に乗せて点火することで、生み出される熱が陽を高める。

鍼は21世紀にも広く行なわれており、頭痛や慢性腰痛の治療に有効であるという証拠が存在するが、批判者はプラセボ効果（139ページ参照）によるものだと主張している。

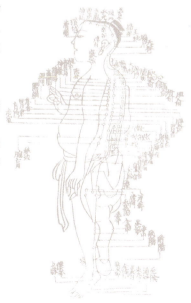

14世紀中ごろの中国の医師、滑寿が著した『十四経発揮』の挿絵。この書は鍼学における古典となった。

『黄帝内経』

ヒッポクラテスの木

場所： ギリシア
時期： 前5世紀
分野： 内科学

> 〔ヒッポクラテスは、〕なによりも柔軟で批判精神をもち、非常におちつきのある心の持ち主の模範であり、つねに誤りの原因に対する警戒を怠ることがなかったが、これはまさに科学的精神の本質である。
> ──フィールディング・ギャリソン『医学小史（A Short History of Medicine）』、1913年

　ギリシアのコス島で、かつてヒッポクラテス（前460年ごろ生誕）とよばれる賢明で学識深い教師が、プラタナスの木陰で学生たちを教えた。古代のインド人や中国人のように、ヒッポクラテスも体のバランスのくずれが病気をひき起こすと考えたが、彼はそのアンバランスは4種類の体液、つまり血液、粘液、黄胆汁、黒胆汁に生じると考えた。ヒッポクラテスが著したとされる70篇を超える文書が、アレクサンドリアの大図書館に集められ、『ヒッポクラテス全集』とよばれた。これらの文書は19世紀にいたるまで医学思想に影響をおよぼし、ヒッポクラテスは「西洋医学の父」として賞賛されることになる。

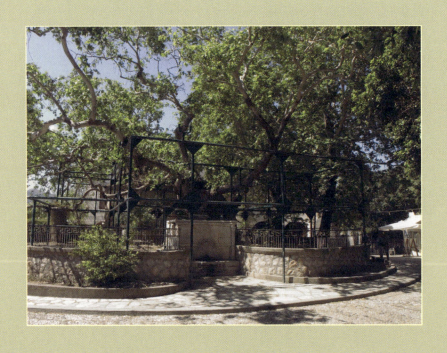

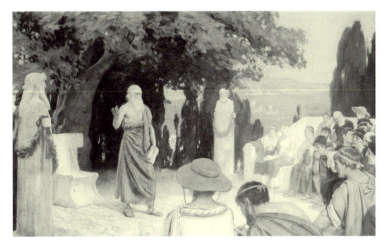

コス島の最初のプラタナスの木の下で学生を教えるヒッポクラテス。彼は、医師はつねにあくまで専門家であるべきであり、きちんとして身なりを整え、冷静で誠実な臨床的態度をとるべきであると考えた。

コス派の医学

アリストテレスとプラトンはいずれも前4世紀の文書でヒッポクラテスにふれており、また2世紀にはエフェソスのソラノスがヒッポクラテスの最初の伝記を書いている。ソラノスによれば、ヒッポクラテスの父と祖父はいずれも医師であり、彼は医神アスクレピオスを祀ったコス島のアスクレピオン神殿で学んだ。神殿では、患者が一晩眠り、翌朝に見た夢を神官に伝えると、それにしたがって神官が病気の診断を行なった。ヒッポクラテスによるものとされる医学上の重要な展開のひとつに医学と宗教の分離がある。ヒッポクラテスは病気の原因は神ではなく、外的、身体的要因によりひき起こされると考え、体内の調和をうながすことで治療しようとした。

ヒッポクラテスはその生涯で遠くまで旅をして医学を教え、診療を行ない、マケドニア王の結核を治したとされる。没年は83歳、85歳、90歳とも、100歳を優に超すともいわれている。『ヒッポクラテス全集』は古代ギリシア語のイオニア方言で書かれており、教科書、講義録、随筆、ノートが雑多な順序でおさめられている。さまざまな文体で書かれており、互いに矛盾する場合もあることから、現代の研究者はおそらく約19人の著者によるものと結論づけている。

アレクサンドリア図書館

エジプトの都市アレクサンドリアは前331年にアレクサンドロス大王によって建設され、その大図書館は後継者であるプトレマイオス1世ソーテールにより設立された。図書館は世界中のあらゆる知恵を収集することを任務とし、最盛期には、公職の書記が書き写した70万巻ものパピルスの巻物を収蔵していたとされる。港に入った船に積まれていた書物は図書館のために残らず差し押さえられ、アテネが同地の偉大な著作家の原著を貸し出した際には返却されなかった。この図書館は複合的博物館の一部であり、そこで学者らは研究を行ない、発見について講義し、公費の助成を得ることができた。同図書館は焼失したが、大破壊の原因である火災をもたらしたのが、前48年のユリウス・カエサルなのか、後270年代のアウレリアヌスなのか、後391年のアレクサンドリア総主教のテオフィロスなのかは不明である。幸いなことに、『ヒッポクラテス全集』は難をまぬがれた。

ヒッポクラテスの治療アプローチ

　古代ギリシア医学にはふたつの学派が存在していた。体を個別の部分が集まったものとみなし、ある部分の不調により生じる症状を診断することに着目するクニドス派と、体を全体として治療すべき包括的な有機体と見たて、患者に予後を示そうとするコス派である。『ヒッポクラテス全集』は大半が後者の学派のものであり、病気は不調和から生じる自然の過程であると論じ、医師が適切な支えをほどこせば、体は体液のバランスをとりもどし、みずからを癒す力をもつとしている。

　ヒッポクラテスの信奉者はまれにしか手術を行なわなかった。彼らの方法ははるかに受動的なものだった。ヒッポクラテス自身は軽い食事の摂取（発熱時と傷を治す際には水分のみ）、体操などの運動、マッサージ、水治療、海水浴を処方したとされる。また休息、患者を清潔な状態に保つこと、生薬と鉱物の混合物からなる鎮静効果のある香油（エンヘメ）を塗ること、リンゴ酢を飲むことが大切だと考えていた。

　ヒッポクラテスのベンチは折れた腕や脚をけん引するために作られたもので、ヒッポクラテスによる股関節や顎の脱臼の治療法は19世紀にいたるまでそれをしのぐものがなかった。彼は出血をくいとめるための止血帯、また診断の補助としての聴診（心臓や肺の音の聴きとり）を用いたことでも時代に先んじていた。ヒッポクラテス学派は、膿瘍の症例で胸壁から排液を行なうために管を用い、痔核の治療を焼灼、切除、または結紮により行なったが、全体としてはその手法は非侵襲的なものだった。

体液説

　体液説は古代エジプトを起源とする可能性があるが、はじめて体系化されたのは古代ギリシアにおいてであった。四体液説の支持者は、血液は肝臓で作られ、血液が多すぎると発熱が生じると考えた。このため四体液の比率を整えるために瀉血が用いられた。この手法は患者が出血している場合でも行なわれた（しかしヒッポクラテス自身は瀉血を使うことはまれだったとされる）。黄胆汁が過剰だと攻撃性や怒りが生じるのに対し、黒胆汁が過剰だとうつ病が、粘液が過剰だと無気力が生じるとされた。瀉下薬すなわち下剤や催吐剤が処方されることがあり（催吐剤のなかには致死毒のヘレボルス根があった）、粘液を排出するために傷の化膿化が行なわれた。体液の増加を防ぐために絶食も推奨された。

体液のバランスを整えるために静脈の切開を受けている患者が描かれた古代ギリシア時代の瓶。体液医学は、19世紀中ごろに科学者が顕微鏡により細菌を観察できるようになるまで、2000年以上にわたり西洋世界に影響をおよぼしつづけた。

それぞれの体液は元素——空気、火、土、水——また季節とも結びつけられた。たとえば、黄胆汁は夏と関連づけられて、熱病をひき起こすのに対し、粘液は冬と関連づけられて、冷病をひき起こすとされた。

医師であることについて

ヒッポクラテス学派の遺産としてもっとも長く伝えられているものはおそらくよき医師であることについての教えだろう。ヒッポクラテスは、医師は身だしなみをよくし、誠実、正直で、患者に率直に向きあい、助けるためにつねに最善をつくし、なによりも害をなさないよう教えた。医師は患者の脈、顔色、排泄物、痛み、動きを子細に観察すべきであり、つねに十分に病歴を聞きとらなければならないとした——この習慣はヒッポクラテスの時代以降にすたれてしまった。

ヒッポクラテスの誓いが本人の作である可能性は低いが、彼のもっとも有名な遺産となる。この誓いは何度も改訂されているが、その重要な部分、とくに患者の秘密を守ること、師を尊び、医学の研究を同じ分野のほかの者に伝える誓い、病者を能力のかぎり治療する一方で、決して害をなさないことにかんする節については、現在の医学の誓いになおも用いられている。

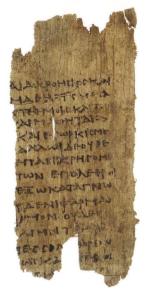

羊皮紙に古代ギリシア語のイオニア方言で書かれたヒッポクラテスの誓いの断片。ヒッポクラテスが教えた原則によるなら、これは彼の教え子が作成した可能性がある。

> 医師がよきことをできない場合は、害をなしてはならない。
> ——ヒッポクラテス

最初のヒッポクラテスの誓いの重要原則

- わたしは能力と判断力の許すかぎり、病者の利益となる養生法を行ない、有害で公正ではない方法を行なわない。
- 求められても死をもたらすような薬をあたえず、そのような作用について示唆することもしない。
- 婦人に流産をもたらす道具をあたえない。
- いかなる家を訪ねるときも病者の利益となることを目的とするのであり、あらゆる…不適切な行為、とくに男性および女性との性的関係を避ける。
- 治療のなかで…人々の生活について…話せば恥となるようなことを見たり聞いたりしても、他言せず、胸のなかにしまう。
- この誓いを守り、破らない場合には、自分の生活と医術の実施を享受することが許されますように。

ヒッポクラテスの木

アッピア水道

場所： ローマ
時期： 前312年
分野： 公衆衛生学

> 水質の検査と証明は次のように行なわれる。覆いのない流水の場合は、その水を引く前に、近隣の住民の肢体のようすを観察、検討する。がっしりした体つきで、健康そうな色で、脚がしっかりしており、かすみ眼がみられないなら、その水質は良好である。
> ——セクストゥス・ユリウス・フロンティヌス『水道書』、後1世紀末

　ローマを流れるテヴェレ川には、かつて動物の死骸から市民の室内用便器の内容物までありとあらゆるものが流れており、ローマ人は、その川で水浴びしたり、その水を飲んだりすると病気になることをよく知っていた。しかし前312年に最初の水道が建設されるまで、多くの市民にとって選択肢はほとんどなかった。アッピア水道は16キロあまりの距離を、おもに地下を流れ、都市の中心部で地表に出て、新鮮なわき水を公共の泉、浴場、また少数の特権的な個人客にもたらした。ローマ人は新鮮な水の供給を受けた最初の文明というわけではなかったが、その土木技術は世界のほかの地域がならうべき基準となった。

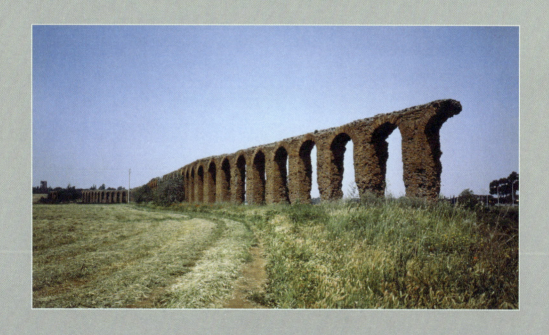

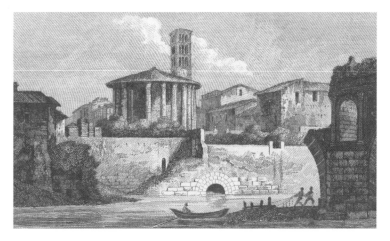

ローマのクロアカ・マクシマ（「最大の下水道」）がテヴェレ川にそそぎこむ落ち口。現在も、市街中心部から古代の広場の下を流れ、ポンテ・ロット付近で外に出て川へと雨水を流している。

クロアカ・マクシマ

　のちのインダス文明（前2600〜1900年ごろ）の人々は水供給を汚染しないことの重要性を理解しており、汚水溜を定期的に空にし、清掃していた。前2000〜1500年の古代クレタ島の住民は新鮮な水を得るために地下に土管を敷いて用い、トイレに水を流して汚物を処理した。古代中国では、役人が定期的に水路を調べ、病気を防ぐために動物や人間の死骸をすべてとりのぞいた。しかし、古代ローマ人は世界ではじめて厳密に下水道とよべるものを建設した。これがクロアカ・マクシマであり、地下水路を経由して現地の湿地を排水し、下水をテヴェレ川に流すために前600年ごろに建設された。

　主要下水道は覆いをした運河であり、そこから分かれた下水支管が都市の大邸宅のみならず、ディオクレティアヌスの浴場などの主要な公共建築物にも伸びていた。民家には汚水溜があり、住人は階段下にあった穴から自分たちの家庭用便器の内容物を流した——しかし住人が窓から用心していない通行人の上にかけることもめずらしくなかった。縮充工は衣類の洗濯に尿を用いており、公衆が尿を提供できる小便所を用意していた。下水道は詰まり（市民が死骸を投げこんだためによくあった）をとりのぞくために十分に管理が行なわれ、クロアカ・マクシマの一部は現在もなお使われている。下水道はローマ帝国全体を通じて採用され、その遺跡のひとつをいまもイギリスのヨークに見ることができる。

> ローマ帝国のなみはずれた偉大さはなによりも3つのことに明らかである。それは水道、舗装道、下水道の建設である。
> ——ハリカルナッソスのディオニュシオス『ローマ古代誌』、前1世紀

ローマに飲用水を供給する

　ローマ市の建設から441年間、市民は近くの泉、浅井戸、テヴェレ川の水を飲んでいた。しかし人口が増加するにつれ、市民の汚水溜からの漏出が生じたことから川や地下水はひどく汚染されてしまった。執政官ガイウス・プラウティウスとアッピウス・クラウディウス・カエクスは、土木技師にイタリア中部の水源から真水を引きこむためのアッピア水道の建設を委託した。この水道は市の東に入り、沈降物を沈殿させる排水ますを通ったあと、鉛管を通じて市中心部まで流された。専用に水供給を得ていた私邸はごく少数だったが、主給水管に枝管をこっそり差しこんで水を盗もうとする世帯もあり、この方法は「パンチング」として知られている。

　水は公衆トイレ、浴場、泉を通じて連続的に流れ、その後汚水が下水道に流れこんだ。群衆を楽しませる目的で模擬の海戦を上演するために巨大な貯水槽が使われ、またつねにあった出火の危険にそなえて貯水源も確保されていた。アッピア水道は前312年から後50年にかけてローマ市に真水を供給するために建設された9本の水道の最初のものであり、コレラ、赤痢、腸チフスなどの下痢性疾患の大流行が大幅に減少したことが記録されている。ローマの水質は現在にいたるまで、そのきれいさでなおも有名である。

鉛中毒

　水道の水をローマの中心部に運ぶのに鉛管（フィスチュラ）が使われたことから、かつて研究者は、鉛中毒が人口の多くに影響をあたえたためにローマ帝国の滅亡の一因となったのではないかとの説を立てた。しかし最近の研究は、水に多くふくまれるカルシウムで鉛管がおおわれ、鉛の吸収が防がれたことを示している。さらに水は弁で止められることもなくたえず流れていたため、やはり鉛の取りこみが防がれたはずである。考古学者が発掘した古代ローマ人の骨格に、鉛中毒のまとまった証拠は認められていない。

ポン・デュ・ガール水道は後1世紀に建設され、泉の水を、マッシフサントラル山地の山麓の丘陵地帯を通り、現在の南西フランスにあたる、ニームに本拠のあったローマ帝国の植民地へと引いた。

ローマの遺産

ローマ人は時代のはるか先を行っていたが、帝国の滅亡後、水道建設のために彼らが用いた土木技術はほとんど忘れさられた。ヨーロッパ中の都市が市民にきれいな飲用水を供給する方法を考案しはじめるのはようやく17世紀になってからのことである。1609年から1613年にかけて、ハートフォードシャーからロンドンのシティーまで真水を引くためにニュー・リバーが建設され、その後多くの民間企業がシティーのほかの地域に給水するために独自の水道設備を設置した。1842年に、ニューヨーク市が、水道によりウエストチェスター郡のクロトン川から真水を引き、その境界外から水供給を得るアメリカ最初の都市になると、ほかの大都市も追随した——しかし市民が飲む水源に下水を流すことはなおも禁止されていなかった。

19世紀に、水を砂濾過器に通して懸濁粒子をとりのぞく水処理システムが考案された。イギリスでは、1848年の公衆衛生法と1866年の衛生法により、地方自治体が下水処理ときれいな水供給の提供の責任を負うことになり、コレラや腸チフスが汚染された水により伝染することが理解されてくるにつれ、他国もこれにならった。20世紀初期には次亜塩素酸カルシウムによる水の浄化が標準となり、また虫歯の予防に多くの地域でフッ化物が添加された。下水処理用の新しい設備も考案され、下水処理場では化学物質、沈殿法、好気性微生物を用いて老廃物の分解が行なわれるようになった。

瘴気説

古代の多くの文化では、病気の流行は、腐敗しつつある有機物や不衛生により生じる空気中の有毒な気体、つまり「瘴気」から起こると考えられていた。インド人は瘴気の影響を打ち消すためにキンマの葉をかみ、ローマ人の建築家ウィトルウィウスは、前1世紀の文書に、朝風が「湿地の生き物の有毒な息」を運んでくると記している。ローマ人はマラリア（86〜90ページ参照）が悪い空気（この mal'［悪い］aria［空気］から malaria［マラリア］の名が生じた）によりひき起こされると考え、この説は、クロアカ・マクシマの建設後にこの病気の発生率が大幅に低下したことから正しいとみられた。蚊が繁殖する湿地の排水を行なったことが重要な要因であったことは理解されなかった。瘴気説は19世紀にいたるまで広く信じられており、ロンドンでのコレラの大流行（106〜109ページ参照）について、当初はロンドンを流れる主要河川であるテムズ川からの悪い空気が原因とされた。

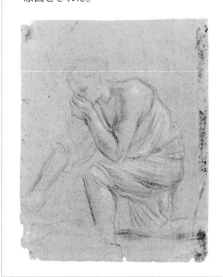

瘴気を吸いこまないよう顔をおおう男性。ペスト、コレラ、マラリアなどの病気の大流行は汚れた空気が原因とされた。

アッピア水道

ディオスコリデスの『薬物誌』(マテリア・メディカ)

場所	ローマ
時期	50〜70年ごろ
分野	薬理学

> 16世紀以上にわたり、彼は唯一の権威として尊敬されたため、あらゆる植物学は彼とともにはじまった…植物の研究はディオスコリデスの文書にはじまり、終わったといってもよいだろう。
> ——クルト・シュプレンゲル『植物学史(Historia Rei Herbariae)』、1807〜8年

　ペダニウス・ディオスコリデスはギリシア人だったが、ローマ軍の軍医として働いた。このため彼は広く旅をすることになり、帝国中の植物を調べることができた。『薬物誌』と題する5巻からなるなみはずれたその著作には1000種類を超える薬草療法の、4740種類の医薬用途が記載されている。これに対し、『ヒッポクラテス全集』に記されている薬草療法は130種類のみである。ディオスコリデスの研究は非常に整然としていて科学的に価値の高いものであったため、その著作はすぐにほかの言語に翻訳され、16世紀にいたるまで最重要文献でありつづけた。

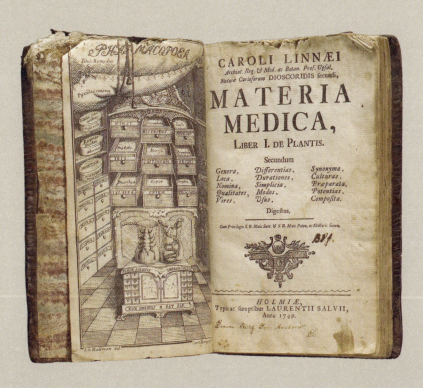

科学者の精神

古代ローマの医師の多くはギリシア出身であり、彼らが奉じた医学体系はヒッポクラテス学派に由来するものだった。後200年まではだれでも医師を名のることができたため、訓練を十分に受けたことのないにせ医者が数多くいた。古代ローマの博物学者、大プリニウスは、「これらすべて〔の医師〕は、なにがしかの真新しさによって人気を得ようとし、それをわれわれの命でまかなうことも躊躇しないことはまちがいない」と嘆いている。しかし、ディオスコリデスは科学的アプローチを採用した。彼はなにごともあたりまえとは考えず、その長い経歴を通じ、みずからの薬草概説書に記載したあらゆる医薬品をみずから試した。

項目は、たとえば温める、結合する、軟化させる、冷やすなどの医薬用途にしたがって構成されている。各項目について、彼は植物の名称と別名、生育地、医学的用途、薬剤の調製法と投与法、効果と注意点、その植物のほかの用途、まがいものの見分け方（たとえば、カノコソウはしばしばナギイカダと混ぜられるが、この場合、折れにくくなり、不快な臭いがすると警告している）を記載している。

ほかのいかなる薬草事典にもこれほど詳細かつ信頼できる助言が記されているものはなかった。『薬物誌』は後世の著者による注釈を付した新版が出版されている。原著がのちの諸版の価値を高めた正確な挿絵を掲載していたかどうかは不明であるが、ディオスコリデスの著作は古典でありつづけた。彼が推奨した薬物療法のおよそ5分の1に、患者に対する治療上の有益性があったと考えられ、多くが現在もなんらかの形で用いられている。

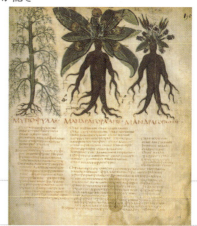

マンドレークについてのディオスコリデスの挿絵と本文。その根には催眠作用があったため、外科用麻酔薬として使われるようになった。幻覚誘発性もあり、大量に用いると狂気を来すとされた一方で、その汁はリウマチの症状をやわらげるために皮膚に塗られた。

ディオスコリデスの薬草療法のいくつか

- 視力を高め、神経を鎮める——毒ヘビの肉を塩、ハチミツ、イチジク、カンショウ（スパイクナード）とともに焼き、スープにする。
- 痛風の治療用——ヤナギの樹皮の煎じ薬。その有効成分のサリチル酸は、19世紀末に開発されたアスピリンの主成分となる（138〜141ページ参照）。
- 肢切断術などの手術中に使用する麻酔薬として——マンドラゴラ（マンドレーク）の根。ヒヨスチアミンがふくまれており、これはエーテルが登場する（98〜101ページ参照）19世紀早期まで麻酔薬として使われていた物質である。
- 鎮痛薬として——アヘン。だがディオスコリデスは、過度に用いると脱力感、さらには死にいたる場合もあることを警告している。

ガレノスの静脈切開刀

場所：	ギリシアおよびローマ
時期：	150〜210年ごろ
分野：	解剖学、生理学、病理学、薬理学、神経学

　ガレノスは最初に出生地であるペルガモン（現在のトルコ）のアスクレピオン（アスクレピオス神殿）で、その後、エジプトのアレクサンドリアの著名な医学校をふくむさまざまな場所で12年間にわたって医学を学んだのちに、診療をはじめた。その長い経歴のなかで彼は多くの書物を発表し、また公開講義と解剖を行ない、そこで医学にかんするみずからの見解を声高に述べた。彼が広めた技法のなかに、「静脈切開刀」として知られるランセットを用いて患者の静脈を切開する瀉血がある。彼の見解には時代に先んじているものがある一方で誤りにつながるものもあったが、彼の医学体系は17世紀にいたるまで大部分が事実として受け入れられることになる。

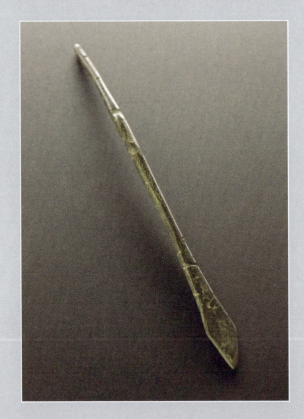

> 仕事は自然の医師であり、人間の幸福にとって不可欠である…急憤は血の体液を生み出す。
> ——ガレノス

剣闘士の医師

国外での医学留学から帰国すると、ガレノスはペルガモンの闘技場で剣闘士を治療する医師の職につき、その仕事によりすぐに賞賛を得た。前任者の時代には60人の剣闘士が死亡したのに対し、ガレノスの治療で死亡したのは5人のみだった。ガレノスは治療を行なった患者の長く深い切り傷を「窓」として利用し、そこから静脈、動脈、腱、神経を調べることができた——これは人体の解剖が禁じられていた時代にあって非常に貴重な機会であり、ガレノスが、その名に関連づけられることになる理論の多くを発展させるうえで役立つものだった。

160年代にガレノスはローマに移り、そこで哲学者エウデモスを治療することですぐに名を上げると、エウデモスは彼を知りあいの元老院議員に推薦した。まもなく、ガレノスは皇帝マルクス・アウレリウスの侍医となった。彼はおもにブタとサルで生体実験と解剖をするようになり、これを出世と執筆に役立てた。ガレノスは怒りっぽいという評をとり、ローマに友人は多くなかったようであるが、端的に彼の治療が同時代人のものより有効であったことから、だれもがその治療を受けたがった。

ガレノスの理論

ガレノスは人体の生理学についてヒッポクラテスのモデルを受け入れていたが、それをみずからの研究により発展させた。

彼の先達たちは、筋肉が心臓によりコントロールされると考えていたが、ガレノスは脳が神経の働きによって筋肉の動きをコントロールすることを示した。生きたブタでの実演で、彼はブタが痛みに鳴き声を上げるなかで神経を1本ずつ切断していき、喉頭に延びる神経を切断したときにはじめて鳴き声が止むことを示した。

以前は、静脈が血液を運ぶのに対し、動脈は空気つまり「プネウマ（*pneuma*）」（45ページ参照）を運ぶと考えられていたが、ガレノスは動脈には明るい血が、静脈には暗い血が流れていることを示した。彼は、静脈血は肝臓でたえず作り出される一方、動脈血は心臓で生まれると考えていた。また四体液説を信じており、その理論を進めてそれぞれの体液を性格特性と結びつけた。血液の多

ガレノスの疫病

後165年から180年にかけて、ローマにきわめて悪性の疫病が大流行し、その死亡率は7～10パーセントにおよんだ。ガレノスは、おそらく感染を避けるために生まれ故郷に戻ったが、疫病の治療にガレノスの助けを必要としたマルクス・アウレリウスによびもどされた。文書で、ガレノスはその症状について、発熱、悪臭のする息、喉頭と気管の潰瘍、咳、カタル、嘔吐、発症後9日目に現れる皮疹と記している。全身をおおう粗く鱗屑状の皮疹が黒色に変色すると、ガレノスはその患者が生きのびるだろうと予測したが、患者が黒い便をするとたいてい死亡したと記している。現在では研究者はこの疫病はおそらく兵士により近東からもちこまれた天然痘（92～95ページ参照）だったと考えている。この大流行によりヨーロッパを通じ、ローマ皇帝のルキウス・ウェルスとマルクス・アウレリウスをふくめ、推定500万人が死亡した。

ガレノスの静脈切開刀

い者は多血質となり、外向的、社交的であり、黒胆汁の場合は憂鬱質となり、創造性に富み、親切である。黄胆汁の場合は胆汁質となり、活力とカリスマ性をそなえている。粘液の場合は粘液質となり、情に厚く、信頼できるといった具合である。

ガレノスは尿が、それまで考えられたような膀胱ではなく腎臓で作られることを示した。

彼は生涯に数十冊、200万語以上におよぶ量の医学の書物を著し、その見解は侵すべからざるものとして受け入れられた。ガレノスの学説は、彼の死後、何世紀にもわたってキリスト教の教義にまで組みこまれたため、意見を異にする者も声を上げることをはばかるようになった。

すり鉢とすりこぎを用いた治療薬の調製について助手に教えるガレノス（左）とその言葉をすべて書きとめている書記を描いた15世紀の細密画。

瀉血、その理論と実践

ガレノスは、四体液のバランスを整え、四肢によどんで病気をひき起こす汚れた血液をとりのぞく手段として、ほかのいかなる治療法にもまして瀉血を価値あるものと考えた。瀉血はにきびから肺炎、てんかん、脳卒中にいたる数十もの病気に対し処方された。ガレノスは、患者の年齢、気質、季節、天気、その他のいくつかの現象にもとづいて、どれだけの量の血液を抜くべきかを定めた複雑な体系をあみだした。彼は、病気によって異なる静脈を切開すべきであると考えた。たとえば、肝臓の症状の治療には右手の静脈を、脾臓の症状には左手の静脈を用い、右の鼻からの出血を止めるためには右ひじの静脈を切開するという具合であった。発熱は大量の血を瀉血することでやわらげた——しかしガレノスは、特定の動脈を切り、手に負えないほどの血が噴き出してしまう危険について戒めていた。

ガレノスが唱道した瀉血には多くの信奉者がおり、後世のインドやイスラム世界の医学の教科書の多くでも推奨された。宗教によっては聖徒祝日に瀉血を行なうことを勧め、ユダヤ教のタルムードは瀉血を行なうべき特別な4日を指定し、また瀉血を行なう部位を天体の配置と結びつける宗教もあった。

静脈切開術がガレノスの好んだ当初の瀉血法であったが、その後何世紀にもわたり、乱切法、吸玉放血法、ヒルなどの新たな方法が用いられるようになった。（吸玉放血法は瀉血の準備にときおり使われた方法で、熱した容器を皮膚にあてがうことで減圧状

〔ガレノスは〕医師として第一人者であり、哲学者として無二である。
——ローマ皇帝マルクス・アウレリウス、ガレノス自身の報告による

態にし、血流を刺激する。)

　1628年にウィリアム・ハーヴィが血液循環を実証し（72〜75ページ参照）、瀉血の根拠となる理論の誤りを証明したのちも、瀉血は床屋で行なわれつづけた。アメリカ大統領ジョージ・ワシントンは、のどの感染症にかかったときに瀉血を求めた——そして10時間をかけて全身の血液のほぼ半分を抜かれて死亡している。瀉血が有効だという証拠はなかったが、この方法により弱った血や感染を生じた血がとりのぞかれるという考え方はなかなかすてることのできないものだった。瀉血は1923年になってもある医学教科書で推奨されていた。この方法が功を奏したであろう症例も少しは——きわめて少数だが——ある。高血圧は一時的に緩和されただろうし、うっ血性心不全で生じた体液の蓄積の緩和に役立っただろうし、ひどく興奮している患者には鎮静作用があっただろう。しかし、いずれの症例でも患者は弱り、回復の見こみは低下したはずである。

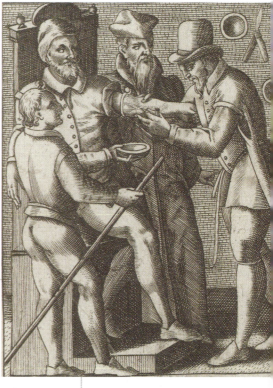

下男に血液を受ける鉢をもたせて、外科医が患者の前腕の静脈切開の準備をしているところ。瀉血は、出血もふくめ、ほぼあらゆる病気に対して推奨される治療法だった。

どれくらいの血を抜く？

　ガレノスはどれだけの血を抜くべきかを計算した最初の医師であり、有効となる量として最大680グラム、最小200グラムを推奨した。アヴィケンナ（52〜55ページ参照）は、10世紀の著作で、男性には11.3キログラムの血があり、9キログラム分を失っても死ぬことはないと計算した。現在では、68キログラムの成人には4〜4.5キログラムの血液があり、その10パーセント以上を失うと血圧が急激に低下し、通常は30分ほどでふたたび上昇するが、40パーセント以上を失うと、輸血によりすぐに血液を補わなければ、患者が死亡する可能性が高いことがわかっている。

ガレノスの静脈切開刀

オテル・デュー

場所：	パリ、フランス
時期：	651年
分野：	内科学、外科学

　人々が定住して大きな地域社会を作るようになるとすぐに、貧困者や病者の世話をするための施設が必要となった。富裕者は自宅で治療を受けたが、不運にも病気になった貧しい人々は施設がなければ道端に横たわるほかなかった。重要な美徳として慈悲を説く諸宗教が初期の病院運営を担うようになった。そのなかにはギリシアの「アスクレピオン」、イスラム世界の「ビマリスタン」、キリスト教の騎士修道会の収容所(ホスピス)などがあった。フランス、パリのオテル・デューは現在も開院している世界最古の病院であり、その歴史は慈善施設としての宿坊から医学研究センターへといたる、時代を通じた病院の発展についての示唆をあたえるものである。

> 病院がそなえているべき第一の条件として、病者に害をあたえないことを明確に述べるのは奇妙な方針に思えるかもしれない。
> ——フローレンス・ナイチンゲール『看護覚え書』、1859年

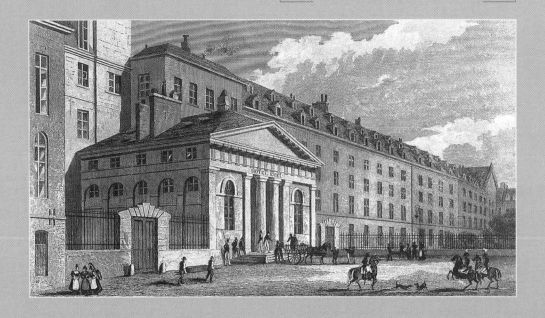

初期の病院

ギリシアの「アスクレピオン」は、医神アスクレピオスを祀るために建てられ、病者が診断と治療を受けるために訪れた施設として記録の残る最古のものである。エピダウロスのアスクレピオンには、前350年にさかのぼる大理石が3枚残っており、腹部膿瘍や除去が必要となった異物などの病気について治療を受けた70人の患者の症例が記されている。インドでは、前150〜100年の『チャラカ・サンヒター』が、慈悲と医術をほどこす建物についてふれており、ローマ帝国には負傷した兵士、剣闘士、奴隷の治療を行なう「ヴァレトゥディナリア（病人収容施設）」があった。後300年代後半には、ヨハネ騎士団のようなキリスト教宣教師たちが、貧困者らの世話をするために巡礼路に沿って収容所(ホスピス)を建てたが、彼らの責務の重点は病者の治療に努めるよりも、未亡人や孤児に衣食をあたえ、来訪者をもてなすことにあった。

325年の第1ニカイア公会議で、大聖堂のあるすべての都市に病院を建設することが定められ、これに従った初期の都市には、現在のトルコにあたるコンスタンチノープルやカエサレアがあった。651年にはパリの司教、聖ランドリーが、シテ島に、セーヌ川を見わたすパリ最初の病院オテル・デューを創設した。この病院はパリの富裕者たちから資金の提供を受けたが、初期には貧困者や病者にほぼ食事と避難所をあたえるのみであり、病者を治し、社会に復帰させることは期待されていなかった。

オテル・デュー

中世には、パリのオテル・デューは貧困者と病者の最後のとりでとしてきわめて混みあっていたが、医療はほとんど行なわれていなかった。1580年には新たな命令により、医師が患者を週2回訪問することが必要となったが、病院のなかには往々にして3500人もの患者が群れており、ひとつのベッドを最高6人で共有するありさまだった。精神病者とともにらい病（ハンセン病）や結核の患者が収容されており、不健康で居心地の悪い場所となっていた。

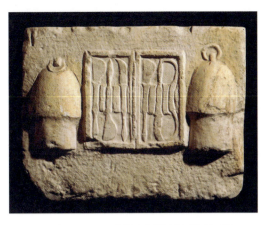

アテネのアスクレピオンのレリーフ。このアスクレピオンは前420年以降にアクロポリスの南側斜面に建てられた。巡礼者が休息をとる場所であり、医療も行なった。

イスラム世界の病院

イスラム教では、出自、宗教、治療費の支払い能力にかかわらず、病者の世話をしなければならない義務がある。8世紀に「ビマリスタン」として知られる施設がダマスカスとバグダードで開設され、さまざまな内科的、外科的治療が行なわれた。これらの施設は初期のキリスト教圏の病院よりもはるかに多様な患者を受け入れ、また老人、精神病者、病気から回復中の患者の世話も行なった。ビマリスタンは宗教施設ではなく、イスラム教徒だけでなく、キリスト教徒やユダヤ教徒も雇い、サービスは基本的に無料であったが、個々の医師が料金を求めることもあった。10世紀および11世紀には、一部のビマリスタンは独自の薬局と外来部門をそなえ、男性と女性の職員を雇っていた。

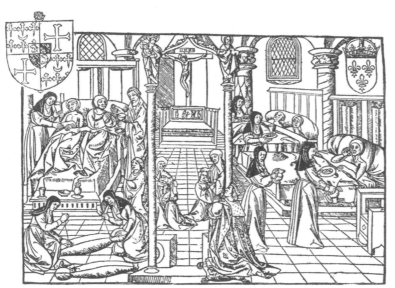

オテル・デューの病棟で修道女たちが患者の世話をしているようす。左前では、死者を包んだシーツを縫っている。オテル・デューは天国に居場所を得たいと願う貴族の寄進により運営されていた。

18世紀には内科医が8人、外科医が100人雇われていた。

1772年、オテル・デューは破局的火災により再建を余儀なくされた。フランス革命中、パリに新たに数棟の病院が建設されると、これらの病院は専門化しはじめ、精神病者用の病院、性病患者用の病院、小児用の病院、老人用の病院へと分かれた。オテル・デューでは、死亡率がほかの病院よりも高かったが、これはおもに市街中心部で起こる重大な事故の被災者の大半を収容していたためであった。

同病院は19世紀中ごろにふたたび建てなおされ、現在でもパリ市民が利用する病院として混雑している。慈善保護施設としての成り立ちを反映し、同病院は「神の家」を意味するその名称、オテル・デューをいまも冠している。

宗教から科学へ

中世には、ヨーロッパの病院の大半を運営していたのは修道士と修道女であり、通常は天国での宗教的見返りを得たいと願う貴族から多額の寄進を受けていた。貴族は自分たちの寄付金が浪費されるのを望まなかったため、だれに治療をほどこ

らい病（ハンセン病）の隔離地区

らい病は前4000年ごろのエジプトのパピルスに記述があり、前320年代にアレクサンドロス大王の軍隊が東方から帰還したのちにヨーロッパに広まった。この疾患は醜貌と能力障害をもたらし、一般に神の呪いや罰によるものと考えられたことから、病者は忌避された。中世には、病者は戸外を歩く際には、他者が避けられるように鈴を鳴らさなければならず、また特殊な衣服を着なければならない場合もあった。「レプロサリア」、つまりらい病者の家として知られたらい病者の隔離地区が人里離れた場所や島に設けられ、患者はそこに隔離された。1873年にノルウェーの医師ゲルハール・ハンセンがこの病気をひき起こす細菌を発見し、1941年には最初の有効な治療薬が開発された。ギリシアのスピナロンガ島にあったヨーロッパ最後のらい病隔離地区は1952年になってようやく閉鎖された。

すかを判断するにあたり、しばしば治療に「値する」貧困者と「値しない」貧困者を区別しようとする試みが行なわれた。16、17世紀のプロテスタントの宗教改革家たちは天国での地位を金で購える（あがな）という考え方をしりぞけたため、プロテスタント諸国では、病院は君主や自治体が資金を提供する世俗の施設となったが、私的な慈善家、つまり寄付者はなおも重要であった。

病院はしだいに貧困者ではなく病者のための場所となり、貧困者は救貧院に収容された。精神病者は専門の精神病院に収容され、身体の病に苦しむ患者が一般病院に残った。諸病棟はしばしば特定の病気を専門に扱い、大病院の施設では外科医が研究を行なうことができた。1859年には、イギリスの看護婦であり改革者であったフローレンス・ナイチンゲールが看護婦を養成する専門訓練施設の設立に貢献し（110～13ページ参照）、これが病院の日々の運営と効率に根本的な変化をもたらした。

それでも19世紀には病院はなおも危険な場所であり、富裕者は自宅で治療を受けることを望み、手術が必要であっても、下層階級のなかに交じるよりは自宅で受けることを選んだ。X線装置などの高価な新技術により、最新の治療を受けるためには富裕者であっても病院に行かなければならなくなったのは20世紀になってからのことである。

> 病院とは、あらゆる社会的施設のなかでもおそらくもっとも多様な動機、もっともあい容れない野望、もっともいら立っている既得権者たちが交錯する場所である。
> ──ジョン・ラングドン＝デイヴィーズ『ウェストミンスター病院──2世紀にわたる奉仕 (Westminster Hospital: Two Centuries of Voluntary Service)』、1952年

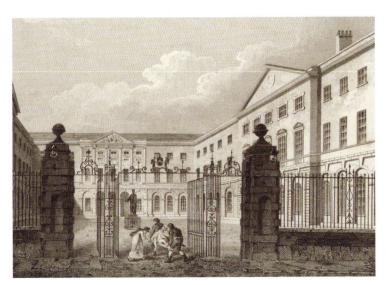

ロンドンのガイズ病院は、書籍販売業者のトマス・ガイが南海会社への投資で得た資金により1721年に設立された。当初は不治とみなされた患者を収容するために使用されたが、現在では主要な教育研究センターとなっている。

オテル・デュー

『眼に関する10の論考』

場所：	バグダード、イラク
時期：	9世紀
分野：	眼科学

　それは科学者や医師と同じく、宇宙論者をも悩ませる謎だった。つまり外界の像は、どのようにして眼を通り、われわれが知覚することのできる脳へと伝わるのか？ 『眼に関する10の論考』を著した影響力のある人物フナイン・イブン・イスハークは、外界の像は対象から空気を通って眼底にとどき、そこで水様液と混ざって管のなかを通り、脳へと流れるとの説を提唱した。彼はこの解釈についてはまちがっていたかもしれないが、その著作は眼の解剖学的構造をはじめて体系的に説明したものであり、眼科学の知識の大きな進歩を示していた。

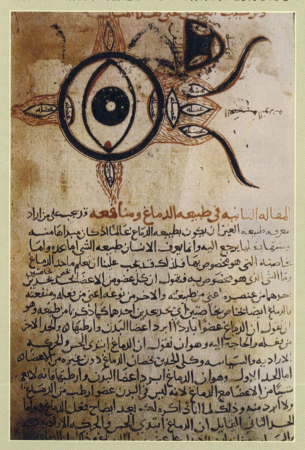

> あなたに神のご加護があるよう祈り、またあなたがたにとって…これから長年にわたり本書が役に立ち、またわたしの報いがあなたがたからの厚情であることを願う。
> ——フナイン・イブン・イスハーク『眼に関する10の論考』

初期の取り組み

眼病は古代世界でよくみられるものだったが、その原因を理解し、最善の治療法をあみだす取り組みは、誤解と宗教的教義のために混乱していた。前1695年に記されたハムラビ法典（16〜17ページ参照）は、男性の眼に生じた膿瘍を青銅製のナイフで切開する医師について記している——男性が失明すれば、医師はみずからの眼をえぐり出されることになったため、これは危険な手術だった。前1550年のエーベルス・パピルス（15ページ参照）は、眼病と、タマネギ、ヒマシ油、ザクロ果汁などのその薬草療法について8つの項目をさいている。前6世紀の『スシュルタ・サンヒター』（18ページ参照）は76の眼病をあげ、鋭い針で白内障を片側へと少しずつ押しやるという白内障手術についてはじめて記述している。眼の感染症についてのヒッポクラテスのアプローチは、別の部位で瀉血と吸玉放血法を行なうことで患部から体液を引き離し、「人間の母乳とヤギの胆汁」を軟膏として塗るというものだった。眼科学は、ガレノスの時代にはいくぶん軽んじられていたが、9世紀のイスラム世界では、学者からの多くの関心を集め、「カハル」（眼科医）は王室の一員としての名誉を授けられた。

カリフ、ハールーン・アッ＝ラシードは9世紀にバグダードに知恵の館を創設し、ギリシア、ローマ、インドの学者の著作をアラビア語に翻訳し、イスラム世界の知識人の研究を奨励しようとした。フナイン・イブン・イスハークはバグダードで医学を学んだのちに海外を旅して語学を習得し、帰国した際にはガレノスの著作を諳んじることができたとされる。彼はアラビア語、シリア語、ギリシア語、ペルシア語に堪能で、新たな読者に読みやすくなるよう、原典を書きなおす新たな翻訳法を奨励した。彼は知恵の館の責任者に任ぜられ、その職務として、ほかの著者の書物の翻訳とともに、医学にかんする21巻をふくむみずからの書物36巻分を執筆した。彼はプラトン、アリストテレス、ガレノスの翻訳、また旧約聖書の翻訳（彼は七十人訳聖書とよばれるギリシア語テキストから翻訳した）でとくに有名である。

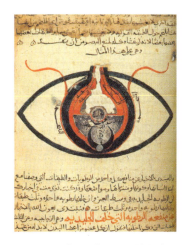

『眼の草稿』の挿絵（46ページ参照）。1200年ごろのもので、プネウマが眼内に流れこみ、水様液と混ざりあうようすを示している。この原稿はペルシアの図書館で発見された。

宇宙論的経路

「プネウマ」は「息」を表す古代ギリシアの言葉だが、「精神」、「霊魂」、「生命力」も意味した。「プネウマ」は心臓から動脈を通って脳に達し、そこで思考を生み出すと考えられていた。フナイン・イブン・イスハークの視覚理論はガレノスに由来するものであり、このプネウマが空中を通って眼底にとどき、水様液に混じって脳まで流れるというものであった。彼は、片眼を閉じると視覚のプネウマが反対側の眼に向かい、瞳孔が開くようすについて記している。アリストテレスとヒッポクラテスも液体を媒介して外界の像が脳にとどくと考えており、アリストテレスは眼の後にある3本の管が頭蓋内で合流すると推測していた。

> ある男が手術を受けに来て言った。「好きなようにしてください。でも仰向けにはなれません」。そこでわたしは中空の針により男に手術をほどこし、白内障を抜きとった。男の眼はすぐに見えるようになり、横たわる必要もなく、好みの姿勢で寝た。わたしは男の眼を包帯で7日間だけ巻いた。この針についてはわたしより先に行なった者はいない。わたしはエジプトでこの針により多くの手術を行なっている。
> ——アマール・ビン・アリ・アル＝マウシリ『眼病選集』、1010年ごろ

『眼に関する10の論考』

　その代表作、『眼に関する10の論考』において、フナイン・イブン・イスハークは球状の水晶体、強膜（眼球の外層）、動静脈、網膜、角膜（虹彩と瞳孔をおおう透明層）、ブドウ膜（色素をもつ層）について記し、これらのそれぞれが宇宙論的調和が生じるように配置されていると考えた。彼は、視覚は五感のうち最高位のものであり、炎、赤熱、光からなる火の元素に対応するとした。その詳細な記述に触発され、1200年ごろの『眼の草稿（Cheshm Manuscript）』に有名な眼の挿絵（45ページ参照）が描かれている。

　ほかにもイスラム世界の多くの医師が眼について書物を著しており、それぞれが少しずつ知識を広げている。アリ・イブン・イーサーは、1010年ごろに、『眼科医のための備忘録』を著し、100を超える眼病について記述し、後世の眼科医にもっとも広く参照される教科書となった。アマール・ビン・アリ・アル＝マウシリは『眼病選集（Book of Choices in the Treatment of Eye Diseases）』を著し、みずからの発明により白内障の治療を行なった6症例について記しているが、これは中空の細い針を眼内に挿入し、水晶体の混濁部を吸い出すというものだった。この手術は非常に成功率が高く、現在でも改良された術式が使われている。13世紀にはイブン・アル＝ナフィスが『実験眼科学全書（Polished Book on Experimental Ophthalmology）』を著し、一節を理論についやし、別の一節で眼の症状の治療に使われる医薬品の調製について説明している。

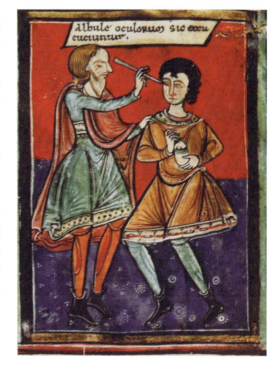

中世ヨーロッパの白内障手術。角膜にナイフを挿入し、水晶体の混濁部を押し出し、目のなか（硝子体）へと落とした。

未来に向けて

初期の文明の多くが強い日差しから眼を守るためのゴーグルを独自に発達させたが、イギリスの修道士ロジャー・ベーコンは、1268年に自著『大著作』で、厚みを半径より薄くした平凸レンズをページ上に置くことで文章が拡大されるようすについてはじめて記述している。ピサにいたドミニコ修道会の修道士アレッサンドロ・ダ・スピーナ（1313年没）は、両眼の前でレンズのバランスをとる方法をはじめてあみだし、世界初の眼鏡を作り出した人物であった可能性がある。当時、文字を読める人間はごく少なかったためにその価値は十分に認められなかったが、文書の翻訳と書写の日々を送っていた修道士たちにはきわめて貴重なものだった。

レオナルド・ダ・ヴィンチ（63ページ参照）は水晶体ではなく、網膜こそが視覚器官であることを発見し、眼の働きをカメラ・オブスクラ——小さな穴またはレンズをそなえた暗箱または暗室で、その穴から光が入ると、反対側の壁に倒立像が投射されるもの——を用いて説明した。1851年にヘルマン・ルートヴィヒ・フェルディナント・フォン・ヘルムホルツが眼底鏡を発明すると、医師は眼底の視神経——昔の先駆者たちが探し求めて果たすことのできなかった眼と脳を実際につなぐ存在——を見通すことができるようになった。

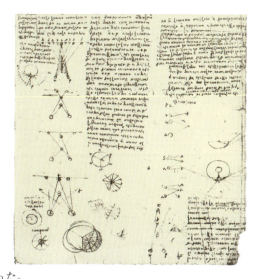

レオナルド・ダ・ヴィンチは、草稿で物体から眼にとどいた光線が屈折し、網膜上に倒立像を結ぶようすを説明した。彼は多くの眼の解剖を行なったが、像がどのように脳に達するかについては説明できなかった。

職業の規制

中世の医学界には詐欺師が跋扈しており、眼科も例外ではなかった。オスマン帝国では、「ツバメの息子」とよばれた旅まわりの眼科外科医がナイフにより白内障患者の手術を行なったが、成功率は低かった——おそらくこれが彼らが旅まわりをしている理由であったと考えられる。イスラム世界では、フナイン・イブン・イスハークの『眼に関する10の論考』について試験を受け、そこに書かれているとおりに解剖学的構造を理解していることを示せなければ、眼の手術を行なうことができなかった。「ムフタシブ」とよばれた検査官は抜き打ちで現れて手術に立ち会い、職業的基準を満たさない場合は罰則を科すことができた。罰則は足底を打つことから復活の日の神罰の警告までさまざまであった。（検査官は商店の査察も行ない、腐肉を売ったために自分の店の調理鍋で生きたままゆでられた料理人や、有毒のトウモロコシパンを売ったために店の窯に投げ入れられたパン屋の話がある。）

サレルノ医学校

場所：	サレルノ、イタリア
時期：	10世紀
分野：	解剖学、外科学、薬理学

> もし健康で元気でいたいと望まれるなら、深い思いわずらいはおすてさりください——怒りはすべて冒とく的とお考えください。夕食はひかえめに、ワインはほどほどにしてください。
> ——ミラノのジョン（作とされる）、『サレルノ養生訓』、12〜13世紀ごろ

　サレルノは、たまたま適切な時期に適切な場所にあったというだけの理由で、10世紀に世界初の真の医学校となった。イタリア半島南部に位置し、ギリシア、ローマ、アラブ世界の医学知識が、近東へと向かう途上に立ち寄った旅行者や十字軍戦士にもたらされて集まり、その文書はモンテ・カッシーノの隣接するベネディクト修道院の写本筆写者の手で翻訳された。患者たちが温暖な気候のなかで静養しようと訪れ、彼らを治そうと考える医師たちが集まり、サレルノで発展した医学校は大いに名を高め、1224年には「医師(ドクター)」の資格を得ることのできる世界唯一の場として定められた。

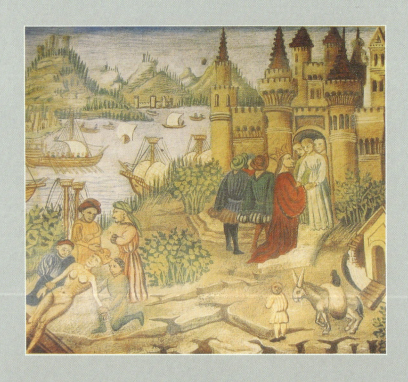

4つの学派

　暗黒時代、ヨーロッパの医師は修道院が運営する病院で訓練を受け、そこで見習いを積み、修道士が書写した文書を学んだ。しかし教会は金銭上の利益を得るために医療を行なうことを禁じるのに熱心であり、行なうことのできる処置に制限を設けた。ベネディクト会修道士は大方の修道会よりも自由な伝統をもっており、モンテ・カッシーノの修道院は診療所と蔵書豊富な図書館の両方をそなえていた。サレルノ医学校は13世紀になるまで実際の学校としては存在していなかったが、4人の学者集団が、10世紀にサレルノで教育制度を創始したとされている。エリヌスとよばれるユダヤ人の聖職者、ポンタスとよばれるギリシア人、アデルとよばれるアラブ人、およびサレルノ出身でアルファヌスとよばれる、修道士であったらしい人物である。これは伝説かもしれないが、サレルノをこれほどまでに類のない医師の学びの場とした多文化的環境を表している。

　11世紀にコンスタンティヌス・アフリカヌスという商人がサレルノ滞在中に病気にかかり、治療に来た医師が尿の検体を求めることすらしなかったために、いい印象を受けなかったことがわかっている。彼は船で故郷のカルタゴに戻り、3年にわたって医学を学び、多くの医書を集め、それをたずさえてサレルノを訪れた。サレルノで、彼はギリシア語、ラテン語、アラビア語の知識を生かし、修道院で医書の翻訳に手を貸すことができた。これらの書物のなかにはそれまでヨーロッパでは知られていなかった多くの重要なアラビア語の文書がふくまれており、サ

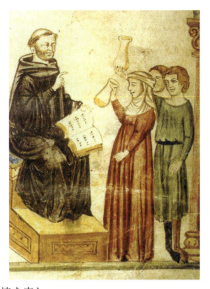

コンスタンティヌス・アフリカヌスが患者の尿を調べているところ。病気の診断における尿の使用は6000年以上前の最初期の文明にまでさかのぼる。最初は見た目を調べていたが、中世にはパラケルススらが蒸留法を用いはじめた。

『サレルノ養生訓（Regimen Sanitatis Salernitanum）』

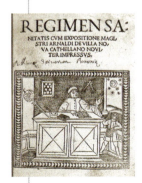

　影響力のあったこの教本の題名を訳せば、「サレルノ医学校の健康法」となる。この書は医学的事項のみならず、食べ物と飲み物、運動と休息、睡眠と覚醒、空気と夢について助言を行なう842行の詩からなる。これは、1096年にサレルノで冬をすごし、のちに感染を生じた腕の傷の治療を求めてふたたび訪れた、征服王ウィリアムの長男、ノルマンディー公ロベールのために書かれたとされる。著者は不明だが、現代の研究者は、サレルノ医学校の校長であったミラノのジョンによるものではないかと考えている。素人向けではあったが、研修医用の重要教科書となり、ほかの医学校で使用するためにいくつかの言語に翻訳された。

レルノ図書館に対し重要な貢献をなした。

サレルノでの学び

サレルノの名声が知れわたるにつれ、ヨーロッパ中から学生が学びにやってきた。彼らは教会の監視を受けることなく、ヒッポクラテス、ガレノス、アリストテレス、アヴィケンナの著作を学んだ。授業には解剖学、瀉血、食事療法学、薬学、外科学があった。学生は患者の病歴聴取と診察の際の医師としてのふるまい方、また患者と医師間の所作についての心得も学んだ。医学校の庭では薬用植物が育てられ、薬種商が訪れて学生に薬剤の調製法を指導した。学生が最初の一連の試験に合格すると、「マジスター」(修士)という称号を授与され、教えることができるようになったが、ドクターの称号を得るためにはさらに高いレベルをめざして学ばなければならなかった。

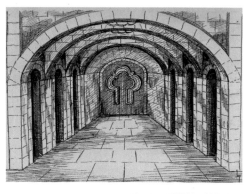

サレルノ医学校の教育病院の地下聖堂。医学校での話し言葉はギリシア語だったが、教科書はラテン語とギリシア語で書かれていた。

有名な学生のなかに、サレルノのトロトゥーラとして知られる12世紀の女医がいる。彼女は女性の健康にかんする影響力のある医書を数冊著したとされる。『女性の病気についての書（Book on the Conditions of Women）』、『女性に対する治療について（On Treatments for Women）』、『女性の化粧品について（On Women's Cosmetics）』である。彼女は産婦人科学を専門とし、著書で扱われるテーマには処女性の回復法、キスのしすぎによる唇の荒

> 男女のいずれにも「責任がある」場合がある。女は痩せすぎていたり、太りすぎていたり、あるいは子宮が滑りやすく、男の種を保持できないことがある。同様に、男の種自体が薄すぎてサラサラしていたり、睾丸が冷たすぎて種を生み出せないこともある。
> ——サレルノのトロトゥーラ『女性の病気についての書』、12世紀

中世医学における女性

サレルノは女性にも医学を学ぶことを許した点でほかに類をみなかった。ヨーロッパのほかの地域では、女性は助産婦つまり「産婆」として知られた存在として働くことができたが、みずからを医師として宣伝すると問題になった。大学の学位を得ずに診療を行なうことが違法となり、大学が女子学生を受け入れないようになると、女性は医学のほとんどの分野から締め出された。パリでは1322年に5人の女性が免許をもたずに診療を行なったために裁判にかけられ、そのうちの1人がつれてきた8人の患者は男性医師が治せなかったものを女性医師が治してくれたと証言したが、全員が有罪となり、破門された。

れの治し方などがあった。

12世紀にサレルノ医学校を卒業したパルマ生まれのルッジェーロ・フルガルドは、1180年に大いに賞賛された外科学の書、『外科医術（Chirurgia）』を著した。彼は傷口に湿布を用いることを勧め、うまく治癒しなかった骨折を矯正するために再度骨を折る方法について説明し、出血が焼灼や収斂止血薬（出血を防ぐ物質）では止められない場合の結紮法の使用を記述している。ルッジェーロは南フランスのモンペリエの医学校の総長にまでなり、外科学の始祖とよばれることも多い。

医学教育の規制

12世紀、両シチリア王国の国王ルッジェーロ2世は、医学学位を得る最低限の要件として、医師はかならず予備教育を終えたのちに大学で4年間医学を学ばなければならないことを定めた。1224年、その孫である神聖ローマ皇帝フリードリヒ2世が、「サレルノの教授陣の前で試験を受けなければ医師として診療することはできない」ことを定めた。また医師は21歳以上で、すくなくとも7年間の教育を受けている必要があることをつけくわえた。

ヨーロッパ中で同様の法律が成立し、ほかにも医学校が設立されるようになった。フランスではパリとモンペリエに、イタリア半島ではパルマ、パドヴァ、ボローニャ、フェラーラに、現在のドイツにあたる地域ではテュービンゲンに設立された。課程の履修には平均して4～5年が必要だった。サレルノ医学校の学位は12、13世紀を通じてもっとも権威があったが、同都市が1194年に神聖ローマ皇帝ハインリヒ6世により破壊されたのちは、モンペリエ医学校が優位に立ちはじめた。それでもサレルノ医学校は19世紀早期にフランス皇帝ナポレオンにより閉鎖されるまで存続した。

床屋外科医

医師の多くは手術を行なうことを拒否し——それどころか、多くの地域で医師が手術を行なうことは禁止されていた——、その役割は、医学校ではなく、職人の同業組合で見習いとして訓練を受けた床屋外科医が引き受けていた。彼らは理髪を行ない、薬剤を売るのみならず、抜歯、骨折の整復、瀉血も行なうことができた。腹部の切開を要する手術は、命にかかわる病態にあったり、膀胱結石のような耐えがたい痛みを生じた者に対してだけ行なわれた。床屋外科医は仕事内容の広告のために、血の入ったバケツと血に染まった布を店外に掲げることがあったが、これが現在でもみられる赤白しま模様のポールへと発展した。外科医は「ドクター」ではなく「ミスター」とよばれた——この習慣は現在でもイギリスで続いている。

イギリス、エディンバラの伝統的な床屋の赤白のポール。アメリカではポールは通常、赤、白、青のしま模様である。

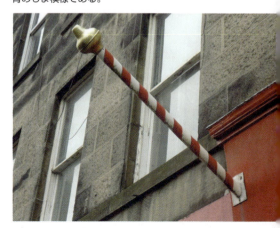

アヴィケンナの墓

場所：	ハマダーン、イラン
時期：	1037年
分野：	外科学、病理学、薬理学

> この偉大なペルシア人は、その墓を訪れる多くの巡礼者のなかに治癒を得た者がまれではないといわれていることから、いまもおおいに医術を行なっているのだ。
> ——カナダ人医師、ウィリアム・オスラー博士、1913年

　ペルシア半島（ほぼ現在のイラン）のカリフたちが研究や学問を奨励した8世紀から13世紀にかけてのイスラム黄金時代とよばれる時期は、多くのすぐれた思想家を輩出したが、そのなかでももっとも偉大であったのはおそらく、西洋ではアヴィケンナとして知られるイブン・スィーナである。彼は哲学、数学、詩、天文学、地理学、心理学について書き記しているが、現在では、5巻、100万語からなる『医学典範』についてもっとも有名である。これはまもなくヨーロッパ中の大学で医学の標準的教科書として使われるようになり、アラビア語が話される地域では、アヴィケンナは医学最大の権威としてガレノスにとって代わった。

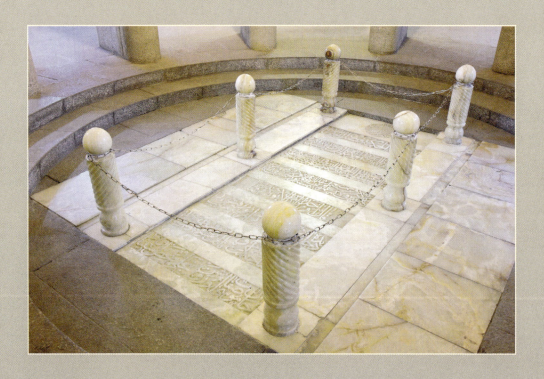

黄金時代

この時期のアラブ世界には多くの先駆的医学者がいた。ムハンマド・アル・ラーズィーは9〜10世紀の医師であり、バグダードの「ビマリスタン［イスラム世界の病院］」やテヘラン近郊のレイで教え、200を超える医学論文を執筆したが、その多くはたいへん先見の明のあるものだった。彼は医学文献においてはじめて麻疹（はしか）と天然痘（92〜95ページ参照）について正確に記述し、また発熱が体を病気から守っている可能性について提案した。アル・ラーズィ死去の11年後に生まれたアヴィケンナは、この先達について「便と尿の検査に忠実であるべきだった」と酷評しているが、その著作は当時重要なものだった。

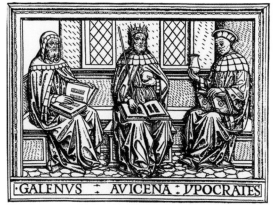

医学の3大教師。ガレノス、アヴィケンナ、ヒッポクラテスがイランのハマダーンにあるアヴィケンナの墓に描かれている。彼らの生きた時代には互いに数世紀の開きがあったが、病気の治療にかんする考え方には多くの共通点があった。

現在アヴィケンナの生涯についてわかっていることは、おもに彼が長年の弟子に書きとらせた自伝によるものである。その語った内容によれば、彼は神童であり、10歳までにコーランをすべて諳んじ、18歳までに評判のいい医師となった。サーマーン朝の君主の治療を成功させ、その見返りに、アリストテレス、ガレノス、ヒッポクラテスの著作を収蔵していた王室の図書館に自由に出入りできる栄誉をあたえられた。21歳での最初の著作を皮切りに、450におよぶ書物を著し、そのうち150冊は哲学、40冊は医学にかんするものである。政治情勢が不安定であったため、彼は成人後の人生の大半を旅してすごさざるをえなかったが、ある時期にはペルシアのイスファハンにおちつき、そこで金曜御前会議を主宰し、学者たちと哲学的議論をかわしている。

アヴィケンナは勤勉な医師、教師、著作家であったが、暇と余力をみつけてパーティーにも出席し、にぎやかな音楽、強い酒、女遊びを好んだことで知られた。周囲からもっと自分の体を大切にするようさとされても、彼は「細く長い人生より、太く短い人生のほうがよい」と答えた。

アリストテレス

アリストテレスは前4世紀のもっとも影響力をもつ哲学者、科学者のひとりであり、生物学にかんする研究によりもっとも有名である。彼はプラトンの弟子であったが、師の死後は、みずからの見解を検証するために科学的、経験的方法をとりいれ、当時の宗教的権威の不興をかったが、14世紀のちのアヴィケンナを魅了することになった。アリストテレスは4つの性質——温、冷、湿、乾——について記したが、これがのちに体液説に応用されることになる。彼は結核が感染症であることを示唆し、この考え方はヒッポクラテスにはしりぞけられたが、アヴィケンナには受け入れられた。ガレノスの解剖学上の学説がアリストテレスのものとくいちがう場合、彼はつねにアリストテレスの肩をもち、その著作を通じ、この傑出した先達の名誉回復に大きな役割を果たした。

アヴィケンナの墓

『医学典範』

アヴィケンナはひかえめな人物ではなく、自著『医学典範』を網羅的書物とし、医学を一貫した完全な科目として教える意図を強くもって執筆した。執筆には1015年から1023年までの8年が費され、アラブ世界でガレノスにとって代わる医学の聖典とするという彼のもくろみは達成された。同書はすくなくとも17世紀までヨーロッパの諸大学で指定教科書として用いられた。同書は以下の5巻からなる。

> 食事には、(1)肉、とくに子ヤギ、子ウシ、1歳までのヒツジのもの、(2)小麦、ふすまをとりのぞき、有害な作用にさらされたことがなく、健やかな収穫期に集められたもの、(3)しかるべき性質の甘味（果物）をふくめるべきである。
> ——アヴィケンナ『医学典範』、1015〜23年

- 第1巻——解剖学、生理学、健康と疾患の定義、疾患の原因と治療法
- 第2巻——新薬の科学的試験法についての最初の定義。7つの主要原則があり、そのうちのいくつかは現在の臨床試験の基礎となっている
- 第3巻——頭からつま先までの体の21の器官と系の病理学
- 第4巻——体の多くの部分に同時に生じる発熱、危機、疾患。症状の診断および予後の見立て。小手術
- 第5巻——薬理学的化合物の調製の手引き。760種類の薬をあげ、その適用法と有効性を記している

情報は論理的に配列され、アヴィケンナは同時代の考え方を進歩させるいくつかの推断を行なっている。彼はがんを、急速に成長する腫れものつまり腫瘍であり、しばしば肺などの管腔臓器に生じ、ほかの臓器に広がると記述した。小さいがんを早期に発見し、周囲の血管とともに切除すれば治癒は可能としているが、進行したがんについては食事法以外の治療法を勧めていない。またある種の病気が、水、土、蚊に刺されることを通じて蔓延するようすを記している。窒息している患者を助けるための気道管（のどに挿入して気道を確保する器具）の挿入法について解説し、医師に気管切開術は最後の手段としてのみ用いるよう推奨している。また、健康を得るには、運動、適切な食事、十分な睡眠を組みあわせて得るべきであると記している。

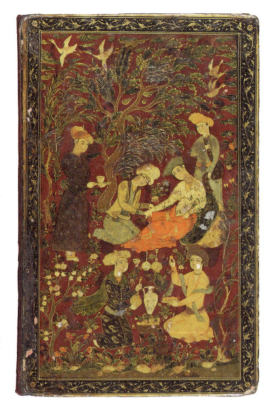

アヴィケンナの『医学典範』の背表紙の脈をとる医師を描いた挿絵。彼は脈の質は四体液間の相互作用によって変わると考えた。

アヴィケンナの遺産

『医学典範』はアラビア語で書かれたが、すぐにラテン語、ドイツ語、フランス語、ペルシア語、ヘブライ語、中国語、英語などの多くの言語に翻訳された。1472〜73年には書籍の形で印刷され、もっとも普及した医学書の一冊となった。その影響力は16世紀からおとろえはじめたが、18世紀になっても使われていた。

アヴィケンナは1037年に議論の余地のある状況で死亡した。彼は疝痛（せんつう）で臥し、軽いアヘン剤である解毒剤ともに、セロリ種子の浣腸を1日8回みずからほどこして治療を行なった。従者が浣腸液に有効成分を2単位にすべきところを5単位混ぜたことで結腸潰瘍を生じたか、アヘンの用量をまちがえた可能性があるが、いずれにせよ彼は57歳で死亡した。ペルシア北西部のハマダーンに、円屋根のある古典的な正方形の霊廟が彼のために建てられ、コーランの詩がきざまれた。20世紀なかばには、アヴィケンナの生誕1000周年を記念し、旧記念碑の上に、紡錘形の塔をもつ壮大な霊廟が建てられた。

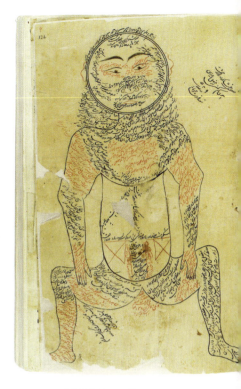

『医学典範』に描かれている筋肉系。アヴィケンナは定期的なマッサージ、冷水浴、運動、睡眠、食事によって壮健な体が保たれると考えた。

アヴィケンナの新薬試験の原則

- もっとも正確な結果を得るために、実験は動物ではなく、人間で行なうべし
- 薬物は純粋なものとし、ほかのいかなる物質も混ぜてはならない
- 複雑な病気ではなく、単純な病気で試験すべし
- 2種類の対照的な病気で試験し、それぞれに対する有効性を検証すべし
- 薬物の強さは病気の重さに相関させるべし
- 薬物が効くのにかかる時間を観察すべし
- 治療薬であると断言するためには、その薬物の効果が一貫して認められなければならない

ペスト医師のマスク

場所：	ヨーロッパおよびアジア
時期：	14〜17世紀
分野：	疫学、細菌学

　1346年、致命的な病気がヨーロッパに到来し、その後の7年間で人口の60パーセントを死にいたらしめ、中世の世界観を根本的に変容させた。フランス国王フィリップ6世は3つの惑星の合[地球から見て惑星が太陽と同じ方向にくること]が「大気中に大悪疫」をひき起こしたとし、このいわゆる「瘴気」がもっとも広く原因とされた。ペストは罪悪に対する神罰であると考え、信仰治療師にすがる者もいた。多くの医師はペスト患者の治療を拒否したが、治療を行なった医師は、この病気にかからないための無益なくわだてとして気味の悪い鳥のようなマスクをかぶった。

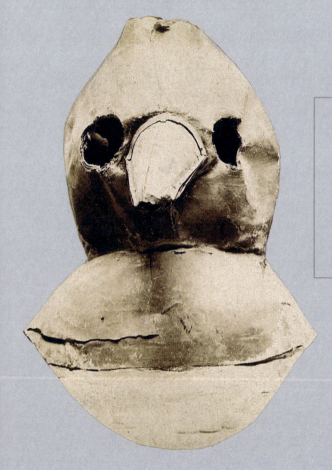

> 当世の評判のよい医師のうち最良の者は害をなすことのもっとも少ない者である。だが残念ながら、患者を水銀により毒したり、瀉下や瀉血により患者を死にいたらしめたりする者がおり…患者の健康よりもみずからのもうけをはるかに気にかける者もいる。
> ——パラケルスス、1537年

ペストの症状

ペストにかかった患者が最初に気づいた症状は、鼠径部、腋下、頸部のリンパ節に生じた痛みをともなう横根、つまり腫れであり、これを切開すると血液や膿が流れ出た。次に患者は急性の発熱を来し、血を吐き、その後皮膚にそばかすに似た黒色または紫色の斑点つまり皮疹が生じた。死亡率は80パーセントにおよんだ。現在では、これは腺ペストであったことが判明しており、21世紀でも、治療を行なわなければ死亡率は1346年の時点と変わらない。

症状のパターンには違うタイプがあった。ときに感染が肺に達して患者が喀血し、呼吸器症状を来すことがあった。このタイプは肺ペストとして知られ、死亡率は90〜95パーセントであり、くしゃみにより伝染した。敗血症性ペストの場合は、皮膚に紫色の斑（紫斑）が現れ、死亡率はほぼ100パーセントであった。このタイプの場合、破れた皮膚の傷口にふれることで伝染した。

腺ペストが、感染したノミの消化管をふさぐペスト菌（*Yersinia pestis*）によりひき起こされることが発見されたのは19世紀末になってからのことである。ノミは腹をすかせ、多くの場合げっ歯類である宿主の血を激しく吸う。閉塞のためにノミが血を吐き戻すとげっ歯類に感染が生じる。げっ歯類の宿主の多くがペストにより死ぬと、ノミはほかの宿主——人間やネコ、イヌ、ウシ、ロバなどの家畜——に移り、サイクルが継続する。人から人へと感染することもあるが、はるかに多い感染経路はノミに食われることだった。中世には、病気がどこから来るのか、どのように対処すべきかがわからず、医師はうまく治療できなかった

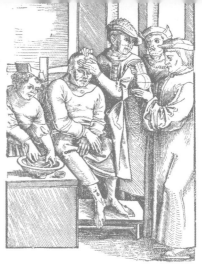

14世紀のペストは、特徴的な横根が黒くなり、黒い斑やできものが患者の全身の皮膚に生じる場合があったことから、黒死病とよばれた。

ロバート・フック（83ページ参照）が顕微鏡で観察したノミのスケッチ。1665年に発表された『顕微鏡図譜』より。

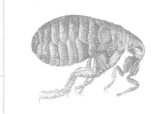

温暖な気候の疾患

どこに着目すべきか知っていたなら、中世の人々がこの病気を理解するのに役立ったかもしれない手がかりがあった。まず、この病気は温かい季節のものだったが、これはノミの個体数が冬に減少したためである。イングランドでは、ペストの到来前に死亡率がもっとも高かったのは空気感染する疾患が最盛期にある冬季だったが、1348年以降は7月から9月がもっとも高くなった。ペストの大流行を地図に描けば、海路では1日約40キロ、陸路では約2キロの速度で拡大し、感染者の乗る船が港に着くと、細菌が地元のげっ歯類を殺し、その後に人間の宿主に感染するのに要する期間に応じ、人にペストによる最初の死者が生じるまでに23日かかることに気づいたはずである。

ペスト医師のマスク

とから、医師という職業全体に対する信頼が低下することになった。

ユスティニアヌスのペスト

　記録に残る腺ペストの最初の事例は541〜542年に生じている。この大流行は中国ではじまり、陸海路両方の交易路に沿って北アフリカに伝わったとみられる。ローマ帝国の市民はエジプトから大量の穀物を輸入していたが、これは大樽に貯蔵され、ネズミにとって格好の繁殖地となった。まもなくコンスタンチノープル（現在のトルコのイスタンブール）でペストが発生し、最盛期には1日5000人が死亡した（同時代の歴史家プロコピウスによれば1万人）。そこからペストはイスラム教地域、さらに西方のヨーロッパへと移動した。

　ローマ皇帝ユスティニアヌスの大流行への対処には思いやりがなかった。農夫が病に倒れることで農産物の価格が上昇したが、皇帝は大軍隊への補助金をまかなうために、臣民に対し税率を変えることなくひき続き税金を納めるよう求めた。さらに、ある農民が死ねば、その近隣の者たちが死者の土地の負担を引き継ぎ、みずからの税金とともにその土地の税金を納めることさえ求めた。プロコピウスによれば、ユスティニアヌス自身がペストにかかったが、幸運にも回復したとのことである。ヨーロッパとアジアを通じ、541年から750年のあいだに5000万人が死亡し、多くの歴史家がユスティニアヌスにちなんで名づけられたこのペストをローマ帝国の衰亡のはじまりだと考えている。

クマネズミ（*Rattus rattus*）は長らく中世ヨーロッパでの4世紀にわたるペストの原因とされてきたが、現代の研究からはカレチネズミもペスト菌を運び、また人から人への感染が生じた可能性も示唆されている。

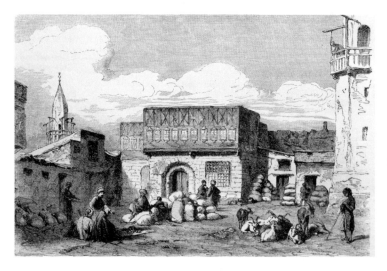

エジプト、カイロの市場。1340年代には、新たな大型の船が交易路を定期的に往復しており、多くの国が農産物を自国で生産するかわりに輸入するようになった。しかし、船が行くところにはかならずペストが現れた。

黒死病

　1320年代後半、モンゴルにペストが発生し、交易路に沿って西に進んで黒海まで広がった。そこから南ヨーロッパと中東に伝わり、1347年にはアレクサンドリア、1348年にはイングランド、1349年にはノルウェー、1351年にはロシアに達した。同時代の記録には、通りに死体が散乱し、埋葬地は合同墓所であふれたことが記されている。フランスのパリでは人口10万人の半数が失われ、イタリアのヴェネツィア、ドイツのハンブルクとブレーメンでは市民の60パーセントが死亡した。ペストは、人々が避けようとのがれ、感染を運ぶことですばやく広がった。もっともおそろしかった点は、その原因や感染を避ける方法を知る者がだれもいなかったということである。

　フランス国王フィリップ6世はパリ大学のグループに原因の調査を求め、同グループは、3つの惑星の不吉な合が、地震により地下の毒が解き放たれ、嵐でその毒が蔓延したこととあわせて原因となったとする答えを見出した。追いつめられた市民が責める対象を求めたため、放浪する乞食、旅まわりの托鉢修道士、巡礼者らが攻撃されることもあった。らい病者（42ページ参照）は、皮膚の傷口から出る滲出物がペストと関係しているのではないかと考えられたため、とりわけ偏見にさらされた。病気を運び、他人にうつすと考えられたユダヤ人、ジプシー、その他の外国人に矛先を向ける者もいた。フランスとドイツでは、ユダヤ人が井戸に毒を入れてペストをひき起こしたと非難され、教会が迫害をやめるよう求めたにもかかわらず、1349年2月にはストラスブールで2000人のユダヤ人が殺されている。バーゼルでもユダヤ人が焼き殺

黒死病に対しよく用いられた治療薬

　薬種商はペストと闘うためのあらゆる種類の治療薬を売った。ペストに対する薬は地域によってさまざまだったが、広く用いられたものに、キンセンカの花と炙った卵殻をエールで温めたものがあった。伝説によれば、フランスのマルセイユで、遺体から盗みを働いて捕えられた4人の盗賊が、寛大な刑とひきかえにペストを避ける医薬品について教えるようもちかけられた。その申し出を受け、彼らが皮膚を薬草酢で洗うと説明すると、これがマルセイユの酢として知られるようになった。花束や香りの強い花をたずさえれば「悪い空気」をかわすことができると信じる者もおり、また多くのまじない、呪文、祈祷が試みられた。

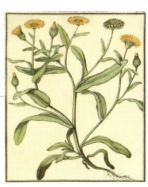

キンセンカ（*Calendula officinalis*）のドライフラワーは、頭から悪い体液を抜きさるとされた。

> 1374年、何日も踊りつづけ、ほかの人間にみずからの体を踏みつけさせることでこの疫病を終わらせることができると信じる狂信的な踊り手の一団がライン川に現れた…彼らがケルンに着くころには人数は500人を超え、髪の毛に花を挿して半裸で悪魔のように踊り狂っていた。当局から脅威とみなされた死の舞踏の踊り手たちは破門にするとおどされた。
> ——キャサリン・アーノルド『ネクロポリス——ロンドンとその死者（Necropolis: London and Its Dead）』、2006年

され、同年の後半にはマインツとケルンではユダヤ人人口が一掃された。感染が発生した港からヴェネツィアに着いた船は40日間隔離（quarantine）された（イタリア語のクアランティーナ［quarantina］は「40日間」を意味する）。この方策は、すくなくとも病気の蔓延を遅らせるのに役立った可能性がある。

> 黒斑や紫斑が腕、太もも、あるいは体のいたるところに現れ、大きいものがいくつか生じることもあれば、小さいものがたくさん生じることもありました。このような斑点が現れれば確実に死にいたったのです。
> ——ジョヴァンニ・ボッカッチョ『デカメロン』、1348〜53年

ペスト医師

都市はペスト患者を治療する医師を見つけるために躍起になり、余分の金を支払う覚悟をしていた。1348年に、イタリアの都市オルヴィエトが、200フロリンという年俸でマッテオ・フ・アンジェロを雇っているが、これは相場の4倍だった。ペスト医師は患者を治療するだけでなく、死者を記録し、遺言に立ち会い、場合によっては、自分が助かるために家族を見すてる者に忠告するなどの道徳上の戒めを行なう役割も担った。

ペスト医師のなかには床屋外科医や医学的訓練をまったく受けていない者もいたが、だからといって治療を止めることはなかった。一般的に、横根は切開して体液を排出し、傷口に湿布をあてがうべきであるということで考え方は一致していた。（ユスティニアヌスの時代には、傷口を沸騰した油で治療したが、これにより患者が即死することも多かった。）あるいは、傷口にカエルやヒルをあてがって体液を放出させたり、従来の瀉血が用いられることもあった。患者に水銀を塗ったり、かまどに入れることを提唱した者もいたが、ほぼかならず死にいたったはずであり、また消化

ペスト医師の装束

ペスト医師は、当然のことながら汚染物が皮膚につくのを避けるのに腐心した。1619年に、シャルル・ド・ロルムはろうを塗った長い外套と長靴、長い手袋からなり、前部がくちばし状になった鳥のようなマスクをかぶる装束をデザインした。くちばし部分には悪い空気をろ過するために薬草と香辛料で香りをつけた麦わらが入れられていた。アンバーグリス、ミント、カンフル、チョウジ、セイヨウヤマハッカがよく用いられた。ペスト医師は患者の診察の際に直接手をふれず、杖を用いて行なった。この装束はのちにイタリアのコンメディア・デッラルテの俳優に採用され、現在でも年に一度のヴェネツィア・カーニヴァルで復活している。

その不気味なマスクと装束では感染から保護されることはなかったため、ペスト医師の死亡率は高かった。

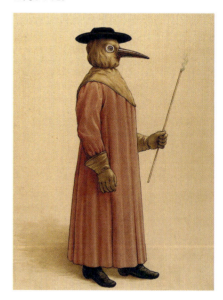

器系の瀉下を行なうために強い下剤を用いる者もいた。

　「治療法」はつねに過激なものだったわけではない。16世紀の「預言者」ノストラダムス（ミシェル・ド・ノートルダム）はペスト医師として診療を行なっている。彼は瀉血の効果を信じておらず、新鮮な空気、きれいな水、バラの実から作った果汁、感染者の遺体の迅速な処分といったより常識的な対策を推奨した。スイス系ドイツ人の錬金術師であったパラケルスス（フィリップ・ボンバスト・フォン・ホーエンハイム）もペスト医師として働き、パンと患者自身のごく少量の便から作った丸薬をあたえることでシュテルツィングの街で多くの患者を治したとされる。

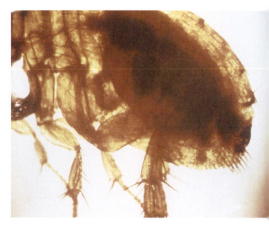

大量のペスト菌をもつケオプスネズミノミ（*Xenopsylla cheopis*）。世界中で、なおも毎年数千例のペストが診断されている。

17世紀から21世紀まで

　14世紀の黒死病は現在でも史上もっとも破壊的なペストの大流行となっている。このときの感染は完全におさまることはなく、17世紀にはとりわけひどい大流行が何度か生じている。1628〜31年に猛威をふるった流行ではフランスとイタリアでそれぞれ100万人が命を落とし、1665年のロンドンの大疫では人口の4分の1にあたる10万人が死亡した。19世紀中ごろには3度目として知られる腺ペストの世界的流行が中国を襲い、膨大な死者数はインドだけで1000万人にのぼった。アメリカでは1900〜04年にサンフランシスコで最初の大流行が生じており、なおもとくに西部でときおり症例が生じている。

　アレクサンドル・イェルサンが1865年の中国での大流行から病原体を分離したのは1894年の香港でのことであり、彼にちなみ、病原体はエルシニア・ペスティス（*Yersinia pestis*）と名づけられた。1898年にカラチ（現在のパキスタン）において、ポール・ルイ・シモンがネズミノミがこの病気の第一媒介種であり、ドブネズミを宿主とすることを発見した。この段階で、細菌論が瘴気説にとって代わっており、20世紀にはペストと闘うために抗生物質が生産されるようになる。14世紀のヨーロッパで治療法を見出すことができなかった医学界の評判が回復するにはほぼこれだけの時間が必要だった。

> 町は非常に不健康になってきており、2日と確実に生きてはいられない。
> ——サミュエル・ピープス『日記』、ロンドン、1665年

『人体の構造』

場所：	パドヴァ、イタリア
時期：	1543年
分野：	解剖学

　人体の解剖が禁止されたことで、解剖学の研究は数世紀にわたり停滞していたが、ルネサンスの特徴である科学的探究の精神により、人体の解剖は、厳しい制約条件があったものの、教会的権威によりふたたび認められた。ガレノスの著作はヨーロッパではなおも神聖なものとみなされており、ガレノスを批判したり、修正したりするものは危ない橋をわたることになったが、パドヴァ大学の解剖学および外科学教授で、フランドル出身のアンドレアス・ヴェサリウスは、その危険をおかすそなえを用意していた。解剖の公開実演とみずからのなみはずれた挿絵入り書籍により、彼は人体解剖学の知識を大きく進歩させた。

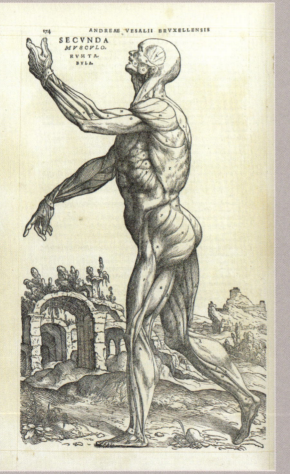

> このようなものが好きであっても、おそらく胃に障るであろうし、胃に障らなくとも、おそらく、四つ裂きにされ、皮をはがれた見るもおそろしい骸とともに夜をすごすことへのおそれが邪魔するだろう。
> ——レオナルド・ダ・ヴィンチ、草稿、1510年ごろ

人殺しの運命

　前200年代のエジプト、アレクサンドリアでは、プトレマイオス1世ソーテールが人体の解剖を、とくに罪人の体について許した。ヘロフィロスとエラシストラトスという2人の人物が、同地に創設されたすぐれた医学校において重要な発見を行なった。ヘロフィロスは多くから解剖学の創始者とみなされているが、その名声は、最大600人の囚人に対し生体解剖を行なったとの主張により傷ついたものとなっている。のちに、ヨーロッパでは教会の禁令により人体解剖ができなくなり、イスラム世界では人体解剖は禁忌とされた。ガレノスの解剖がすべて動物で行なわれたのはこのためである。しかし、チベットの仏教徒には、死者を儀式的に切開したうえで鳥葬を行なう習慣があり、その解剖学的知識は中国とインドの医学に伝わっている。

　14世紀初め、イタリアのボローニャ大学の教師であったモンディーノ・デ・ルッツィはヘロフィロス以来はじめて人体の公開解剖を行なう許しをバチカンから得た。同時代の記録によれば、彼は高いイスに座り、後輩の助手に切開を、別の助手に問題の構造をさししめさせながら、聴衆に処置の説明を行なったとされる。モンディーノの著書、『解剖学』はガレノスの見解を疑うことなく受け入れており、多くのまちがいがあったが、後進の解剖学者に道を開くものだった。

　レオナルド・ダ・ヴィンチは、教皇レオ10世に中止を命じられるまで、約30体の人体の解剖を行なった。彼が描いた750枚の解剖図は、ほとんどにおいてきわめて正確であったが、検閲をおそれたことから、

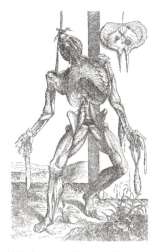

絞首刑にされた罪人の解剖図。1543年のヴェサリウスの著作、『人体の構造』におさめられたこの挿絵は、腕と脚の筋肉の起始部と位置を示している。

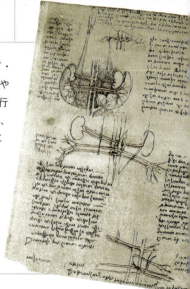

ダ・ヴィンチの草稿の1ページ。腹部の血管を示している。彼は鏡文字を使ったことで有名であり、ページの右側から左側に向けて書いた。

レオナルド・ダ・ヴィンチ

　画家、彫刻家、工学者であり、典型的なルネサンス人であるレオナルド・ダ・ヴィンチは、人体の構造を理解しようとした。彼は1506年にその穏やかな死に立ち会ったばかりの100歳の老人の遺体について最初の解剖を行なっている。その人体の解剖学的構造のスケッチは時代の先を行っており、肝臓ではなく、心臓が血管系の中心であることを示していた。彼は脊椎についてはじめて詳細なスケッチを描き、肝硬変と動脈硬化について記述している。また断面図と複数の視点を示すために新たな描画法を考案した。彼の草稿を遺された相続人は同時代の数人の画家に見せているが、この草稿が当時公表されていたなら、解剖学の研究に大いに貢献したことだろう。

生前に一枚も発表されることはなかった。その数十年後、アンドレアス・ヴェサリウスがパドヴァの判事により解剖学研究の支援を受け、判事は1539年に、死刑に処された罪人の死体をヴェサリウスにわたすように命じ、また印刷機が利用できた（1455年ごろより）ことから、ヴェサリウスの発見はすぐにヨーロッパ中に広まることになった。

右ページ：ヴェサリウスは印刷業者にみずからの図版を「通例の教科書の図のような単純な輪郭としてではなく、本格的な絵画的品質で仕上げた」ことを教えた。

『人体の構造』

死体を解剖できたのは、腐敗臭が耐えがたくなるまでの死後3〜4日間だけだった。暖かい季節や、湿度の高い気候では死体の腐敗が早まったため、解剖には冬季の数カ月が好まれた。アンドレアス・ヴェサリウスはみずから切開を行ない、一般的な見解を受け入れるのではなく、観察からじかに学ぶことを好み、このためガレノスのモデルといくつかの重要領域で真っ向から対立することになった。

- ヴェサリウスは骨格系が体の枠組みであることを示し、さまざまな骨の構造と強度を調べた。胸骨がガレノスが論じたような7つではなく、3つの部分からなり、下顎はふたつではなくひとつの骨であることを発見したが、この相違についてガレノスが動物で研究を行なったためだと説明した。
- 動静脈系を「一本の木の幹が大枝、小枝へと分かれる」ようなものと記述し、600本を超える血管をあげている。彼は心臓に多孔性の膜があるというガレノスの主張を信じていなかったが、みずからが提唱した「穴」を発見することもできなかった。
- 思考と感情の中枢が——アリストテレスが考えたような心臓ではなく——脳と神経系であることを明らかにし、神経が脳からはじまり、感覚を筋肉に伝えることを示した。
- 肝臓と胆嚢をふくむ消化器系と泌尿器系について記述し、腎臓が尿だけでなく、血液を濾しとることを示した。

しかし、ヴェサリウスは教会を狼狽させる領域にふみこまないよう細心の注意をはらったため、心臓が霊魂の座であるとする

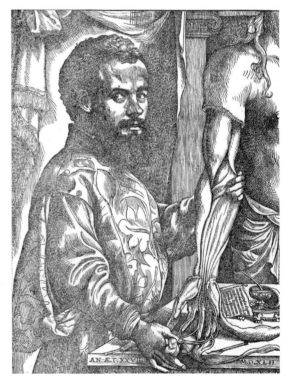

ヴェサリウスは瀉血を行なう最適な部位を判断するために解剖が有用であると考え、医師にみずから観察を行なうことを奨励した。

説についてはいかなる結論も出さなかった。それでも批判者は、ヴェサリウスの見解が絶対的に正しいと考えられていたガレノスのものと矛盾することにショックを受けた。偉大なガレノスがまちがっていたはずがないとの思いから、ヴェサリウスが見出しつつあった違いを説明するために、人体がガレノスの時代から変化しているにちがいないと言う者もいた。

床屋と墓泥棒

ヴェサリウスがティティアン派の画家による273枚の図版をそえた著作『人体の構造（De Humani Corporis Fabrica）』を出版したとき、彼は若干28歳だった。彼はスイスの著名なヨハネス・オポリヌスによる印刷をみずから監督することで技術的側面を確実に向上させた。同書はすぐにヨーロッパ中に広まり、高い評価を得た。ヴェサリウスは神聖ローマ皇帝カール5世の侍医に任ぜられたが、彼を「床屋」とあざけるほかの医師からは軽蔑された。敵対者のひとりは、ヴェサリウスが生体解剖を行ない、罪の償いのために聖地巡礼をせざるをえなくなったとの噂を流した。彼はたしかに聖地巡礼を行ない、その帰路で死んだが、贖罪の話は研究者によって誤りであることが証明されている。それでも、このことはヴェサリウスがその研究によりたどっていたきわどい立場を示すものである。

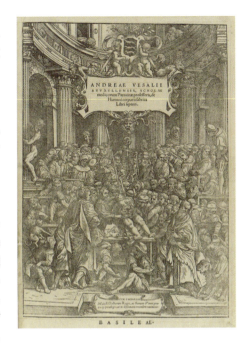

> 多く〔の死体〕を解剖したか見た者はすくなくとも疑うことを学んだが、解剖学について無知で、解剖に立ち会う労もとらない者はなんらの疑いももたない。
> ——イタリアの解剖学者ジョヴァンニ・バッティスタ・モルガーニ、『書簡』、1761年

剖検

人体解剖学の研究から、病気によってどの内臓が変性したのかを調べ、これにより死因を明らかにできるようになった。イタリア、ボローニャのある治安判事は1302年に、捜査中の死体の「不良部分」を明らかにするために解剖を求め、15世紀には、フロレンティン・アントニオ・ベニヴィエニが15体の司法解剖を行なっている。ジョヴァンニ・モルガーニは、1761年の書籍『病気の座と原因について』で、700体の死体の所見を比較しており、19世紀初期にはカール・フォン・ロキタンスキーが1日平均2件の剖検を週7日、45年間行ない、広く認められるようになる手法を発展させた。

『人体の構造』

17世紀と18世紀を通じ、解剖は公認された解剖学者だけが、かぎられた状況でのみ行なうことができた。死体の不足から、ウィリアム・ハーヴィ（72〜75ページ参照）は自分の父親と妹の死後にその遺体の解剖を行なっており、また医学校での解剖のための死体について需要が高まっていた。このことから墓荒らしが横行し、1828年にはイギリスのエディンバラで、悪名高いバークとヘアが解剖用の死体として売るために16人を殺害している。21世紀には、一部の医学部では解剖学の教育法としてコンピュータモデリングが解剖にとって代わっているが、実際に解剖を行なう方法が最善であるとする意見も多い。

乳がんの描写

ミケランジェロがフィレンツェのメディチ家の墓のために彫刻した女性像「夜」の左の乳房は奇妙な形をしている。同性愛者だったミケランジェロが女性の体をよく知らなかったからではないかと解釈する者もいるが、彼は修道院で女性の遺体を数体解剖しているはずである。腫瘍学者は、乳首の横の隆起が腫瘍と符合することを指摘し、ミケランジェロは進行した乳がんの女性を見たままに正確に描写したのだろうと推測している。

ルネサンス美術における人体の解剖学的構造

ルネサンス前の時代、人体は恥ずべきものと考えられており、十分な着衣姿でのみ描かれていたが、14世紀にフィレンツェではじまった文化の大開花により、多くが裸体である古代ギリシアの彫刻への関心がふたたび高まった。ギリシア人は人体の強さと美しさを崇め、人体は神々の姿に似せて造られたと考えた。ルネサンス期の芸術家たちがふたたび裸体という題材に目を向けるようになると、彼らはその補助にと解剖学を新たに研究し、また解剖の見学、また場合によってはみずから行なうことが芸術家にとって必須のこととなった。ルネサンスの記録者であるジョルジョ・ヴァザーリによれば、アントニオ・ポッライウォロは、「筋肉を研究し、裸体をより現代的な方法で理解するために多くの人体の皮をはいだ最初の達人」であった。1465〜75年の彼の彫板「裸の男たちの戦い（Battle of the Nude Men）」は人物の筋肉のたくましさをきわだたせている。多くの画家が、解剖に立ち会ったことを証明するかのように、はがした皮膚や、ばらばらにした筋肉のスケッチを描いている。

ルネサンス期の裸像でもっとも有名なものはまちがいなくミケランジェロが1501年から1504年にかけて制作した高さ5.2メートルの大理石像である「ダビデ像」だろう。ミケランジェロは18歳のときに、フィレンツェのサント・スピリト修道院の院長に埋葬前の遺体を用いる許可をあたえられて解剖をはじめたが、そのスケッチは彼の彫刻の解剖学的正確さを示すものである。研究者がごく少数の誤りを指摘している。ダビデ像の背中の中央は

ミケランジェロの「ダビデ像」（1501〜04年）は主要な筋肉群についての明晰な理解を示すものである。

丸くならず、くぼんでいるが、ミケランジェロはこの点について使っていた大理石の量が十分ではなかったためと説明している。また頭部と両手、とくに右手がいちじるしく大きいのに対し、性器が小さいが、これは闘いにおいて緊張している男性についての芸術家のイメージの現れである。ダビデはユダヤ人だが、ペニスは割礼を受けていない。

「トゥルプ博士の解剖学講義」

17世紀までに、オランダなどのプロテスタント諸国では公開解剖が世間の見世物となっており、大衆は料金を支払えば立ち会うことができた。軽い飲食物が出され、このイベントは娯楽的な見学とみられていた。

アムステルダムの外科医組合はおよそ5年ごとに主要医師の肖像画の制作を依頼しており、若き日のレンブラント・ファン・レインは1632年に武装した盗賊の解剖を描くよう依頼を受けた。レンブラントはこのジャンルの通常の慣習を変え、死体の全身をキリストのようなポーズで示し、医師たちがそのまわりを囲むようすを描いた。医師たちの名前は後にいる男性がもつ紙片に記載されている。アムステルダムの外科医組合の講師であるニコラス・トゥルプ博士は、左腕の屈筋を示しているが、自身で解剖を行なっていなかったために刃具はもっていない。この絵は正確であるとして広く賞賛されたが、実際には内臓は筋肉より早く腐敗することから、外科医はかならず最初に胸腔を開き、その後に四肢の切開を行なった。2006年に実際の死体を用いてこの場面を再現したオランダの研究者たちは、腱の配置に若干のくいちがいがあることを発見した。絵のすみには、解剖図の最初の大家であるヴェサリウスの教科書が配されている。

レンブラントの「トゥルプ博士の解剖学講義」（1632年）は、武器をたずさえて盗みを働き、当日の朝に絞首刑に処されたアーリス・キントの死体をとりあげている。

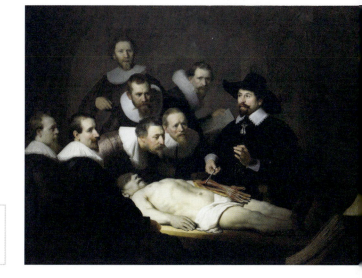

> ただひとりの師──自然──を選びなさい。
> ──レンブラント・ファン・レイン

『人体の構造』

サントーリオ・サントーリオの測温器

場所：	パドヴァ、イタリア
時期：	1612年
分野：	生理学

　16世紀末期から17世紀早期の医師たちはなおもヒッポクラテスとガレノスの体液説を信奉していたが、科学者たちは病気と健康の評価に経験的方法を適用しはじめるようにもなっていた。しかし、この課題にサントーリオ・サントーリオほど個人的に取り組んだ者はいない。彼は30年間にわたり、摂取したあらゆる食物と飲み物の重さを量り、尿と便の排泄量を計測して、人体の代謝を理解しようとした。彼は研究を進めるために多くの装置を設計したが、現在ではその測温器によってもっともよく記憶されている。

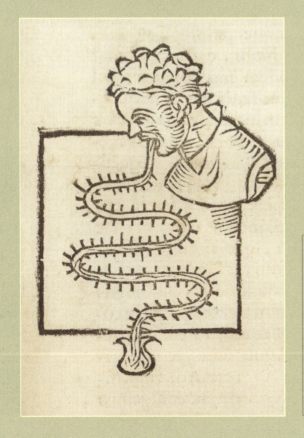

患者が球をつかむか、球の覆いのなかに息を吹きこむか、球を口にくわえることで、患者がよくなっているか、悪くなっているかがわかり、予後や治癒を知るうえで迷わずにすむ。
——サントーリオ・サントーリオ『医学静力学について』、1614年

発熱の歴史

　太古の昔から、皮膚の症状から浮腫にいたるあらゆる種類の病気の治療法として熱が使われてきた。湯、蒸しぶろ、かまどに似た状況で安静にすることが、アメリカ先住民、中国人、古代エジプト人にいたる諸文化で処方されていた。ヒッポクラテスは熱が腐敗した体液を引き出すと考え、「発熱を起こす力をあたえたまえ、さすればあらゆる病気を治してみせよう」と言っている。サントーリオ以前は、体温は環境の気温に応じて変化すると考えらており、体温の測定手段をもつ者はいなかった。

　パドヴァ大学の医学理論の教授としての職務のなかで、サントーリオは機械論的立場から人体の働きを説明することをめざし、そのためにさまざまな現象を測定する方法を考案し、諸現象を大規模な統計学的研究で評価した。彼はヴェネツィアにいた時期に、偉大な科学者、天文学者、発明家であるガリレオ・ガリレイとその友人の学者グループと交流していた。ガリレオは、温度が異なれば、水と空気は膨張、収縮するというみずからの知見を利用して「測温器」を作製した。これは水を満たした容器のなかにさまざまな質量の球を浮かべたもので、水温が変化すると一部の球は沈むが、一部は浮かんだままとなり、浮いている球に記されている最小値が水温を示すというものだった。

　サントーリオはガリレオの原理を応用し、尺度を記した管を患者の口内に挿入するか、手でにぎることで体温の測定を行なった。この方法により、彼は人間の体温には正常な範囲があることをはじめて発見した。彼にはこの知識が患者の治療にどのように応用できるのかわからなかったが、だからといって彼の貢献の重要性がいささかも減じることはない。

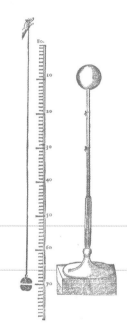

サントーリオの脈拍計数装置（下左）は生理学的測定値を得るために考案された装置として医学史上はじめての例かもしれない。彼の温度計（下右）は荒削りではあったが、画期的なものだった。

サントーリオの発明

　サントーリオは、測温器を改良するだけでなく、風速の計測器、水流の強さの計測器、膀胱結石を除去する器具、腔から体液を排出するトロカール（穿刺器具）、脈拍を測定する「脈拍計数装置」も考案した。測温器と同様、脈拍計数装置も、小さな振り子の上部を目盛りにとりつけたガリレオの発明をもとにしたものだった。ガリレオは、振り子の振動が患者の脈拍と一致するまでひもを押すことで脈拍の推定値が得られることを示していた。サントーリオは、ひもの末端に鉛弾をつけ、ほかの方法では検出できなかったであろう脈拍のわずかな違いを測定できる感度の高いモデルを作り出したが、当時その有用性を理解した者はだれもいなかった。

サントーリオ・サントーリオの測温器

『医学静力学について (Ars de Medicina Statica)』

サントーリオは職業生活の大半をついやして医学統計数値を集め、それを1614年に『医学静力学について』と題する書物として出版した。同書には過去30年間にわたる自身の身体の諸機能の記録が記されていた。彼は計量イス——要するに可動式のアームからつり下げた秤量台——を設計し、これにより自身、摂取した食事と飲み物、排泄物の重量を計測していた。これにより彼は3.6キログラムの食物摂取量あたり、排泄量が1.4キログラム分しかないことを見出し、体から失われた量を、ガレノスによる皮膚を通じた呼吸の定義に従い、不感蒸散 (*perspiratio insensibilis*) として説明した。

おそらく、サントーリオが医学におよぼした最大の影響は、物理学、化学、数学の理論の人間への適用にあった。彼は、人体は時計のようなものであり、構成部品がその大きさと位置に応じて連動して機能すると主張したが、この説はガレノスの諸特性や精気についての見解から遠ざかるものであった。彼の研究の重要性は当時あまり理解されず、物理学者のロバート・ボイルは17世紀の文書で、彼の測温器を「無用な好奇心、余分な勤勉の所産」とみなしている。医師たちが健康と病気の評価におけるバイタルサイン測定の重要性を完全に理解するまでにはさらに数世紀を要した。

体温計の発達

18世紀には多くの医師——オランダ、ライデンのヘルマン・ブールハーヴェ、ウィーン学派の始祖であるゲラルド・ファン・スウィーテン、オランダ、ハーグのアントン・デ・ハーエンら——が患者の体温を測りはじめた。彼らは体温が病気の進行を記録する有用な方法であることに気づいたが、同意する医師はほとんどいなかった。

温度の尺度

ドイツのガラス吹き工だったダニエル・ガブリエル・ファーレンハイトは、気圧計、高度計、温度計を製作し、1714年にははじめて温度計に水銀を使用した。1724年に温度測定用の標準尺度を定め、32°Fを水の凝固点とし、212°Fを沸点とした。彼は健康な人間の体温は100°Fであると考えた。1742年、アンデルス・セルシウスが凝固点を0℃、沸点を100℃とするより使いやすい尺度を導入した。この尺度は1948年に国際標準として採用されたが、アメリカとイギリスでは多くの人がファーレンハイト度を使いつづけている。ケルヴィン卿ウィリアム・トムソンが1848年に極低温と極高温の測定のためのケルヴィン尺度を導入し、生じうる最低温度である絶対零度を−459.67°F (−273.15℃) と定義した。

サントーリオが設計した計量イス。彼は、人体がどのように機能するかを説明すべく、生涯を定量的実験に捧げた。

当時の体温計は大きく不格好で、測定値を得るのに時間がかかった。トマス・クリフォード・アルバットが5分で体温を測定できる15センチの体温計を作り出したのは1867年のことである。

病気を癒すのに役立つことから発熱がよいものであるという一般的な考え方はなおも残っていたが、1777年にエディンバラの医師ウィリアム・カレンが、発熱は自然な代謝の抑制によるものであり、熱のある患者は冷やすべきであると提案した。体温を下げることのできる医薬品が開発されるまでは、冷水浴、冷湿布、さらには雪や氷が冷却法として用いられた。感染症と発熱の関連性が認識されるのは、カール・ヴンダーリヒが、2万5000人分の患者データにもとづいて『諸疾患における体温の変化』を出版し、体温表をとりいれた19世紀になってからのことである。

21世紀には、検温は標準的手順となり、脈拍数、呼吸数、血圧とともに4大バイタルサインのひとつとされている。正常体温は36.5〜37.2℃であり、発熱は37.2℃を超える温度であるのに対し、35℃未満は低体温症の徴候である。

> 温度はほかにならぶ現象がほとんどない精密さで測定することが可能である。温度はねつ造することも、いつわることもできない。温度の変化という事実のみから秩序のなんらかの乱れが生じていると結論できることがある。
> ——カール・ヴンダーリヒ『諸疾患における体温の変化』、1871年

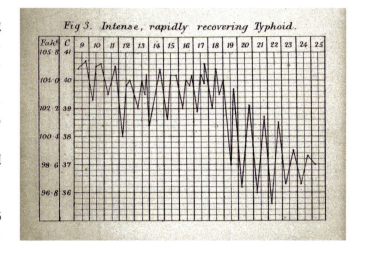

1850年から1871年までライプツィヒ大学病院の内科部長であったカール・ヴンダーリヒが導入した体温表。彼の体温計は長さが30センチあり、患者の体温を測るのに20分を要した。

ハーヴィの血液循環図

場所：	ロンドン、イギリス
時期：	1616〜28年
分野：	解剖学

> 〔ハーヴィは〕試験でたいへんよい成績をおさめ、試験官が彼にいだいていた最大の期待をもはるかに上まわる技能、記憶力、学識を示した。
> ——イタリアの解剖学者ヒエロニムス・ファブリキウス、1602年

　17世紀へと変わる時点で、1400年前の古代ローマのガレノスの著作以降、心血管系にかんする学説にはほとんど進歩がなかった。少数の者がためらいがちにガレノスの知見に反論しようとしたが、異端のそしりを受ける危険があった。スペインの医師ミシェル・セルヴェは、著作『キリスト教復興論（Christianismi Restitutio）』で肺循環について正確に記載したが、1553年に火あぶりの刑に処せられている。この出来事の50年ののち、ウィリアム・ハーヴィが実験と動物の生体解剖を開始し、これによりはじめて心臓が血液を送り出し、体中を循環経路でめぐることを記述することができた。しかし、当然のことながら、確固とした経験的証拠により証明できるようになるまで、彼はその知見を明らかにすることに慎重だった。

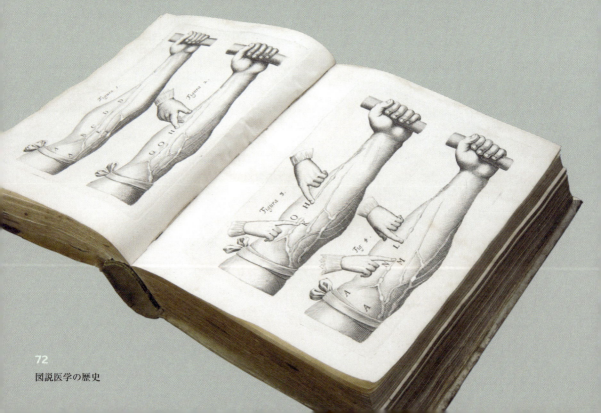

ガレノスからハーヴィへ

17世紀まで、医師たちは血液系にはふたつの別個のものがあると信じていた。つまり、肝臓で作られ、毎日排泄される静脈血についてのいわゆる「自然」系と、心臓から流れ出し、熱と生命力をもたらす、動脈血と霊魂からなる「生命」系である。ガレノスは、動脈は空気を吸い入れて水蒸気を放出し、また肺の作用により心臓で温められた血液が冷やされると説いた。

アラビアの医師イブン・アル＝ナフィスは1242年に、血液が肺で空気を吸収し、心臓の右側に戻ってから体中に送り出されることを示唆してガレノスの説を否定している。レオナルド・ダ・ヴィンチは、ウシとブタの解剖から多くのスケッチを描き、心臓が4つの部屋をもつ筋肉塊であることを示し、手首の脈拍が左心室の収縮により生み出される可能性を示した。16世紀の解剖学者ジャック・デュボワは静脈弁をはじめて発見したが、なおもガレノスの説を固く信じていたために、その存在理由を説明することはできなかった。

ウィリアム・ハーヴィ（1578〜1657年）は、これらすべての人物の発見をふまえ、またパドヴァ大学の著名な解剖学者ヒエロニムス・ファブリキウスの下での研究をふくむ学問で得たさらなる発見を利用することができた。ファブリキウスは、静脈の弁が一方向にのみ作用することを理解していたが、その目的については頭を悩ませた。パドヴァ大学卒業から14年後、ハーヴィはロンドンの王立内科医協会での講義でこの点について説明を行なうことになる。

『心臓の運動について』

1609年にハーヴィはロンドンのセントバーソロミュー病院の副医長となり、6年後に王立内科医協会のラムリ講座の講師に任ぜられた。彼の役割は解剖学の知識を深めることにあり、多くは生きた動物を対象に一連の公開解剖を行ない、これにより画期的理論を発展させ、それを1616年に会員(フェロー)に向けて発表することになる。彼がみずからの講義を、1628年に詳細な挿絵をそなえた『動物の心臓ならびに血液の運動に関する解剖学的研究』と題する、一般には『心臓の運動について』として知られる書物として出版するまでにはさらに12年を要した。

彼は自著のなかで心臓の構造について記し、左心

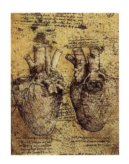

レオナルド・ダ・ヴィンチによる心臓とその血管の挿絵。1510年ごろ。彼は血流の渦が心臓の弁の開閉により生じることを記しており、時代の先を行っていた。

魔女裁判

みずからの知見の根拠を実験と証拠に求める科学者として、ハーヴィは魔法を信じていなかった。彼は魔女ではないかと疑われた4人の女性の裁判の裁定を求められ、いずれの裁判でも無罪を言いわたしている。彼は魔法使いのふりをして彼女らのうちのひとりを訪ね、彼女の「特別の存在」との面会を求めると、彼女はヒキガエルをよびよせて皿に入ったミルクを飲ませたとされる。女性が部屋を出ると、そのあいだにハーヴィはヒキガエルを殺して解剖した。彼はそれが魔術的な存在ではなく、ごくふつうの生き物であることを知った。女性が戻ってきてペットが死んだことを知ると彼女は最初は憤慨したが、ハーヴィが訪問の真の目的と彼がくだした結論を明かすと、大いに安堵したはずである。

ハーヴィの血液循環図

室が収縮して血液を体中の動脈に拍出するのに対し、右心室は血液を肺動脈へと拍出し、このふたつが調和して作用することを示した。彼は心拍数を30分あたり1000拍と計算し、心臓の容積が43ミリリットルであれば、1回の収縮で4.7ミリリットルが拍出され、1日あたりでは245キログラムの血液が必要となると推定した（ガレノスの誤りを思い描かせるためにこれらの値は意図的に小さくされていた）——これはあきらかに、ガレノスが提案したような肝臓で作れる量ではなかった。同じ血液がくりかえし循環することが唯一の考えられる説明だった。

ハーヴィは被験者の腕の周囲を結紮糸でしばり、腕の先の部分が動脈血の不足により白くなるのに対し、静脈がふくれることを示すことで、彼の重要な原理のひとつ、つまり血液が体中を一方向にめぐり、弁が逆流を防いでいることを実証した。

ハーヴィの知見はイギリスでは興味をもって受けとめられ、大いに尊敬される人物となったが、ヨーロッパのほかの地域では怒りによって迎えられた。その知見がガレノスのモデルの多くに対する反証となっていただけでなく、当時の重要な医学的治療法のひとつであった瀉血の効果についても疑問を投げかけていたからである。

右ページ：ハーヴィがイギリス王チャールズ1世にみずからの血液循環の理論を実証しているところ。王は、先代のジェームズ1世と同様、ハーヴィの研究に強い関心を示した。

ハーヴィによるイヌの生体解剖を描いた1647年の木版画。ハーヴィは生体の解剖が血液循環を実証するうえで不可欠であると考えていた。1664年から1668年のあいだに90例の生体解剖が王立協会に報告されている。

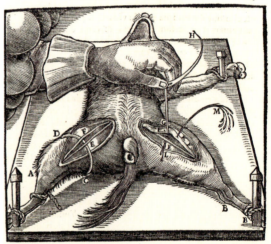

> 彼から聞いたところでは、自分の血液循環にかんする著書が出版されたのち、診療では患者が大いに減り、民衆には気がふれたと思われ、あらゆる医師から意見に反対され、妬まれたという。
> ——ジョン・オーブリー『名士小伝』、1669〜96年

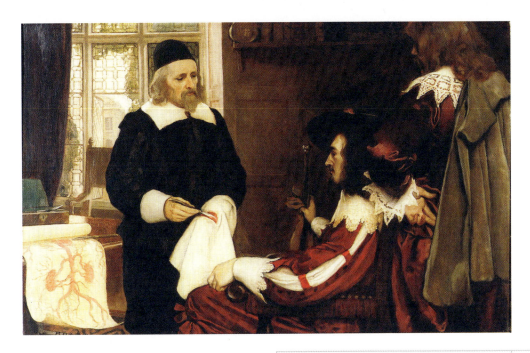

卵についての理解

　ハーヴィは代表作の出版後、多くの批判を受けて論争を行なったが、それで研究を止めることはなかった。1651年には『動物の発生について（On Animal Generation）』を出版し、はじめて哺乳類の生殖が精子による卵子の受精により生じることを示唆したが、彼は両者が一種の磁力により互いに引きつけあうと推測していた。実際のプロセスが明らかとなるのは17世紀後半に顕微鏡が使われるようになってからのことである。また彼は生物は最初からその形をしているわけではなく、徐々に発達して少しずつ形成されることを示した。

　ハーヴィは1645年に診療から引退したが、自分の主要な発見が生涯のうちに受け入れられたことを知って満足感を得た。それでも瀉血の実践はさらに2世紀にわたって行なわれて1830年代から1850年代のあいだに流行の最盛期を迎え、そのころには瀉血用にヒルがよく用いられていた。

血圧の測定

　のちに、ほかの科学者たちがハーヴィの研究を引き継いだ。1733年にはイギリスの牧師スティーヴン・ヘールズが、ウマの動脈に長さ3.4メートルのガラス管を挿入することで血液を押し流す圧力の測定を試みた。彼はガラス管内を上昇する血液の量が動脈の圧力を示すと推測した。1828年にはフランスの科学者ジャン・ポアズイユが血液の圧力を相殺するために水銀を入れたU字型の管を用い、1881年にはオーストリアの医師ザムエル・ジークフリート・フォン・バッシュが最初の血圧計——患者を切開せずに血圧を測定できる装置——を考案した。その後、血圧測定は、17世紀早期にハーヴィがたいへんな説得力をもって記述した心血管系の健康状態について最初に選択される検査法となった。

ハーヴィの血液循環図

チェンバレンの鉗子

場所：	ロンドン、イギリス
時期：	17世紀早期
分野：	産科学

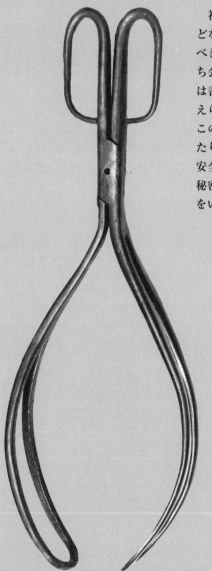

初期の医学の教科書で出産にふれているものはほとんどない。出産は女性の仕事であり、分娩室は男性のいるべき場所ではなかった。助産婦はほかの女性の出産に立ち会い、また自身の経験を通じて仕事を覚え、その技術は書物に書きとめられることはなく、通常は口伝えで伝えられた。しかし16世紀末に、男性助産師の登場によりこの状況は変わりはじめ、チェンバレン家は数世代にわたり助産師を輩出した。その上、彼らは分娩をすばやく安全に進めるのに役立つとうたう発明を用いたが、その秘密を決してもらさなかった。女性の助産婦がいい印象をいだかなかったのもむりはなかった。

> むしろチェンバレン医師の仕事と助産婦に属する仕事は互いに相反するものなのです。というのも、彼らにはこの仕事の才能も技量もないため、手に負えない状況のなかで、女性が行なうことも望むこともない非常に暴力的な道具を使わずにひとりも分娩させることがないからです。
> ——助産婦たちの王立内科医協会への請願、1634年

古代から中世まで

前1500年から、避妊、不妊、妊娠検査、中絶、分娩の迅速化などの女性にかかわるあらゆる種類の問題に対する薬草療法の記録が存在している。後2世紀には、エフェソスのソラノスがよい助産婦に求められる特質について詳細に記し、責任感があり、文字が読め、仕事を愛し、「長細い指と短い爪」をそなえていなければならないとしている。ヒッポクラテスは、妊婦がかかとで尻を種がなかから落ちるまで蹴れば中絶することができると記しており、初期の妊娠検査法として、小麦、大麦、デーツ、砂からなる花束に尿をかけるよう女性に助言した。穀物が芽を出せば、その女性は妊娠しているということだった。

伝統的に、女性が産気づくと、友人や家族とともに、近所の女性たちが世話をしに来たが、全員に食べ物と飲み物をふるまうのは妊婦の務めだった。このような女性たちは妊婦の「主にある姉妹 (sisters in God)」であり、その名は縮められてまず「God-sib（ゴッドシブ）」に、のちに「gossip（ゴシップ）」になった。彼女らは座っておしゃべりをし、お産の最中に妊婦の額の汗をぬぐった。助

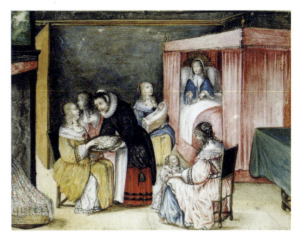

妊婦は分娩中に世話をしてくれる「親しい女友だち」のために軽い飲食物を用意しなければならなかった。

アサの葉をいぶしたり、その実や油をケーキに使うことで鎮痛、麻酔作用が得られた。5000年前に中国の漢方医、神農（シンノウ）は「とりすぎると、幻覚を起こす」と警告している。

出産のための民間療法

ラズベリーの葉の煎じ汁は妊娠早期の数カ月では流産を誘発し、満期では分娩時間を短縮し、軽くするとされた。一部の地域では、同じ目的にサンザシが用いられた。分娩中の女性（またその夫）に、ダイオウの根とすりおろしたタンポポの根とともにアサの実とジンの入ったケーキがふるまわれることがあった。鎮痛薬としてヒヨスが使われたが、幻覚を生じたり、けいれんや頻脈をひき起こすこともあった。古代エジプトでは、ハイエナの脂でくん蒸すると出産がすばやく終わるとされ、多くの助産婦が甘い香りのする薬草で香りづけした油性物質で腹部のマッサージを行なった。スコットランドの一部の地域では、後産の排出をうながすために伝統的に海藻の湿布が腹部にあてがわれた。

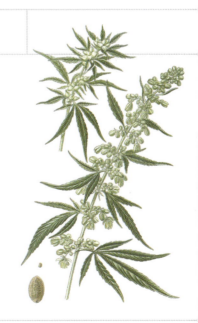

チェンバレンの鉗子

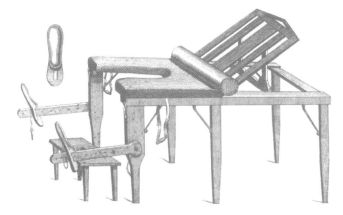

> 粉末にしたメスブタの糞をちらした飲み物、またメスブタの乳とハチミツ酒と混ぜたものが陣痛の痛みをやわらげる。
> ——古代ローマの博物学者、大プリニウス、後1世紀

産婦は薬草療法をほどこすこともあり、はさみ、リネン、分娩台を用意していた。

危険性は高かった。ルネサンス期には、出産時の女性の死亡率は1〜2パーセントだったため、8〜10人の子どものいる大家族では確率は高まった。一方、子どもは5歳になるまでに死ぬ確率が20パーセントあったため、大家族が不可欠だった。衛生が重要であるという観念がなかったことから、多くの女性が感染症に倒れ、また分娩後出血のために母親になったばかりの女性の多くが亡くなった。

帝王切開が行なわれることは——母親がすでに死亡していたり、死にかけたりしている場合に赤ん坊を取り出す場合以外は——まれであったため、胎児が子宮や産道にひっかかってしまうとほとんどなすすべがなかった。

秘密主義のチェンバレン家

1576年、ユグノー教徒の亡命者ウィリアム・チェンバレンと息子のピーターがフランスをのがれてサウサンプトンにたどり着くと、そこでウィリアムは次男をもうけ、やはりピーターと名づけた。兄ピーターと弟ピーターは床屋外科医となったが、兄は薬物を処方することで床屋外科医組合の規則に違反し、ロンドンのニューゲート監獄にしばらく投獄された。そのときには一家には高官の友人がいたため、彼はロンドン市長とカンタベリー大主教のとりなしにより釈放された。兄ピーターはのちにジェームズ1世の妻、アン王妃、のちにチャールズ1世の妻、ヘンリエッタ・マリア王妃の侍医兼助産師となった。

チェンバレン家のだれが同家の名声の源泉となる産科鉗子を発明したのかははっきりとはわからない

18世紀の分娩イス。女性は立位で出産を行なった。早期の例が前1450年ごろのエジプトの壁画にみられ、また分娩を早められることから、現在また人気が復活している。

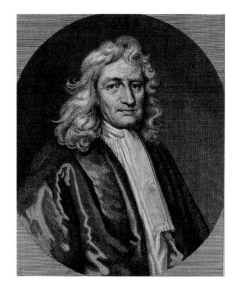

ピーター・チェンバレン医師（1601〜83年）。弟ピーターの長男で、王妃ヘンリエッタ・マリアの、将来の国王チャールズ2世の出産に立ち会った。チェンバレン家の評判は広く知れわたった。ロシア皇帝が彼を引き抜こうとしたが、失敗に終わっている。

が、1631年に兄ピーターが亡くなるかなり前に存在していたとみられており、彼が発明者である可能性が高い。17世紀にはくる病がよくみられるようになり、これが骨盤の形成異常をひき起こしたため、胎児がひっかかってしまう分娩が増えた。チェンバレン家の鉗子は胎児を産道から引き出すのに役立ち、この問題の解決に役立てようとする彼らの試みだった。

　最初からチェンバレン家はその発明を一家の秘密にすることを決めていた。産気づいた妊婦に立ち会う際には、彫刻をほどこし、金箔を貼った大きな箱をたずさえて2人でやってきた。彼らはほかの家族をすべて締め出し、出産がなかなか進まなかったり、胎児がひっかかっているような場合は、気の毒な妊婦に目隠しをしてから鉗子を取り出した。外で耳をすませている家族には鐘の鳴る音や多くの奇妙な音が聞こえ、なんらかの大きな装置で分娩が行なわれたように思われた。彼らが処置を行なっているところを見た者はなく、チェンバレン家は100年以上にわたりなんとかして鉗子の秘密を守った。

秘密がもれる

　1670年に弟ピーターの長男の息子ヒュー・チェンバレンが、鉗子の秘密をフランスの宮廷医フランソワ・モリソーに1万クラウンで売ろうとした。彼はその鉗子を使えばどんな胎児でも15分以内に出産させることができると主張したが、モリソーが小人症で骨盤変形のある女性の胎児を出産させるよう課題を出したところ、チェンバレンはしくじってしまった。秘密は隠されたままとなったが、モリソーは自著でこの鉗子にふれている。1693年に、ヒュー・チェンバレンはオランダの外科医ヘンドリック・ファン・ルーンホイセンと協力関係を結び、鉗子の値段をつり上げて売るべく、オランダ当局に、まず鉗子を買わなければ胎児を分娩する免許も得られないようにすべきと説得しようとした。鉗子の図面が公表され、一般に使用されるようになったのは1732年のことである。

鉗子

　兄ピーター自身が使った鉗子が、1813年に彼が暮らしていた家の床板の下から見つかった。金属製で、その刃は横からみるとまっすぐだったが、乳児の頭部をつかむために湾曲していた。それぞれの刃は分かれていたが、一方の刃のかなめをもう一方の穴にはめこむことで固定された。初期の鉗子は穴が開いているだけで、そこにひもを通して2本の刃を固定した。厳重な秘匿の理由になるとはとても思えない簡単なデザインのものだった。

　弟ピーターの次男ポール・チェンバレンは「鎮痛薬の首輪」を考案し、女性の妊娠を安全なものとし、陣痛を楽にし、子どもの乳歯を生えやすくするのにも役立つと主張した。これは、高い効果があったというよりは、おそらくは新しいものを生み出す一家の評判のおかげでベストセラーとなった。

　感じられる痛みは次のようなものである。あたかも、たとえばオリーブの核を細口の油瓶に入れるようなものであり、横を向けば核は当然出てこない。このように、横向きになった胎児の出産の場合も妊婦にとって非常に痛みのある体験となる。どうしても出てこないのである。
　──ヒッポクラテス、骨盤位出産について、前5世紀

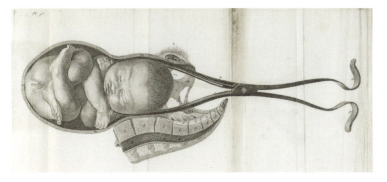

チェンバレン家が生み出した鉗子の秘密を描いた1781年の挿絵。鉗子が使われるようになる前は、鉤が使われ、ひっかかった胎児はばらばらにして引き出されていた。

　1747年にはフランスの産科医アンドレ・ルヴェがもとの鉗子のデザインを骨盤の湾曲に沿うように改良し、なおも骨盤の奥にいる胎児の頭部をつかめるようにした。イギリス人ウィリアム・スメリーは独自の鉗子を開発し、多くの学生にそれを使うよう説いた——その行ないに助産婦のエリザベス・ナイヘルは憤慨し、彼を「不格好で大きくいかつい男産婆（great horse-godmother of a he-midwife）」とよんだ。医師たちが自分たちの領分に進出してくることで、助産婦たちがそれまで地元当局に認められていた非課税の国家恩給を失いはじめると、彼女らは最後まで抵抗したが成功しなかった。男性が分娩室に入り、そこにとどまるようになったのである。

19世紀と20世紀の進歩

　出産は18世紀でもなおきわめて大きな危険をともなう過程であり、妊婦の死亡率は出産1000件あたり約25人におよんだ。その後の2世紀にわたり登場した多くの進歩によりこの率は低下することになる。

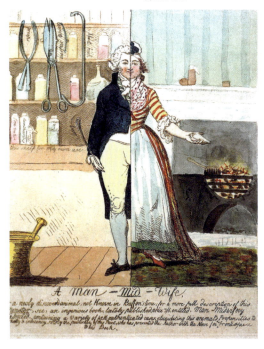

アイザック・クルックシャンクによる男性助産師の戯画（1793年）。医師は「女性の仕事」を行なうことでみずからを貶めていると非難された。

- 1740年から、女性は産院で出産するようになり、1790年代には全出産の3分の1から半数が熟練した医師の立会いのもとで行なわれた。助産婦もなおも利用されていたが、多くの国で、業務を行なう登録を受けるために研修を受けることが必要となった。
- 1818年、ロンドンの医師ジェームズ・ブランデル博士が出産後の出血の治療のためにはじめて輸血を行なった（173ページ参照）。

- 1842年、産科医ジェームズ・ヤング・シンプソンが、次の患者に移る前に医師が手を洗い、器具の消毒を行なえば感染を防ぐのに役立つ可能性があることを示唆した。
- 1849年、やはりジェームズ・ヤング・シンプソンが早期の吸引分娩器——ラバーカップに金属シリンジをとりつけ、吸引により胎児を引き出す器具——を作り出したが、これが普及し、やがて鉗子よりひんぱんに用いられるようになるのは1世紀後のことである。
- 19世紀には出産時にエーテルとクロロホルムによる麻酔（98～101ページ参照）が用いられた。
- 1930年代の抗生物質の導入が産褥熱（さんじょくねつ）などの感染症による死亡を防ぐのに役立った。
- 1980年代までに超音波画像法（194～97ページ参照）が一般に使われるようになった。最初は高リスク妊娠にのみ使われたが、まもなく先進国世界ではすべての妊婦に使用されるようになった。
- 1978年に体外受精により妊娠した世界初の赤ちゃんが誕生した。

陣痛を誘発する陣痛促進薬、会陰切開術、安全性の高い帝王切開術などのほかの発明も出産時の死亡率の低下に役立った。2013年、出産時の死亡率は世界全体では出産10万件あたり210人であったが、先進諸国では率ははるかに低く、最低はイタリアの10万件あたりわずか3.9人だった。

産褥熱

　1797年、作家で女性人権運動家のメアリ・ウルストンクラフトが、次女の出産の10日後に、産褥熱——女性生殖器の細菌感染症——により死亡した。この種の発熱の記述はヒッポクラテスの著作にもあるが、ハンガリーの医師イグナーツ・ゼンメルヴァイスがこの発熱が感染性であることを示したのは19世紀なかばのことである。彼が勤める病院のある産科では感染症の発生率が別の産科よりはるかに高く、彼はこれが医学生が剖検の作業から手を洗わずに戻って出産の手伝いをしたためであることに気づいた。これは細菌論よりかなり前のことであり、その知見は嘲笑され、彼は免職に追いこまれている。彼はのちに、5年前にイギリスの医師たちが塩素による手洗いと器具の消毒をはじめており、その結果妊産婦死亡率が急減したことを耳にした（128～31ページ参照）。

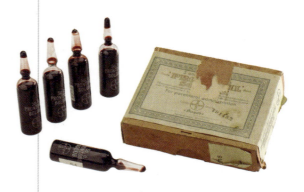

初の有効な抗菌剤プロントジルが1935年に使用されるようになり、それまでなら命にかかわっていた産褥熱などの感染症に功を奏した。

ファン・レーウェンフックの顕微鏡

場所： オランダ
時期： 1676年
分野： 細菌学、原生動物学

　1676年に、アントニ・ファン・レーウェンフックから、みずから特別に作製したレンズで水滴を観察し、そのなかに彼が「微小動物(アニマルキュール)」とよぶ小さな生物が泳いでいるのを見つけたとする手紙を受けとったとき、イギリスの王立協会には大きな驚きと少なからぬ懐疑がわき起こった。彼らが物理学者ロバート・フックに実験の再現を依頼すると、フックも同じものを見つけた。医学の多くの謎は、小さすぎて肉眼では識別することのできない粒子を見る方法を学んだこれらの人物、またそれ以前、以後に研究を行なった人物たちによってまもなく解決されることになる。

> といから用水おけに流れるすべての雨水に、微小動物を見出すことができる。野外にあるあらゆる種類の水に微小動物は生じる。というのも、これらの微小動物は風にのり、空中にただよう塵とともに運ばれるからである。
> ——アントニ・ファン・レーウェンフック、1702年

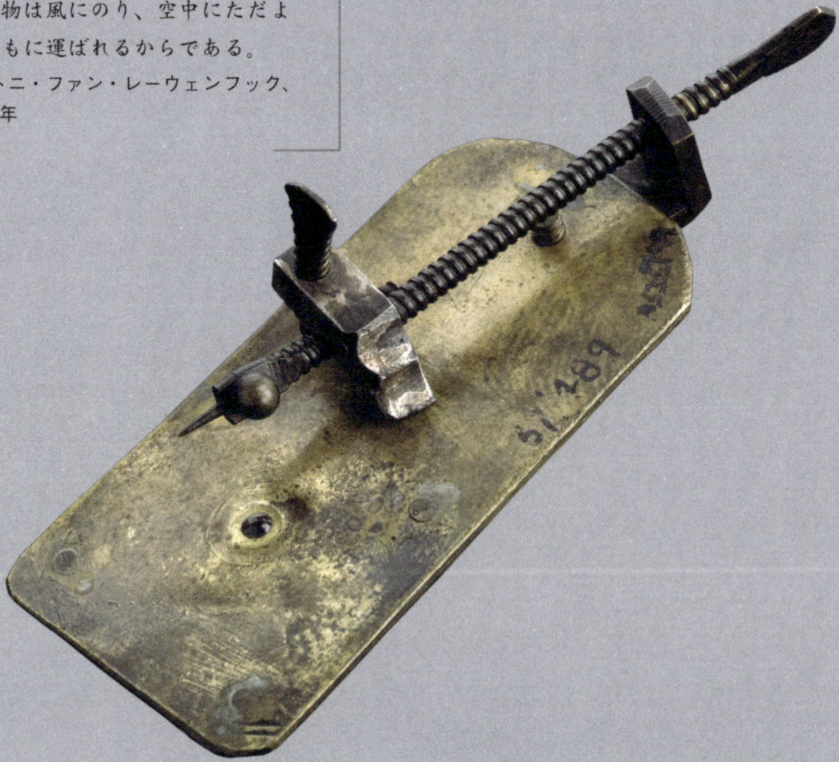

レンズの下の秘密

ロジャー・ベーコンらは読書のために小さな文字を拡大する凸レンズを生み出していた（47ページ参照）。1595年に、オランダの眼鏡職人サハリアス・ヤンセンとハンス・ヤンセンが彼らの仕事をさらに一段階進め、管のなかに複数のレンズをはめると、いちばん離れたレンズの倍率が一枚のみのレンズより大きくなることを発見した。彼らが達成した倍率はわずか9倍で、像もすこしぼやけていたが、複合顕微鏡の原理が確立され、興味をもったほかの者が後に続いた。ガリレオ・ガリレイ（69ページ参照）は1625年に複合顕微鏡を製作し、「オッキオリーノ」、つまり「小さな眼」とよんだが、この技術を人体に用いることはほかの人々にゆだねた。

1660年に、マルチェロ・マルピーギが初期の顕微鏡で人体の組織を調べ、ウィリアム・ハーヴィ（72〜75ページ参照）が理論化しながら見つけることができなかった毛細血管を発見した。1665年にはロバート・フックが自作の顕微鏡で見ることのできたものを描いたすばらしい挿絵の集成、『顕微鏡図譜』を出版した（57ページ参照）。そのもっとも重要な発見のひとつとして、フックはコルク片に修道院の独居房を思わせる空洞をもつ網の目状の構造を認めている。彼はこのような穴状の構造に対し「細胞（セル）」という名称を作り出した。

アントニ・ファン・レーウェンフック（1632〜1723年）は専門教育を受けていない反物商人であり、布地の縫い目を拡大鏡で確認していた。レンズ磨きが彼の趣味であり、卓越した完璧主義で550個以上のレンズを作製、研磨したと推定されている。彼は270倍という倍率の単レンズ——同時代人が達成したものよりはるかに高い——をみごとに作り出し、そのレンズで観察することで、生物は肉眼では見ることのできない数百万もの小さな生きた部分からなるという革命的発見にたどり着いた。

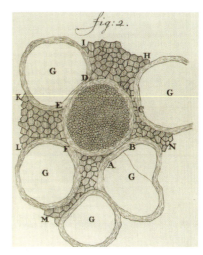

ファン・レーウェンフックによるウシやヒツジの脊髄の神経のスケッチ。1719年に出版された『生理学書簡集（Epistolae Physiologicae）』より。彼は大学教育を受けなかったが、研究のうえでフックの著書『顕微鏡図譜』に影響を受けた。

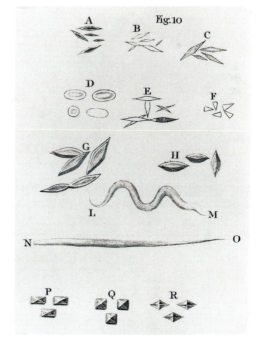

ファン・レーウェンフックが発見した顕微鏡的な微小動物。「小さな動物は…非常に穏やかに動き、伸びた体と広がる尾をもつ」。これらははじめて観察された細菌だった。

ファン・レーウェンフックの顕微鏡

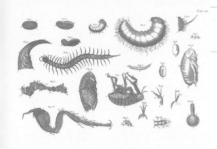

自然発生説を否定する

ウジ虫が肉塊から生じるようにみえるように、生物が非生物から生じるという自然発生説は広く信じられていた。ファン・レーウェンフックは、穀倉のゾウリムシが、小麦自体から生じる生物ではなく、羽虫がそこに残した卵から孵った幼虫であることを実証することで、これがまちがいであることを示した。またノミが、当時考えられていたように砂から生まれるのではなく、ほかの昆虫と同様、生殖することを示した。貝が海底の砂や泥からではなく卵から生じ、ウナギが露から生じるわけではなく、生殖により生まれることも示した。

ファン・レーウェンフックの発見

ある友人がファン・レーウェンフックをイギリスの王立協会に紹介すると、彼はみずからの発見について協会に手紙を書き送りはじめた。1673年から1723年にかけて、レーウェンフックが明確でよく描写された一連の手紙を協会に送ると、協会はこれらを報告として再刊した。

1673年には彼はハチの口器、またヒトジラミ、肝吸虫にかんする観察について記している。1676年には雨滴のなかに小さな生物を発見し、さらに研究を続け、池や井戸の水、人の口内や便中にもそのような生物がいることを見出した。彼は1683年にこれらの生物について描いているが、これは細菌の姿の記録としてはじめてのものである。彼は血球、筋肉組織の横紋、線虫、水晶についても描いた。しかし彼は個人的には精子の発見がもっとも重要なものだと考えた。彼は人の精子だけでなく、軟体動物、魚類、両生類、鳥類、哺乳類の精子についても記し、受精は精子が卵子のなかに入りこんだ瞬間に生じるものと結論づけた。

ファン・レーウェンフックのレンズには針先ほどの大きさしかないものもあり、それをリベットで固定された2枚の真鍮板のあいだにとりつけ、ネジを使って焦点を合わせた。彼は驚くほど鋭い視力と根気強さのおかげで1マイクロメートル（1メートルの100万分の1）の大きさの物体を見た世界ではじめての人間となった。

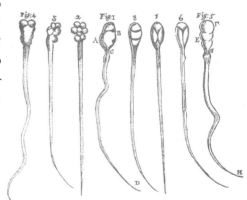

ウサギ（図1〜4）とイヌ（図5〜8）の精子。ウィリアム・ハーヴィは卵子には生殖に必要なすべてのものがふくまれていると考え、多くの人間が精子も不可欠であるとするファン・レーウェンフックの主張をあざ笑った。

> 長年にわたり行なってきたわたしの研究は、いまわたしが享受している賞賛を得るために続けたわけではなく、おもに、自分のなかにほかの多くの人よりも多くあることに気づいた知識欲から行なったものである。それとともに、なにかしら驚くべきものを発見するたびに、その発見を書きとめ、あらゆる独創的な人たちに知らせることが自分の義務であると考えたのである。
> ——アントニ・ファン・レーウェンフック、1712年

顕微鏡技術の発達

　ファン・レーウェンフックの1世紀のち、ドイツのカール・ツァイスが、顕微鏡のレンズについて、光を構成するさまざまな色がレンズを通過する際にさまざまな量で屈折することで生じる色収差などの光学的欠点を回避する改良を行なった。ツァイスの会社に勤めていたエルンスト・アッベがレンズの品質を改善し、ファン・レーウェンフックが得たものより10倍高い倍率を達成すると、幅わずか200ナノメートル（1ナノメートルは1メートルの10億分の1）の物体を見ることができるようになった。光学顕微鏡では光の波長より小さいものに焦点を合わせることはできないため、研究はそこで数十年間停滞した。

　1899年、ジークフリート・チャプスキーが角膜を見ることで顕微鏡がはじめて人体に対し直接使われ、1921年には顕微鏡下でマイクロサージェリーが行なわれた——この技術はその後の100年間にわたり発展を続け、数百万人に恩恵をあたえることになる（199ページ参照）。1932年には、最初の電子顕微鏡が開発されることでまったく新しい倍率の世界が開け、光の波長の数千分の1の大きさの像をはじめて見ることができるようになった。第2次世界大戦の終戦時には20万倍の倍率が一般的となっており、研究者は神経細胞間のシナプスを見分け、ポリオウイルスなどのウイルスを確認し、マスト細胞内でヒスタミンを放出する顆粒を見ることができるようになった。

細胞の染色

　染色法とは顕微鏡観察で用いられる手法で、特定の種類の細胞をきわだたせ、より大きな構造のなかでその形状と位置がより明瞭に見えるようにするものである。染料は、特定の物質に特異的にとりこまれるものが選択される。一般的な例としては、グリコーゲンに対するカーミン、タンパク質に対するクーマシーブルー、細胞壁に対するクリスタルバイオレット、胞子に対するマラカイトグリーン、コラーゲンに対するサフラニンがある。その色によって細胞が魅力的に見えることがあり、多くのアーティストが顕微鏡像にインスピレーションを受けてきたが、染色により一般の人々にウイルスは大きく、鮮明な色の生物だという誤ったイメージをもたらすことにもなったが、実際にはウイルスは無色で光の波長よりも小さい。

右下、着色された1918年のインフルエンザウイルス（152〜55ページ参照）の電子顕微鏡写真。染色法の発達により、科学者はモノクロでは困難であった形で個々の構造をきわだたせることができるようになった。

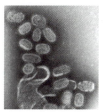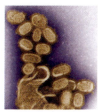

キナノキ

場所：　エクアドル
時期：　1737年
分野：　疫学、熱帯病

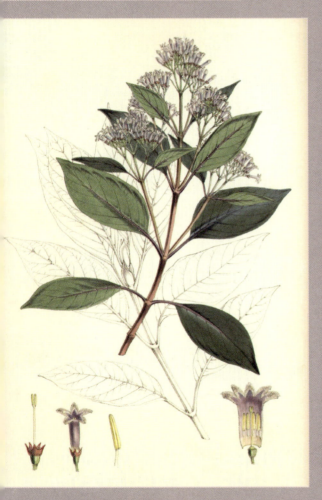

高熱を生じ、おさまってもまた再発する病気が前2700年もの昔にエジプト、中国、ギリシアで記述されている。古代ローマ人はこれが悪い空気——マラ・アリア（*mala aria*）——によりひき起こされると考え、湿地帯に多いことに気づいていた。イギリスでは「湿地熱」、または3日ごとに再発する発熱症状のために「三日熱」として知られていた。1737年にフランスの探検家シャルル・マリー・ド・ラ・コンダミーヌが現地のエクアドル人から、キナノキの苦みのある樹皮によりマラリア熱を治せることを知るが、マラリアの原因が解明されはじめるのはさらに150年たってからのことである。

> 発熱の前ぶれの凶兆の星、シリウスは収穫時の夜空にひときわ明るく輝く。
> ——ホメーロス『イーリアス』、前760〜710年ごろ

原因解明前の治療

20世紀以前にはマラリアはしばしば腸チフスなどのほかの発熱性疾患と混同されていたこともあり、その死亡率はだれにもわからないが、高かったことは確かである。最近の研究者には、これまで生まれたすべての人間の半数近くがマラリアによって死亡したと推定する者もいる。

前475〜300年に中国で書かれた『黄帝内経』（22〜25ページ参照）は、脾臓の腫れをともなう発熱について記しており、前2700年という早期の中国の文書にマラリアに似た病気への言及がある。またヨモギ属の植物の苦い汁による薬草療法についてもふれられているが、これは21世紀のもっとも有効なマラリア治療薬の主成分のひとつである。

ガレノスはマラリアの治療法として瀉血と絶食を勧め、古代エジプト人は大量のニンニクを食べることを奨励した。アヴィケンナは発熱に対しニガヨモギの汁を推奨し、ディオスコリデスは肝臓の腫れに対しニガヨモギを飲むことを勧めたが、熱があるときには飲まないよう忠告した。キダチヨモギとヨモギ（いずれもヨモギ属の種）は、地域の動植物相に応じて数百ある薬草療法のうちのほんの2例である。

マラリアは先史時代に、おそらくはアフリカでゴリラから人間に伝わったと考えらえている。16世紀にはヨーロッパからの移民が南北アメ

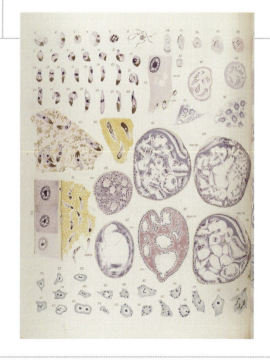

1901年に描かれたマラリアをひき起こす寄生原虫のライフサイクルの挿絵。血液中に注入された胞子虫体は肝臓で増殖し、その後赤血球内に侵入してそこでふたたび増殖し、各増殖期に発熱をひき起こす。

マラリアの種類

ヒトに感染するマラリア原虫にはすくなくとも4つの種類がある。このうち、熱帯熱原虫（*Plasmodium falciparum*）によるマラリアは世界中で死者数がもっとも多く、合併症として急性呼吸窮迫、脳症、腎不全などを生じる。妊婦では流産、死産、乳児の低体重の原因となることがある。三日熱原虫（*P. vivax*）、卵形原虫（*P. ovale*）、四日熱原虫（*P. malariae*）により生じるマラリアは一般に軽症型だが、三日熱原虫と卵形原虫は肝臓に潜伏して何年ものちに臨床症状を起こすことがある。いずれも、突然の悪寒により震えを生じ、その後発熱と発汗を来すという古典的発作症状をひき起こす。三日熱原虫と卵形原虫では2日ごと、四日熱原虫では3日ごと、熱帯熱原虫では36〜48時間ごとに発作をくりかえす。

キナノキ

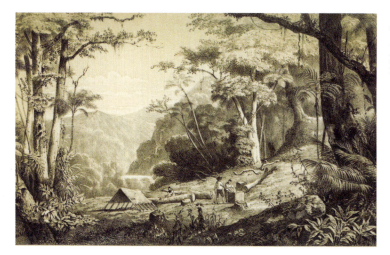

キナノキはペルー原産である。収穫期には、伝統的に女性と子どもが枝から樹皮をたたき落とす。

リカ大陸にマラリアを(ほかの多くの疾患とともに——93ページ参照)もちこむことになる。シャルル・マリー・ド・ラ・コンダミーヌが、地球が赤道でふくらんでいるというニュートンの説を検証するために南アメリカにおもむくと、彼は当時ヨーロッパでは知られていなかった「熱の木」の薬効のある樹皮について教えられた。彼は、第2代チンチョン(Chinchón)伯爵夫人が、周囲に熱の木が茂る池で水浴するとマラリアが治ったことを耳にした。コンダミーヌはその木の絵を描き、大量のメモを作成して標本をヨーロッパにもち帰った。まもなくだれもがこの奇跡の樹皮をほしがるようになった。イギリス王チャールズ2世とフランス王ルイ14世の息子がこの樹皮による治療を受け、1742年にはスウェーデンの偉大な植物学者カール・リンネがその木のおかげで治った伯爵夫人にちなみ、シンコナ(Cinchona)(キナノキ)と名づけた。

> 1880年にコンスタンティーヌの軍病院で、マラリアにかかった患者の血中の色素性の球体の端に、非常にすばやく動き、隣接する赤血球を動かしている鞭毛に似た糸状の物体を発見した。
> ——シャルル・ルイ・アルフォンス・ラヴラン、1889年

原因の探究

キナノキの樹皮でだれもが治ったわけではなかったが、間欠熱型の発熱はたしかにやわらぐようだった。この樹皮には筋弛緩作用があるため、症状パターンの一部であったけいれんをやわらげるのに役立ったはずである。予防できればそれに越したことはなかっただろうが、そのためには原因を理解する必要があった。

マラリアは湿地に多いことが昔から知られていた——古代ローマ

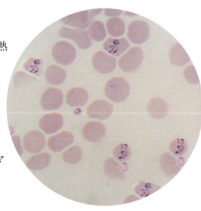

マラリア原虫に侵入された赤血球。

図説医学の歴史

では、首都が湿地に囲まれていたことから大流行がくりかえされていた。

　また湿地には蚊がたくさんいることも知られていたが、両者を結びつける者はいなかった。蚊に食われてから最初の症状が現れるまでの期間には8〜25日の幅があったため、関連性が明らかというわけではなかった。さらに、瘴気説が広く信じられていた時代に、「細菌」やほかの小さな物体が病気をひき起こすという発想が存在しなかった。

　大きな進歩が可能となったのは、19世紀に、顕微鏡の発明により科学者がはじめて原生動物を見ることができるようになり、瘴気説がすたれはじめてからのことである。フランスの軍医シャルル・ルイ・アルフォンス・ラヴラン（1845〜1922年）は、マラリア患者の血液中に、患者ではない者では決して認められず、キナノキの樹皮の有効成分であるキニーネの投与後に消失するとみられる奇妙な三日月型の物体が存在することに気づいた。原生動物が病気の原因であることが示唆されたのははじめてのことであり、ラヴランの説は医学界で大きな抵抗にあった。

　ラヴランとその同時代人は、このような原生動物は空気から吸いこまれるか、飲用水から摂取されると考えた。1890年代にイギリスの軍医ロナルド・ロスがインドでの研究中に、マラリアに感染した血液を餌とする蚊が原生動物プラスモジウム（*Plasmodium*）をとりこんで、ほかの生き物に伝えることを発見したが、彼の研究の大半は鳥を対象としていた。イタリアのあるチームがハマダラカ属（*Anopheles*）の蚊がヒトにおける伝染の媒介生物であることをはじめて確認した——これは当時革命的な考え方だった。

いまでも死病

　ハマダラカ属の蚊がマラリアの媒介生物として確認されたことで、当局は蚊の数を抑制することに注力できるようになった。1874年には殺虫剤DDTが発明され、第2次世界大戦中に米軍兵士のマラリア発生率を低下させるために用いられた。1940年代から1950年代にかけては農業用殺虫剤として使用され、北アメリカとヨーロッパからマラリアを撲滅するのに役立った。しかし、1962年にレイチェル・カーソンが大きな反響をよぶことになる本『沈黙の春』を執筆し、DDTががんの原因となり、野生生物を激減させる可能性があるとの説を主張すると、懸念が高まるなかで1972年にDDTは禁止された。21世紀になってもやはり予防が第一の手段であり、マラリアがみられる地域への渡航者には抗マラリア薬とともに局所殺虫剤が推奨されている。

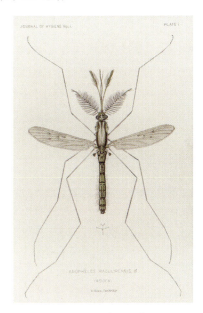

ハマダラカ（*Anopheles atroparvus*）。20世紀早期にヨーロッパ中にマラリアを蔓延させた主要媒介生物であったと考えられている。マラリアは1950年代にアメリカで、1975年にはヨーロッパ連合地域で撲滅された。現在報告される症例の大半は熱帯地域からもちこまれるものである。

キニーネは20世紀の前半を通じてマラリアに対する標準治療薬だったが、第2次世界大戦中にアフリカや南太平洋で6万人の米軍兵士が同疾患で死ぬのを防ぐことはできなかった。1930年代にクロロキンとよばれる医薬品が予防と治療用に開発され、戦後にはじめて使われたが、1950年代までにこの薬剤に対する耐性を獲得したマラリア株が出現している。現在、マラリア患者に対してはカクテル剤が投与され、そのうちもっとも重要なものは、古代の中国人が使っていたヨモギ属の植物に由来するアルテミシニンである。しかし、一部の国でマラリア薬が過剰処方されていることからさらなる薬剤耐性を獲得したマラリア株がほぼ確実に生じるはずであり、このため、ワクチン探しとともに研究が続けられている。世界保健機関によれば、2013年には1億9800万件の症例が発生しており、死者数は58万4000人から85万5000人のあいだで、そのうち90パ

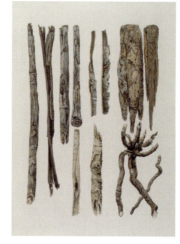

シンコナ・オフィシナリス（*Cinchona officinalis*）の樹皮の粉末には、筋弛緩薬、消化薬、解熱薬、心臓の動悸の抑制薬といった多くの医薬用途がある。

> 敵軍と対峙している配下の師団ごとに、このおそろしい病気により入院している者ひとり、回復途上の者ひとりがいれば、非常に長い戦いになる。
> ——ダグラス・マッカーサー元帥、1941年

マラリアは世界をどのように変えたか

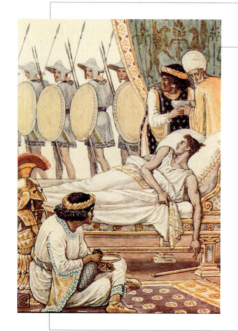

アレクサンドロス大王はその権力の絶頂期に、33歳でマラリアに倒れた。彼が生きのび、ギリシア、アラビア、東地中海、さらにインドまでの東を支配しつづけていれば、世界地図は現在のものとはまったく違うものになっていたかもしれない。チンギス・ハンは、当時西ヨーロッパにマラリアが流行していたためにその地の侵略を思いとどまったとされる。ナポレオンは1809年にイギリス軍への攻撃にマラリアを利用し、オランダの田園地帯を水浸しにしてマラリアをはやらせた。その戦争中に死亡したイギリス軍の24万人のうち、戦闘で死亡したのはわずか3万人で、残りは病死したと考えられている。第1次世界大戦中、マケドニアのイギリス、フランス、ドイツの軍隊がひどい感染にみまわれ、あるフランス軍の将軍は、攻撃の命令に対し、「残念ながら、わが兵士たちはマラリアで入院している」と答えた。

ーセントがアフリカで生じていた。

原虫疾患

19世紀後半に、帝国建設のために西洋列強がアフリカ、インド、極東にまで進出すると、原生動物によるさらなる疾患に遭遇することになった。サシチョウバエがもつ原生動物により感染するリーシュマニア症はとくに危険な疾患である。初期症状として皮膚にただれた病変が現れ、その後発熱と体内外の潰瘍が生じる。マラリアと同じく、この疾患についても古代までさかのぼる記録があるが、タシケントのペテル・ボロフスキーがはじめてこの疾患の原因を原生動物に求めたのは1898年のことである。彼の研究は発表されなかったが、1901年に病理学者ウィリアム・リーシュマンがインドで死亡した患者の脾臓から採取した塗沫標本に微生物を発見した。ロナルド・ロスはその微生物が原生動物であることを正確に確認し、リーシュマンにちなんで命名した。リーシュマニア症は第2次世界大戦中のシチリア島にいた軍隊で大きな問題となった。現在でもワクチンはなく、もっとも有効な薬剤は高価である。毎年200万件の新規症例が報告されており、死者数は2万～5万人である。

ヨーロッパの白人がアフリカで発見したさらに不可解な疾患のなかに、眠気と錯乱をもたらすとみられ、歩いたりしゃべったりするのが困難となるものがあった。イタリアの医師アルド・カステラーニがこの疾患で死亡した患者の剖検を行なっている際に、その髄液中に原生動物を発見した。翌年、この原生動物トリパノソーマ・ブルセイ（*Trypanosoma brucei*）がツェツェバエによって伝染し、その作用が罹患者の神経経路を阻害し、睡眠覚醒周期を破綻させるものであることが判明した。2010年には、トリパノソーマ症により世界中で9000人が死亡しており、死者の多くはコンゴ民主共和国で生じている。

黄熱病

黄熱病は、治療を行なわなければ肝臓の損傷をひき起こし、皮膚や白目部分が黄色くなるためにその名がつけられている。19世紀を通じ、アメリカと中米ではひどい大流行が生じた。1881年にキューバの医師カルロス・フィンレイがこの病気が蚊により媒介されることに気づいた。だれも彼を信じなかったが、1900年になってアメリカの医師ウォルター・リードが対照試験を行なってその事実を証明した。1904年には彼のチームの一員ウィリアム・C・ゴーガスが、黄熱病とマラリアに倒れる労働者が多数出たパナマ運河建設の支援のために派遣された。ゴーガスは貯留水をすべて排水し、居住区をくん蒸消毒し、労働者に蚊帳を支給した。1906年にはパナマ運河地帯に黄熱病はみられなくなった。

3月、悪疫がおそるべき速さで広がり…これまでにない恐怖が町のあらゆる場所をおおった。新聞は死者数を実際より少なく発表することで住民のおそれを鎮めようとした…町に満ちた悲しみと荒廃はこの上ないものだった。
── J・H・スクリブナー医師、1871年のブエノスアイレスでの黄熱病の大流行について、「メディカル・タイムズ・アンド・ガゼット（Medical Times and Gazette）」誌、1872年

エドワード・ジェンナーのランセット

場所：	グロスターシャー州バークレー、イギリス
時期：	1796年
分野：	免疫学

　天然痘は18世紀のヨーロッパでは死因の第1位を占め、世界中で流行していた。感染を生きのびた者も、失明や四肢変形から特徴的なあばた状の瘢痕まで、さまざまな恒久的障害に苦しむことが多かった。子どもがかかるのではないかというのがどの親にとっても心配の種であり、君主から小作農にいたるまで、あらゆる者が必死になって治療法を求めた。しかし、イギリスの田舎の医師エドワード・ジェンナーが、ウシの天然痘で生じた膿を彼のランセット［両刃のメス］で切開した小さな傷に接種することを提案すると、科学者たちは嘲笑し、新聞はさらし者にしたのだった。

> 天然痘はたえずはびこり、教会の墓地を死体で満たし、かかった者を絶えざる恐怖でさいなんだ。死をまぬかれた者にはその力のいまわしい跡を残し、赤子を小さく醜い子に変えて母親を身震いさせ、親切な少女の眼と頬を恋人がおそれるものへと変えた。
> ——トマス・バビントン・マコーリー『ジェームズ2世即位以降のイングランド史、1685～1702年（The History of England from the Accession of James II, 1685-1702）』、1848年

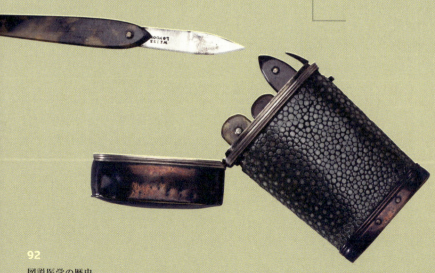

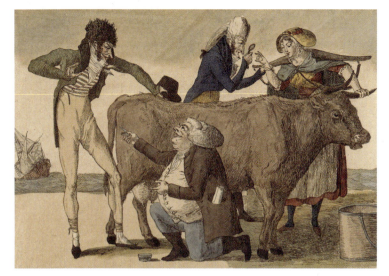

エドワード・ジェンナーの接種を笑いものにする1800年ごろの風刺画。ひとりの医師が乳しぼり女の手の牛痘の病変を見る一方で、農場経営者がもうひとりの医師にランセットをわたしている。

有名な犠牲者

天然痘ウイルスはもともとげっ歯類から人間の集団へと伝播したと推測されており、前1500年もの昔の古代インドの文書に記述がある。前1145年に死亡したエジプトのファラオのミイラにもこの病気の徴候を認めることができ、日本では735～37年の流行で人口の約3分の1が死亡したとされる。ヒッポクラテスが天然痘についてふれていないことから、当時のヨーロッパでは一般的ではなかったと考えられるが、165～80年にはローマで大流行が生じていた可能性がある。天然痘は、おそらくは十字軍戦士によって広められて16世紀までにヨーロッパ中に確実に定着し、また探検者たちが大西洋をわたった際に天然痘をもちこみ、南北アメリカ大陸の先住民に大打撃をあたえた。

感染は患者が吐き出した飛沫や彼らがふれたものについた体液と接触することで広まった。天然痘の潜伏期間は12日だが、感染者が発熱し、大きく平らな膿疱が現れるまでは感染性が生じない。死は、致死量の通常型ウイルスにより発症した患者では10～16日以内、出血型天然痘患者では6日以内に訪れる。免疫のある者はいなかった。ロシアのピョートル2世、フランスのルイ15世、イングランドのヘンリー8世の唯一の息

病気の輸入

征服者(コンキスタドール)が新世界へとわたったとき、彼らは、新世界の先住民が抵抗性をもたない天然痘、腸チフス、コレラ、麻疹などの旧世界の多くの病気をもちこんだ。天然痘は1507年にイスパニョーラ島に壊滅的打撃をあたえ、その後メキシコ本土へと広がった。1520年にエルナン・コルテスがテノチティトラン（現在のメキシコシティ）に達したとき、住民の半数が天然痘にかかっており、残りは死亡したか、逃亡していた。病気の移動速度は侵略者より速かったため、探検家たちが進むにつれ、彼らは1種類または複数のヨーロッパのおそろしい病気によって弱体化した集落を目にすることになり、スペインのアステカとインカの征服は、病気がなかった場合よりはるかに容易となった。1595年までに1800万人以上が死亡したと推定されており、最初に侵略者が到着してから130年間のあいだに、南北アメリカ大陸の先住民の95パーセントがこれらの新たな病気によって死亡したとの説もある。

エドワード・ジェンナーのランセット

子であるエドワード6世といった数人の君主の命を奪っている。アメリカ先住民の首長シッティング・ブル、アステカの君主クィトラワク、インカの支配者ワイナ・カパックもその犠牲者である。罹患して生きのびた世界的指導者にはジョージ・ワシントン、スコットランド女王メアリ、ヨシフ・スターリンらがいるが、スターリンは跡に残ったあばたを気にしていたことで有名である。

種痘からワクチン接種へ

　種痘の実施については10世紀までさかのぼる記録がある。種痘とは天然痘の膿疱から抜きとった少量の膿を、まだ罹患していない者の血液中にひっかき傷から入れるというもので、その刺激により抵抗が生じることが期待された。欠点は、接種された者が感染性を生じて天然痘をほかの人間にうつす可能性があったこと、また自身が発症する場合があったことで、種痘による死亡率は0.5～2パーセントであった。この病気自体の死亡率が30～35パーセントにのぼったため、この危険もおかすだけの価値があると考える者が多かった。ロシアの女帝エカチェリーナとその息子がこの方法による処置を受け、いずれも生きのびている。

　イギリスの農村には、牛痘にかかった者はその後天然痘にかかることはないという言い伝えがあった。グロスターシャーの医師であったエドワード・ジェンナーは、酪農家について研究を行ない、牛痘が天然痘を抑えるための鍵をにぎることを確信するようになった。1796年、彼はある農夫を説得し、その8歳になる息子ジェームズ・フィップスに牛痘を接種し、6週間後に彼の左腕の2カ所の切り傷から天然痘の膿を接種した。ジェンナーが思ったとおり、ジェームズ・フィップスは天然痘に対する免疫を獲得していた。

　ジェンナーは抗体が作用する仕組みを理解しておらず、当時の顕微鏡はウイルスが見えるほど倍率が高くなかったために天然痘の原因となる痘瘡（*Variola*）ウイルスを発見することはできなかったが、彼は自分の方法が有効であることを理解していた。彼は発見について王立協会に手紙を書いて知らせたが、彼らはジェンナーが用意した証拠では不十分であると伝えた。ジェンナーはみずからの生後11カ月の息子をふくむ23人にさらに接

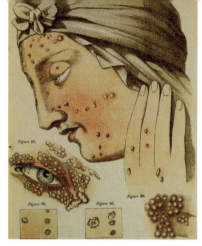

口のまわりとのどに天然痘の発疹が現れはじめると伝染性が生じる。眼に膿疱ができると失明することがあり、呼吸器系にできれば肺炎を起こすことがあった。

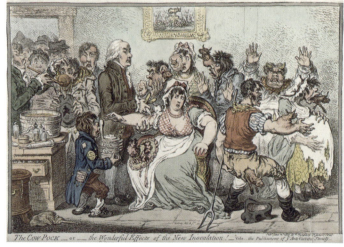

1802年の風刺画。エドワード・ジェンナーのワクチン接種者の体のさまざまな部分にウシの頭が生えている。このように風刺する者がいたにもかかわらず、18世紀後半に40万人のヨーロッパ人の命を奪った伝染病が避けられるのではないかと多くの人が新しいワクチンを受けようとした。

種を行ない、同じ結果を得た。彼はこの手法を「ウシ」を意味するラテン語の「*vacca*」から「vaccination」（ワクチン接種）とよんだ。新聞は彼の方法をもの笑いの種にし、多くの風刺画家がジェンナーのワクチン接種を受けた後にウシの頭が生えた人々を描いた。しかし、1801年末までにイギリス全土を通じて10万人が接種を受けており、感染の発生率は劇的に低下しはじめていた。

根絶

ジェンナーのワクチンの噂は世界中に広がり、だれもがそれを受けたがった。1800年にはニューファンドランド、1803年には南アメリカのスペインの植民地に導入され、1853年にはイギリスの国会制定法により天然痘ワクチンの接種は義務化された。症例数は着実に減少しはじめたが、感染が生じうる未接種の人間がいるかぎり、完全になくなることはなかった。20世紀なかばまで、年間1000万～1500万人がなおも罹患しており、そのうち200万人が死亡していた。

この疾患を完全に根絶するために組織的取り組みが開始された。1950年には全米保健機構の天然痘撲滅キャンペーンが行なわれ、1966年には世界保健機関（176～77ページ参照）が10カ年のワクチン接種キャンペーンの実施を投票で決めた。WHOは「輪状接種（ring vaccination）」という手法を用い、患者を特定し、その患者に接触した全員にワクチン接種を行なうことで感染による大流行の蔓延を防いだ。

徐々にWHOは目標を達成した。自然発生した天然痘としては、1975年10月にバングラデシュのラヒマ・バヌーという名の2歳の少女が罹患し、生きのびたのが最後の症例である。1978年には研究所の職員ジャネット・パーカーがイギリスのバーミンガム大学医学部に保管されていた試料から事故によって感染し、死亡している。その後、世界中のあらゆる保存株がことごとく破棄されたが、アメリカのジョージア州アトランタの疾病管理予防センターとロシアの研究所にあるふたつは例外で、現在まで残されている。

反ワクチン運動

1830年代、ワクチン接種により異物を血液中に入れるべきであると告げられたことに対し、少数者が声高に抗議の声をあげはじめた。しかし、ワクチンによりある疾患の蔓延をくいとめるには、人口の85～95パーセントが接種を受ける必要があった。1905年に、アメリカ最高裁判所は、義務的ワクチン接種による国家の健康保護は個人のプライバシー権の重要性を上まわるとの裁定を行なっている。20世紀を通じ、ワクチンは一部の代替医療提供者のあいだでつねに議論をよんでいたが、麻疹、ポリオ（160～163ページ参照）、ジフテリアなどに対する有効なワクチンが新たに開発されつづけた。現在、主要な致死的疾患で有効なワクチンがいまだ開発されていないのはHIVとマラリアのみである。

> 将来の諸国は、いまわしい天然痘というものがかつて存在しており、あなたによって根絶されたということを歴史によってのみ知ることになるでしょう。
> ——トマス・ジェファーソン大統領、エドワード・ジェンナーへの手紙、1806年

ラエネックの聴診器

場所： パリ、フランス
時期： 1816年
分野： 心臓病学、呼吸器内科学、産科学

　体内の音を聴く手法である聴診は、古代ギリシアで診断検査法として使われ、19世紀初期でもやはり医師の基本技術のひとつだった。その時期にフランスの医師ルネ・ラエネックが妙案を思いつき、体内の音を増幅させ、それにより医師がより正確な診断をくだすことのできる聴診器を発明した。ラエネックの初期の聴診器は、今日の医師の首にかけられているY字型の器具ではなく、簡素な筒だったが、これによって彼の名はなおも歴史書にきざまれている。

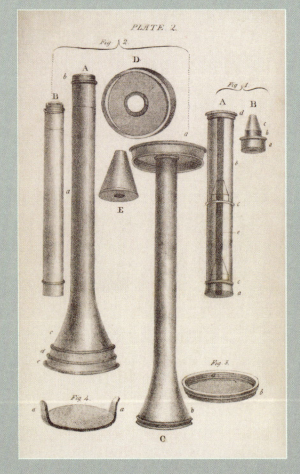

> 厳粛な医師が、あたかも体内の疾患が生き物であり、体外の認識者と意思疎通ができるかのごとく、患者の胸郭にあてた長い筒に礼儀正しく耳を傾けている姿には滑稽とすらいえるものがあることを白状せねばならない。
> ——ジョン・フォーブズ博士、ラエネックの『間接聴診法、または、この新しい探究法に主としてもとづいた肺と心臓の疾患の診断に関する研究』の英語版翻訳者、1821年

聴く耳

伝えられるところによれば、ある日ラエネックのもとをたいへん肥満した心疾患の女性患者が訪れた。女性のふくよかな胸に頭をあてることが不適切に思われたため、彼は当時使われていたラッパ型補聴器をまねて紙を巻いてみた。その筒を通じて患者の心音に耳を傾けると、音が「それまでよりもはるかにはっきりと明確に」聞こえることに彼は気づいた。ラエネックは3つの部分からなる長さ30センチ、直径2センチの木製の筒を設計し、これをギリシア語の「*stethos*（胸部）」と「*skopein*（見る）」という単語にちなんで「stethoscope（聴診器）」とよんだ。

この新たな聴取器具により、ラエネックは耳にした胸部の音を記述し、それを特定の病気と結びつける作業にとりかかった。彼の母親の命を結核（102～105ページ参照）が奪っていたことから、これは彼にとって個人的に意味のあることだった。結核は、さらに彼自身の45歳での死ももたらすことになる。

木製の聴診器は柔軟性のある管でできたものに置き換えられ、1852年にアメリカ人医師ジョージ・P・カマンがふたつの耳あてと胸部にあてるベル状の末端部をつけくわえることで、両耳で音が聴けるようになった。1878年には聴診器にマイクロフォンがつなげられ、1895年にはアドルフ・ピナールが胎児の心音を聴くことのできる聴診器を発明した。1970年代までに電子聴診器により心拍のグラフを記録することまでできるようになった。

X線などのスキャナー検査の登場後（194～97ページ参照）、聴診器は以前ほどあてにされることはなくなったが、いまでもほとんどの医師の診療所で、心臓と肺の問題を発見するうえで最初に行なう方法として用いられている。

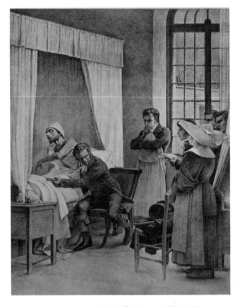

1816年に、フランス、パリのネケア病院で患者に聴診器を用いているルネ・ラエネック。

音を診断する

ラエネックは以下のように、胸の音についていくつか異なるものを記述している。

- ラ音──息を吸うときに、通常は気流に対し閉じている腔に空気が入る際のブツブツ、ゴロゴロという音。肺炎やうっ血性心不全の患者で聞こえる。
- 下気道性喘鳴音──息を吐くときに聞こえる高音の笛のような音で、喘息、気管支炎、慢性閉塞性肺疾患などの気管支閉塞を示唆する。
- 上気道性喘鳴音──気管の閉塞により生じる粗い振動音で、クループや異物がひっかかっていることを示唆することがある。

正常な心臓は「ドクンドクン」と表現される規則的な音を出すが、ラエネックはかすかなビューという音が、心臓を通過する血流が不規則であるために生じる心雑音を示唆する場合があることを示した。

モートンのエーテル吸入器

場所	マサチューセッツ州ボストン、アメリカ
時期	1846年
分野	外科学、薬理学、生理学

　無痛でより安全な手術を可能とする麻酔薬の使用は、一度の「見つけた！（エウレカ）」という瞬間から生まれたわけではなく、何世紀にもわたる、複数の大陸を通じた何十人もの人物の取り組みによって実現したものである。1846年、ボストンの歯科医ウィリアム・モートンは自分こそが外科用麻酔薬としてのエーテルの使用を公的に実証した最初の人物であると名のり、「レテオン（Letheon）」の名称でエーテルの特許を取得しようとさえした。しかし、「麻酔の父」であると主張することができる人物は、古代メソポタミアのシュメール人にいたるまで、ほかにも多数いる。

> ああ、痛覚を鎮め、手術のあらゆる恐怖から目と記憶を遮断する力についてのこのすばらしい発見の発表とともに新年を迎えられるとは、すべての感情ある心にとってどれほどの喜びだろうか。われわれは痛みを征服したのだ！
> ——エーテルの使用報告、「ピープルズ・ジャーナル（People's Journal）」誌、1847年

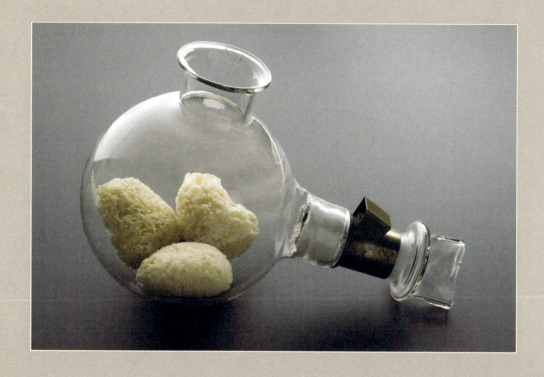

ヒヨスとマンドレークの根

　古代世界で用いられた麻酔薬にはアルコール、アヘン、ヒヨス、マンドレークの根などがあったが、これらにはいずれも欠点があった——とくに過剰投与すると死にいたることがあった。アルコール、またおそらくアヘンは前3400年ごろにシュメールで使われていたとされる。前300年ごろの中国の外科医、扁鵲（へんじゃく）が2人の男性にある飲み物をあたえて3日間眠らせ、その間に胃の手術を行なっているが、その水薬の成分の記録は残っていない。1020年ごろに書かれたアヴィケンナの『医学典範』には、麻酔薬と芳香薬を含有し、手術中に患者の鼻の下にあてて眠りをうながす「催眠スポンジ」についての記述がある。しかし、ルネサンス期を通じ、手術はつねに最後の手段であり、試みられたことすらほとんどないものもあった。肢切断、膀胱結石や眼に見えるがん性腫瘍の除去、体表部の手術は行なわれたが、胸部、頭部、腹部は生死にかかわる状況でしか開かれることはなかった。

　東洋と西洋の医学は手術時の痛みをどのように抑えるかという問題について異なるアプローチをとった。1804年、日本の大阪の華岡青洲は「通仙散」（つうせんさん）という薬草の配合を用いて60歳の女性に麻酔をかけ、乳房切除術に成功した。その成分にはセリ科シシウド属の植物が何種かふくまれており、たしかに麻酔作用があったであろう活性成分を含有していた。彼は通仙散により30件以上の手術を行なっている。西洋でのアプローチは、1774年にジョーゼフ・プリーストリーがはじめて単離した亜酸化窒素ガスの麻酔作用をハンフリー・デイヴィーが発見することで、催眠性物質の摂取から吸入へと変化した。

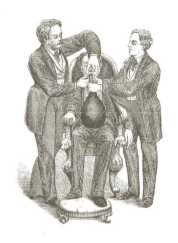

1863年にロンドン郊外のクロイドンの歯科医サミュエル・リー・ライマーが患者に亜酸化窒素を投与しているところ。ライマーはイギリスの歯科医師会と歯科大学の創設に尽力した。

アヘン

　古代にはケシ（*Papaver somniferum*）のエキスが疼痛の緩和に用いられ、アヴィケンナやガレノスら、多くの早期の医学文献の執筆者が記している。17世紀なかばには、イギリスの植物学者トマス・シデナムがアルコールにアヘンを溶解して嗜癖性の強いアヘンチンキを作ると、これがロマン派詩人のコールリッジやシェリーにインスピレーションをあたえた。1805年、フリードリヒ・ゼルチュルナーがアヘンからモルヒネを単離し、ローマ神話の眠りの神であるモルペウスにちなんで名づけた。その何十年ものちの1898年に、製薬企業バイエル社がヘロインを製造し、「特効薬」として広告した。アヘンにかんしてはイギリスと清とのあいだで1840年にアヘン戦争が起こっている。1900年までに25万人のアメリカ人がその鎮静、麻薬作用に嗜癖を生じたと推定されている。

エーテルパーティー

1799年にハンフリー・デイヴィーが亜酸化窒素を吸入すると緊張がほぐれ、笑い上戸になることを示すと、「笑気」は大西洋の両側で流行のパーティーでゲストをもてなすために使われた。1815年にマイケル・ファラデーがエーテルにも同じ作用があることを示すとエーテルパーティーが大流行する。19世紀なかばにはクロロホルムがさらなるパーティードラッグとなったが、これらの物質を過剰に摂取すると死にいたる場合があることをだれも理解していないようだった。

何人かの医師が手術時に麻酔ガスをはじめて用いたとの主張を行なっている。1824年に、ヘンリー・ヒックマンが、手術のために動物に麻酔をかける目的で使用した二酸化炭素と亜酸化窒素の試験の結果を発表している。1842年にはアメリカ、ジョージア州のクロウフォード・ロングがジェームズ・ヴェナブルという名の少年にエーテルを投与したうえで首の腫瘍を切除しているが、彼は1849年までこの研究の報告を公表せず、その時点ですでにウィリアム・モートンが歴史書に記されるべきは自分であると主張していた。

1846年、マサチューセッツ・ゼネラル病院で、モートンは吸入器投与のエーテルを用いて顎の腫瘍切除術を受ける男性に麻酔をかけた。手術後、彼は用いたガスの色と匂いを変えレテオンとして発売しようとしたが、医師たちは騙されなかった。モートンはのちの生涯を麻酔法の

最高速の肢切断

抗生物質の発明以前、肢切断は、戦場で傷が泥におおわれることで避けがたく生じた敗血症に対し医師が用意していた唯一の対策だったが、有効な麻酔法の登場以前はこの手術は残酷でしばしば死にいたっていた。1842年には大腿部の切断術の死亡率は62パーセントにのぼり、死因は出血、敗血症、またはショックだった。患者は身動きできなくされ、一杯のアルコールをあたえられてから外科医が手術をはじめた。肢が切り離される前に止血帯があてられ、動静脈は結紮糸でしばられた。速度がきわめて重要であり、1846年には、イギリスの外科医ロバート・リストンは、平均2分半で脚の切断を終わらせることができると自慢している。

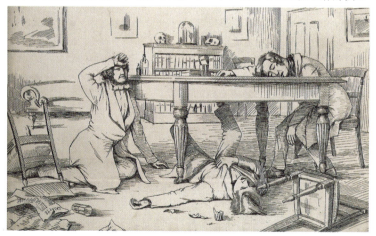

1840年代のイギリスの産科医ジェームズ・ヤング・シンプソンとその友人のキース医師、ダンカン医師による液体クロロホルムの実験。彼らは最初陶酔感を体験したのち朝まで眠りに落ち、目覚めるとシンプソンはこれが麻酔薬として有用であることに気づいた。

「発明者」としての地位を守ることについやした。

エーテル、クロロホルム、コカイン

エーテルには麻酔薬としていくつかの欠点があった。吸入するとせきこんで吐き気をもよおし、また可燃性がきわめて高く、家庭や医師の診療所の照明がろうそくやガス灯で行なわれていた時代には理想的なものではなかった。クロロホルムは当初、以前より進歩したものと思われた。患者の顔にあてた布に液体として垂らすか、吸入器により投与を行なったが、心拍数を低下させることが判明し、心不全や肝損傷が生じることがあった。クロロホルム麻酔では2500人に1人が死亡したのに対し、エーテルでは死亡者は1万5000人に1人のみであった。いずれも意識を回復したときに患者には吐き気とひどい疲労感が残り、当初は広く普及しなかった。

イギリスの麻酔医で疫学者のジョン・スノウ（106〜9ページ参照）は、できるだけ少ない用量で使用することが重要であると考え、ヴィクトリア女王の第8子と第9子の出産の担当医に選ばれたときには、わずか数滴のクロロホルムを使っただけだった。女王が麻酔を公認したとのニュースが広まると、その人気は高まりはじめた。

コカインは1859年にはじめてコカの葉から単離され、ニューヨークの医師ウィリアム・ハルステッドが、これを神経内部に注射すると局所領域の麻酔が行なえることに気づいた。彼は自身で実験を行ない、コカイン中毒になってしまった──だがそのときには局所麻酔の原則を考案していた。ドイツの研究者アウグスト・ビアは、下半身の麻酔を行なうために、同僚のアウグスト・ヒルデブラントの脊髄液中にコカイン溶液を注入し、そのすねをハンマーでたたいたり、火のついた葉巻で炙っても痛みを感じないことを実証している。

現代の麻酔薬は、筋肉を弛緩させる薬剤、疼痛を緩和する薬剤、意識消失を促進する薬剤を組みあわせたものを用いている。気管挿管により用量を正確にコントロールできるようになっており、患者の鎮静中は、その呼吸数と心拍数についてモニターでチェックを行なう。これによりさらに長時間の骨の折れる手術が可能となっている。世界最長の手術は1951年にアメリカ、ミシガン州の女性が68キログラムの卵巣のう腫の切除を受けた際の4日間である。全身麻酔による死亡率は現在では25万件に1人未満である。

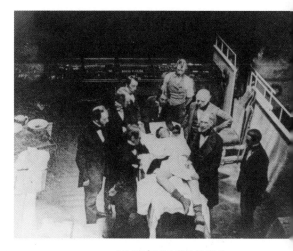

1846年10月16日のウィリアム・モートンによるエーテル吸入による麻酔の実演の再現。外科医の一団が見ている。患者であるエドワード・ギルバート・アボット氏は顎から腫瘍が切除されたときに痛みを感じなかった。

> あらゆる痛みはそれ自体が、とくに強い場合は有害となり、その性質と作用において究極的には死をもたらす。
> ──ジェームズ・ヤング・シンプソン、1847年

モートンのエーテル吸入器

ゲルベルスドルフの結核サナトリウム

場所：	ゲルベルスドルフ、ドイツ（現ソコウォフスコ、ポーランド）
時期：	1854年
分野：	呼吸器疾患、細菌学、疫学

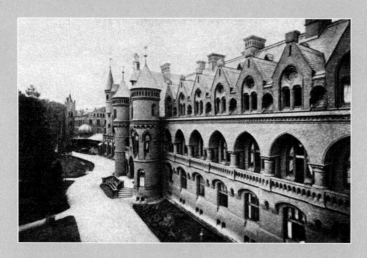

幽霊のような顔色、発熱、頻発する咳、血の混じった喀痰、体重減少は、ヨーロッパ中で4人にひとりの命を奪い、18世紀および19世紀に非常におそれられたある病気の症状である。その古代ギリシアでの名前は癆咳（*phthisis*）だったが、ふつうは肺病（consumption）とよばれ、医師にとっては結核（tuberculosis）だった。その原因を吸血鬼であると考える者、感情的ストレスであると考える者もいたが、遺伝すると考える者はさらに多く、多くの人が貧困者が家を清潔にしておかないことを非難した——だが治療法を手にした者はだれもいなかった。やがて19世紀中ごろに、堂々たる人物ヘルマン・ブレーメルが最初の結核サナトリウムを開設する。彼が推奨した厳格な日課はその後の100年間にわたり、結核患者のあいだに広まることになる。

> この病気はいまの時代では危険なものではなく、治癒は、ゆっくりではあるものの確実に得られるとのことだ…そこでわたしたちは治癒を早めるというストレプトマイシンとよばれるアメリカの新しい薬をとりよせているところだ。
> ——イギリスの小説家ジョージ・オーウェル、スコットランドのヘアマイヤーズ病院での書き物、1948年

国王病

　結核をひき起こす結核菌、マイコバクテリウム・ツベルクローシス（*Mycobacterium tuberculosis*）は、新石器時代の人骨やエジプトのミイラに発見されている。ヒッポクラテスはこの病気を当時もっとも広がっている病気とみなしており、確実に死にいたると記している。伝統的な瀉血による治療はすでに弱っている病人をおとろえさせ、その死期を早めたが、ほかにどうすればよいか知る者もいなかった。

　中世の人々は瘰癧──結核にともなうリンパ腺の腫脹──を「国王病」とよび、君主がふれることで治すことができると考えた。11世紀には、イングランドのエドワード懺悔王とフランスのフィリップ1世が瘰癧患者にふれた最初の君主となり、ほかの多くの君主もならった。この病気が感染性である証拠が増えていたにもかかわらず、この習慣はフランスでは1825年まで続いたが、その時点では、積み重なった証拠から、王にふれられた者がふれられなかった者より長生きしたわけではないことが明らかになっていたはずである。

　19世紀に工業化が西洋世界に根づき、田舎の人々が膨張しつつあった都市部におしよせると、貧民街の狭苦しい不衛生な状況のなかで結核が急速に蔓延した。10人にひとりの割合で結核菌は体内に潜伏し、患者に症状が出ないのに感染性はあるため、この病気はとりわけ油断ならないものとなる。感染は呼吸器から出た体液が空気中をただよったり、物につくことで広がり、結核が活動性となった場合は、治療を受けなければ患者は50パーセントの確率で死にいたる。

おそるべき結核
菌をふくむ喀痰試料。1回のくしゃみには最大4万個の感染性の飛沫がふくまれる。

肺結核

　19世紀、結核は、ジョン・キーツ、エミリーとアンのブロンテ姉妹、ショパンら、多くの有名な音楽家、画家、作家の命を奪ったことから、ロマンティックなイメージをおびた。患者に集中力を高めてみずからの死について思索し、死後の世界の覚悟をするための十分な時間をもたらしたのは、死が訪れるまでの長い期間だった。「わたしは肺病で死にたい」とバイロン卿は記し、上流社会の婦人は肺病風のたたずまいをよそおうために顔を白く塗った。20世紀の犠牲者にはウィーンのサナトリウムで治療を受けたフランツ・カフカ、1950年にストレプトマイシンの副作用に耐えられなくなった後に死亡したジョージ・オーウェルらがいる。

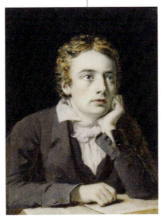

ゲルベルスドルフの結核サナトリウム

サナトリウムでの経験

ヘルマン・ブレーメルは医学校在学中に結核についての論文を執筆し、この病気の患者は肺の大きさと比較して心臓が小さく、このため肺に血液が十分に行きわたらないと考えた。彼は高地では空気中の酸素濃度が低いために心臓が大きくなり、患者の健康状態が改善すると提唱した。ブレーメル自身が結核にかかったことがあり、ヒマラヤ山脈を訪れることで症状が大いに改善したことに気づいていた。彼は標高600メートルにあるドイツの街ゲルベルスドルフに定住し、1862年に結核患者用の40床のベッドをそなえたハイランシュタルト（ドイツ語で「療養所」の意味）を開設した。

ゲルベルスドルフでの日課は厳格であり、監督つきの運動、山歩き、湿布摩擦、冷水シャワーがあった。ブレーメルは心臓が強くなるとの考えから患者に夕食時にワインを、就寝時にコニャックを出し、また2時間おきに体温を記録させた。開設後の10年で、ゲルベルスドルフが受け入れた患者は958人となり、死亡率は4.8パーセントと信じがたいほど低かった。ブレーメルの治療法はそれ自体が治癒をもたらすものではなかったが、患者の免疫系を活性化し、病気と闘うのに役立った。ゲルベルスドルフの評判は高まり、1904年には300床を有する世界最大のサナトリウムとなった。

ブレーメルの患者のひとりピーター・デットヴァイラーが1876年にファルケンシュタインに自身のサナトリウムを開設しているが、床上安静をたっぷりとることを奨励したことだけがブレーメルの日課との違いだった。1870年代にはアメリカ初のサナトリウムがジョーゼフ・グライツマンによりアパラチア山脈に開設されており、1953年にはアメリカ全土で839の施設があり、新鮮な空気、日光、たっぷりの床上安静、健康によい食事が奨励された。

> サナトリウムがいかにほかの施設に似ていようとも、ほかにはない特徴がひとつあった——いたるところに見られた死の影である…職員は強く固い決意をもつことにかんする格言でその影をはらいのけようとした。だが無数の形で、ある場合は個人的に、ある場合は集団的に、サナトリウムでの経験とは、つまるところ死との出会いだったのである。
> ——シーラ・ロスマン『死の影に生きる(Living in the Shadow of Death)』、1994年

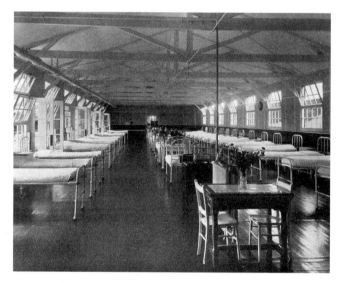

結核の子どものためのイギリス初のサナトリウムであるノーサンバーランド州のスタニントンサナトリウムの病棟。1908年に開設され、1万1000人の小児患者を収容することができた。

治癒へ向けて

結核の原因の理解への手がかりは、ルネ・ラエネックが胸部の聴診による病気特定にかんする研究（96〜97ページ参照）を行ない、剖検で認められた肺病変が生前の患者が経験していた症状の原因であったことを実証したことにはじまる。1865年にジャン・アントワーヌ・ヴィルマンがこの病気が伝染性であることを証明し、1882年にはロベルト・コッホ（117〜18ページ参照）が結核菌を確認しているが、その有効な検査法や治療法を見つけることはできなかった。ヴィルヘルム・レントゲンによるX線の開発（132〜37ページ参照）により医師は患者の病気の進行を追跡できるようになり、1907年にはクレメンス・フォン・ピルケーが結核用の皮膚検査法を開発した——だがなおも治療法はなかった。

20世紀初期には外科治療が試みられ、肺の一部を虚脱させて感染部位を休ませ、病変の治癒をうながすことが行なわれた。このような手術には容赦のないものもあり、ろっ骨を切除することで患者は猫背になり、両肩が段違いになることもあった。だがこのような手術はとくに有効というわけではなかった。

アルベール・カルメットとカミーユ・ゲランがウシ型結核菌から作ったワクチンが1921年にはじめて人間で試された。BCG（カルメット・ゲラン桿菌）として知られるこのワクチンは、第2次世界大戦後に広く使われるようになり、結核の発生率を大幅に低下させた。1944年にストレプトマイシンとよばれる抗生物質（164〜67ページ参照）が開発され、結核菌に対し有効であることが判明し、続いて1952年にイソニアジドが登場した。1980年代まで症例数は急減したが、その頃に薬剤耐性をもつ結核菌株が出現し、またHIV（202〜205ページ参照）の蔓延が免疫系の低下した患者での再燃を誘発した。21世紀には、結核による世界の死者数は感染症としてなおもHIVに続いて2番目に多い。

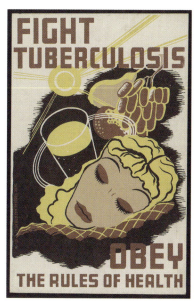

結核予防のために日光にあたること、健康によい食事、十分な睡眠を勧める1936年のポスター。また結核菌をまきちらす可能性があることから、大衆に対し公共の場で唾を吐かないように注意が喚起された。

1920年のアメリカ、ヴァージニア州ロアノークのカトーバサナトリウムでの日課

時刻	内容
7：15	起床のベル
8：00〜 8：30	朝食
8：30〜11：00	指示どおりに安静または運動
11：00〜12：45	床上安静
13：00〜13：30	昼食
13：45〜16：00	床上安静、読書、ただし私語不可
16：00〜17：45	指示どおりに安静または運動
18：00	夕食
20：00	指示どおりに滋養物
21：00	全員、別病棟に集合
21：30	消灯

ジョン・スノウのコレラ地図

場所：	ロンドン、イギリス
時期：	1854年
分野：	疫学

> 青ざめた唇、やつれた顔、くぼんだ眼、落ちこんだ腹、火にあてられたかのように縮んでしわくちゃになった手足、これらは大病のしるしであり、司祭の呪いにより生じ、勇者を殺しにくる。
> ——インド、グジャラートの寺院の碑文、前400〜300年

　コレラに似た病気が古代のインドで報告されているが、この病気が世界中に広がりはじめるのは、ヨーロッパ、ロシア、南北アメリカ大陸間に交易路が開かれた19世紀のことである。その症状はおそろしく、重度の下痢が生じ、すぐに脱水症状を来した。発症の激しさはぞっとするほどで、患者の約半数は数日のうちに死亡した——なかには数時間で死ぬ者もいた。ほとんどの科学者が病気は「瘴気」つまり空気中の悪い蒸気により生じると考えていたが、ロンドンにいたジョン・スノウという名の産科医はもう少し詳しく調べることにした。

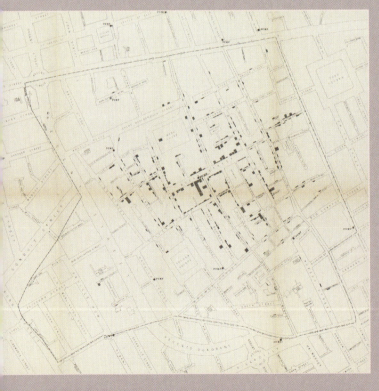

コレラの世界的流行

1817年、豪雨によってインド全土でひどい洪水が起こり、それとともにいちじるしく破滅的なコレラの大流行が生じた。流行はまたたくまに東南アジア諸国、遠くはアラビア半島まで広がり、1823年に収束するが、それまでに数十万人が激しい苦しみのうちに死んだ。彼らに最初に生じた症状はめまいと発汗で、その後激しい腹痛と水様の下痢が生じた。数時間で患者がひどい脱水状態となり、苦悶のうちに死亡することもあった。

1829〜33年の2度目の世界的流行では、中国、ロシア、ヨーロッパ、北アメリカにまで達した。おそらくはアイルランド系移民により大西洋を運ばれ、1833年には南アメリカまで到達している。3度目の世界的流行は、最悪のものとなるが、1852年にインドではじまり、その後7年間かけてほぼ全世界に広がって100万人以上が犠牲となった。イギリスだけで1854年に2万3000人が死亡している。

各国政府はペストのときに行なわれたような隔離政策をとったが、功を奏さないようだった。瀉血による治療も意味がなかった。病気を体からとりのぞくための瀉下薬としてカロメル、つまり塩化水銀が処方されたが、苦しみが増したはずである。ほかに試みられた唯一の治療法はアヘンで、腹痛をやわらげはしただろうが、治癒効果はまったくなかった。医師たちは途方にくれた。

ジョン・スノウの探偵仕事

貧しい人々は富裕層よりコレラにかかる危険が高いことが明らかであったため、彼らが不衛生な生活環境のなかで汚物や腐敗物にさらされることが原因であるとの主張がなされるようになった。不思議なことに、医師はみずからが発症することもなく患者を治療できたことから、コレラはかつてのペストがそうであったような形で感染性を示すことはないようだった。

ロンドンの産科医で麻酔（101ページ参照）の先駆者であったジョン・スノウはこの病気に興味

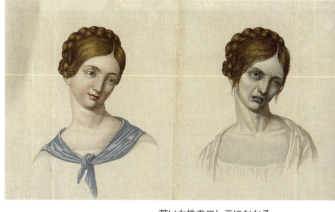

若い女性のコレラにかかる前とかかった後の姿。酸素不足のために皮膚と唇が青ざめており、くぼんだ頬は脱水症状を示している。

死因

最短2時間から最長5日間の潜伏期の後、コレラに感染した患者は前ぶれもなく腹痛と下痢に襲われた。無性にのどが渇いたが、水を飲んでも猛烈な嘔吐が生じた。まもなく脱水症状のために体重は4分の1も減り、眼はくぼんだ。血液は濃くなり、皮膚は酸素不足により青ざめ、また電解質、とくにカリウムが失われて心臓の電気インパルスが弱まり、死にいたった。健康そうだったのが、わずか数時間後に死亡するケースもあった。

ジョン・スノウのコレラ地図

を惹かれ、1848年のイギリスでの大流行の後に、この病気について小論文を執筆している。もし空気中の瘴気が原因であるなら最初に肺に症状が出るはずであるのに対し、この病気はまず消化器系を襲うことから、このことが口から摂取される原因を示していることに彼は気づいた。スノウは、コレラ患者の家族は、シーツや衣服に付着した下痢やおう吐物の飛沫を誤って口から摂取することで感染するのではないかと考え、また大流行は便で汚染された水によりひき起こされると正しく仮定した。

> 清潔さに欠けることは決して生存者よりも病者に特徴的というわけではなかった。
> ——ヘンリー・ホワイトヘッド副牧師（大流行の発生源の追跡でスノウを支援した）、1855年

1854年7月、ロンドンに新たなコレラの大流行が生じた。8月29日から9月11日のあいだに、住居、工房、酒場のあるソーホーの狭い密集地区でおよそ700人が死亡した。スノウは碁盤目の地図を作成してコレラによるそれぞれの死亡例を記し、死者がブロードストリートの水ポンプを中心とするさしわたしわずか450メートルの地区に集まっていることに気づいた。彼は地元の役人にみずからの説を伝え、苦労してポンプの取っ手をはずすように説得した。3日後に流行は終息した。

ブロードストリートでの調査

1854年の大流行について衛生局が行なった調査では、ポンプが関連していることを示す証拠が見落とされ、「まだ見つかっていない大気中の、または広範に拡散するなんらかの因子」が原因とされた。しかし、地元のセントルークス教会は独自に調査を行なうことにし、ジョン・スノウの助力を得て、住民の面接にのりだし、感染した者と感染しなかった者が出た理由を解明しようとした。彼らはブロードストリートの水ポンプの水を飲んでいた137人のうち80人がコレラにかかっていたことを発見した。近くに住んでいたものの、そのポンプの水を飲んでいなかったほかの297人のうち、コレラにかかったのはわずか20人だった。後者のグループには、ブロードストリートの醸造所の労働者で、醸造所専用の井戸の水――あるいは作っていたビール――を飲んでいた者がふくまれていた。これらの知見はかなり決定的であるとみられた。

ある症例がジョン・スノウを悩ませた。ソーホーから若干離れたところに住んでいた叔母と姪がコレラで死んでいたのである。彼が女性の息子に話を聞くと、女性は昔ブロードストリートで暮らしており、そこの

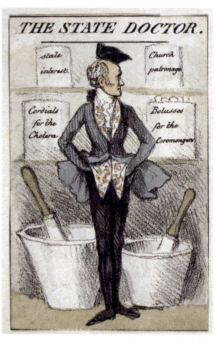

この風刺画では、国家が、コレラに対する強壮剤など、国の病弊に対し効果のない治療法を押しつける医師になぞらえられている。19世紀にはこのような果物、香辛料、薬草、塩をふくむ強壮剤が多数販売されていた。これらは治療薬ではなかったが、患者が吐き出さずにいられれば、水分を補給し、電解質のバランスを回復するのには役立っただろう。

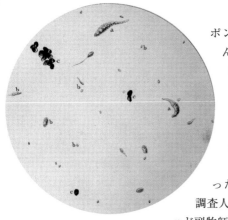

顕微鏡で観察したコンマ状の桿菌であるコレラ菌(Vibrio cholerae)。ヒトは便に汚染された水を飲んだり、汚染された魚介類を食べたり、コメなどの残り物の穀物を十分に再加熱せずに食べたりすることで感染する。

ポンプでくんだ水の味をたいへん好んでいたので、その水をつめた瓶を配達してもらっていたとのことだった。ある瓶が8月31日につめられており、彼女らはその瓶の水を飲み、翌日に死亡したのだった。

それでも最初に大流行がはじまった場所についての疑問が残った。調査人のひとり、ヘンリー・ホワイトヘッド副牧師は、ソーホーでの最初の犠牲者がポンプの隣に住んでいた生後5カ月の女児であることをつきとめた。その母親は女児の汚れたおむつを洗い、その汚水を野外便所に流していたが、その水がポンプのくみ上げる井戸にもれ出ていたために、そこから感染が広がったのである。下水処理のまずさをずっと疑っていたスノウの正しさは証明された。

コレラ菌の発見

スノウがブロードストリートの水ポンプでくみ上げた水を詳しく調べると、そのなかに白い点状のものが見つかり、彼はそれがコレラの原因ではないかと考えた。スノウはそれがなんであるか確認することができず、その栄誉は1884年にロベルト・コッホのものとなった(117〜18ページ参照)。コッホは、コレラ菌が温かい湿潤な条件で増殖し、下痢を生じるほかの病気で死亡した患者の腸内では決して認められないことを発見した。

長いあいだ、科学界は瘴気説を放棄することに後ろ向きだった。1874年のある国際会議で、科学者たちは満場一致で「外気がコレラの発生因子の主要媒介物である」との採決を行なっている。しかし、ジョン・スノウとセントルークス教会のグループによる緻密な研究のおかげで、その後の数十年で世論の流れが変わりはじめた。彼らの知見は安全な下水処理設備を整備する公衆衛生上の政策に大きな影響をおよぼし、スノウの方法論は現代でも多くの疫学研究の基礎をなしている。

死後の名誉

イタリアの科学者フィリッポ・パチーニは、コレラで死亡した患者の腸粘液を顕微鏡で調べてはじめてコレラ菌を発見した。彼は観察できたコンマ状の生物をビブリオ(Vibrio)とよび、1854年に論文にして発表したが、科学界からは黙殺され、ジョン・スノウもこの論文について耳にしたことはなかったようである。パチーニは体液と電解質が大量に失われることが死因であることもつきとめ、患者を食塩水の静注により治療することを推奨した――これはのちにもっとも有効であることが判明する方策である。1965年にはパチーニの早期の研究に敬意を表するためにビブリオ・コレラエ(Vibrio cholerae)という名前が採用された。

フローレンス・ナイチンゲールのランプ

場所：	スクタリ（現在のトルコ、イスタンブールの一部）
時期：	1854〜55年
分野：	看護学

　14世紀に、医師になるには大学で医学の学位を得る必要があることが定められ、また大学が女性を受け入れないことを選択したため、女性は医師の職から締め出された。床屋外科医などの同業組合も女性会員を受け入れなかったため、医療の職に魅力を感じた女性にとっての選択肢は家族や近所の人の世話をすることしかなかった。19世紀初頭には、下層階級の女性が公共病院の清掃や患者への食事提供のために雇われていたが、いかなる社会的身分の女性でもベッドに臥す見知らぬ男性の世話をすることは恥ずべきことと考えられていたはずである。そこに「ランプの貴婦人」、フローレンス・ナイチンゲールが登場し、根深い考え方を打破し、近代的な看護職を確立することになる。

> わたしが成功した理由はほかでもない——自分にも他人にも言い訳を許さなかったからだ。
> ——フローレンス・ナイチンゲール

祈りから看護へ

修道会は昔から病者を受け入れており、中世からは修道女が女子修道会の診療所で働いていた。パリのオテル・デュー（40～43ページ参照）はアウグスティノ会の修道女により運営されており、女性は初期の多くの病院で単純な仕事を手伝っていた。しかし、19世紀には、訓練をまともに受けていない女性がロンドンのごった返す病院で働き、悪評を得ている。チャールズ・ディケンズは酔っぱらい、性的に乱れ、思いやりがない彼女らのようすを風刺的に描いている。多くの女性助産師は男性により職業から締め出され（76～81ページ参照）、地域の「産婆」がもつ民衆的知恵は医師の手引きにおいてたいていは「迷信」としてしりぞけられた。

19世紀初期には上流社会のくびきから自由になり、病者を助けたいと望む新世代の女性たちが登場した。1836年に、テオドール・フリートナー牧師がドイツのカイザースヴェルト（現デュッセフドルフの一部）に影響力のある3年課程の看護学校を設立し、そこで看護婦は患者の看病について教育を受けることができた。イギリスの社会改革家エリザベス・フライは、カイザースヴェルトを訪問して刺激を受け、ロンドンで英国国教会の女性を教育する看護学校を設立している。1851年にはフローレンス・ナイチンゲールもカイザースヴェルトを訪れ、帰国するとロンドンのハーリー街にあった病気の上流婦人のための病院の監督の職を得た――しかし彼女の最盛期はまだ先のことだった。

クリミア戦争から、イギリス軍兵士が何千人も、多くが戦闘による負傷ではなく病気のために死に瀕しており、フランス軍とロシア軍にはいずれも兵士を看護する「愛徳修道会の修道女」がいたのに、イギリス軍にはいないとの知らせがまいこむと、ナイチンゲールは憤激した。1854年11月、彼女は女性の一団をつれてスクタリ（現在のトルコ、イスタンブールの一部）におもむき、兵舎病院を設置し、その取り組

現代のイスタンブールの一部であるスクタリの兵舎病院。ここでフローレンス・ナイチンゲールと看護団は1854～56年のクリミア戦争で負傷した兵士の治療にあたった。

メアリ・シーコール

ジャマイカ出身のメアリ・シーコールは1830年代と1840年代にパナマとキューバでイギリス軍兵士の看護を行ない、薬草療法と細心の看護を用いて彼らのコレラや黄熱病を治した。クリミア戦争勃発後数カ月でコレラの大流行が生じると、彼女はクリミアにおもむいて支援することを申し出たが、イギリス政府は彼女の皮膚の色のために断わった。めげることなく、メアリ・シーコールは自力でクリミアまで船でわたり、「ブリティッシュ・ホテル」を設立し、助けの必要な人々に家庭料理をふるまい、薬草療法をほどこした。危険を承知で戦場にのりこんで負傷者を治療するというその気風により、彼女は兵士たちから絶大な人気を得た。

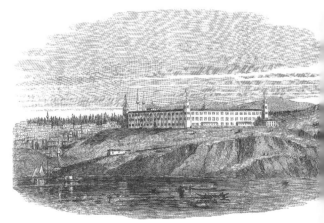

フローレンス・ナイチンゲールのランプ

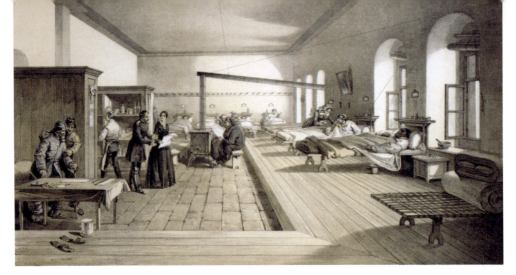

兵舎病院の病棟。フローレンス・ナイチンゲールはここでの仕事から衛生について多くを学んだが、それでも戦争で死亡したイギリス兵の死因の80パーセントは負傷ではなく、病気だった。

みのなかでイギリスの国民的ヒロインとなった。

戦時の看護

　フローレンス・ナイチンゲールは顕微鏡で見えるような「細菌」が病気の原因かもしれないことは理解していなかったが、それでも清潔さが重要であると確信しており、到着するや、兵舎病院を隅から隅まで磨いた。窓は空気を入れるために開放され、栄養に富む食事が提供された。彼女が知らなかったのは、病院が腐乱した動物の死骸が横たわる古い下水溝の上に建てられていたことで、当初、病院の生存率は低かったが、下水設備を清掃した後は劇的に改善した。彼女は世間体を考え、指揮する看護婦たちが夜間に病棟にいることを禁じ、ファヌースというトルコ式ランタンを手にしてみずから彼女らを移動させながら、負傷者を慰めた。イギリスに帰国すると、ナイチンゲールはロンドンのセントトマス病院に看護学校を開設し、教育を受ける看護婦のための教科課程を詳述した『看護覚え書』（1859年）と題する影響力のある書物を執筆した。

　1861〜65年のアメリカの南北戦争時には、ほとんどが家庭外での経験のない3000人の女性が負傷した兵士の看護にあたっている。精神保健の運動家ドロシア・ディックスは北軍看護婦の監督に任命され、病院に運びこまれた南軍の負傷兵にも味方軍に対するものと同じ看護をほどこすよう決めることで世界的に尊敬を得た。奴隷解放運動家のハリエット・タブマンはサウスカロライナ州沿岸の島で南北戦争のための病院を運営し、クララ・バートン（126ページ参照）は激戦が行なわ

> 医学の分野はたいへん広く、あらゆる年齢、性別、階級の人々を相手にすることから、一般的利益と密接にからみあうものでありながら、その個々人の理解では大いに個人的な性質をおびることから、そのあらゆる必要を満たすために男性と女性の協力が必要な仕事の主要分野のひとつと考えるべきである。
> ——エリザベス・ブラックウェル『女性が医師となる道を切り開く先駆的活動（Pioneer Work in Opening the Medical Profession to Women）』、1895年

れた前線のすぐ後方にあった病院の多くで働いた。このような女性たちの名前は伝説化し、医学の分野で働く女性に対する考え方を変えるのに役立った。なおも道のりは長かったが、1872年にはアメリカ初の看護学校がフィラデルフィアに設立されている。

女性医師

クリミア戦争でのある病院の生存率はフローレンス・ナイチンゲールの病院よりつねに高かった。この病院は、イギリスのエディンバラ大学で医学を学び、ワーテルローの戦い（1815年）で手柄を立て、イギリス陸軍病院の監察長官となったジェームズ・バリー博士により運営されていた。バリーがマーガレット・バルクリーという女性であることが判明したのは、1865年に赤痢により死亡した後のことであり、彼女はイギリス初の資格を得た女性医師となった。

イギリス生まれのエリザベス・ブラックウェルは、彼女を受け入れてもよいかどうか採決を求められた学生がそれをジョークと思って賛成したことで、ようやくニューヨークのジュニーヴァ医科大学で学ぶことができた。彼女は1849年に首席で卒業したが、病院に職を得ることができなかったため、妹とともに独自に「貧しい女性と子どものためのニューヨーク診療所（New York Infirmary for Indigent Women and Children）」をはじめた。のちに彼女はロンドンに移り、1874年に女子医学校を設立し、イギリスではじめて自力で医師としての資格を得た女性、エリザベス・ギャレット・アンダーソンとともに働いた。正面からのルートでは医学界に入ることができなかったギャレット・アンダーソンは薬剤師会から資格を取得し、その後パリにわたって最終的な医師試験を受けている。1876年以降にようやくイギリスの大学で女性が医学を学ぶことが認められたのは彼女の運動の成果である。潮流は世界中で変化し、現在では多くの国で男子より女子の医学生のほうが多いところまで来ている。

先駆的な女性医師たち

ドイツのドロテーア・エルクスレーベンは、プロイセンのフリードリヒ大王から特別にハレ大学の入学許可を得たのち、1754年に医学の学位を取得した。スウェーデンではロヴィサ・アールベルクが1840年代を通じて患者の治療を成功させたが、「ニセ医者」として逮捕、告発されると、その医学知識に彼女を調べるために派遣された者が大いに感銘を受けたため、王から診療を行なう名誉免許とメダルを授かった。レベッカ・リー・クランプラーは1864年にマサチューセッツ州ボストンの大学卒業後に医師の資格を得た初のアフリカ系アメリカ人女性となったが、当時は黒人女性はもちろん、黒人男性でも医学校に入学することはまれだった。

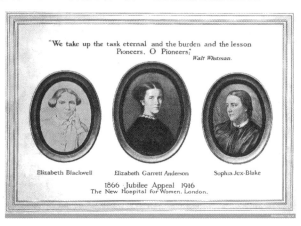

医学における3人の先駆的女性。エリザベス・ブラックウェルはアメリカで、エリザベス・ギャレット・アンダーソンはイングランドでそれぞれはじめて医師の資格を得た女性であり、スコットランドの医師ソフィア・ジェックス＝ブレイクは、女性の大学教育を認めさせる運動の先頭に立った。

ルイ・パストゥールのフラスコ

場所：	フランス
時期：	1859年
分野：	微生物学

> 観察の分野では、好機は準備を怠らない者にのみ訪れる。
> ——ルイ・パストゥール、1854年

　19世紀中ごろに医学のいくつかの分野で大きな進歩が生じたが、おそらくもっとも重要であったのは、多くの病気が、ガレノスのいう瘴気ではなく、生きている微生物によりひき起こされるという説が徐々に受け入れられたことだろう。顕微鏡技術の向上によって微生物が見えるようになったのだが、どれが病気をひき起こしているのだろうか？　情勢は競争的となり、研究者たちはライバルに出し抜かれる前にみずからの研究を発表しようと競いあった。この時代の巨人のひとりがフランスの微生物学者で化学者のルイ・パストゥールだった。現在では低温殺菌法の発明がもっとも有名だが、彼は多くの独創的発見をなしとげ、そのいくつかは巧妙な白鳥の首状のフラスコを用いてなされた。彼はときには研究室での作業で抜け道を用い、ほかの研究者の研究を自分のものといつわったりもしたが、それで彼の歴史的重要性が減じることはいささかもない。

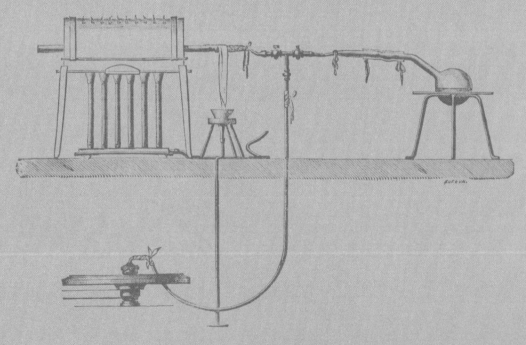

細菌論

 前1世紀、古代ローマの学者マルクス・テレンティウス・ウァロはマラリア（86〜91ページ参照）が、「眼では見ることのできない小さな生物」によりひき起こされるのではないかと考えたが、彼は時代の何世紀も先を行っており、その説は同時代人からはほぼ黙殺された。1546年、イタリアの医師ジローラモ・フラカストロが随筆を書き、そのなかで衣服などの生物ではない物質が「伝染病の本質的種子」をはぐくみ、感染の原因となる可能性を提案したが、彼もほとんど注目を集めなかった。ファン・レーウェンフックの「微小動物」(アニマルキュール)（82ページ参照）のいくつかが、顕微鏡での観察により病者の血液中に発見されると、これは当初は症状であると考えられた。この前提から、実際にはこのような微生物が病気をひき起こしていることを証明するまでには大きな飛躍があった。

 潮目は徐々に変わりはじめた。1835年、イタリアの昆虫学者アゴスティーノ・バッシーは、硬化病として知られるカイコの病気が小さな生きた胞子によりひき起こされることを発見した。ハンガリーの医師イグナーツ・ゼンメルヴァイスは、1840年代に医学生の手の汚染が産褥熱の原因であることを立証した（81ページ参照）。1854年、ジョン・スノウは感染源となっている水にふくまれる白い物質がコレラの原因であるとの仮説を立てた（109ページ参照）。しかし、「細菌論」として知られるようになる証拠を立証した2人の重要人物はルイ・パストゥールとそのライバルであるドイツ人医師ロベルト・コッホだった。

白鳥の首状のフラスコ

 自然発生説（84ページ参照）はパストゥールの時代でも支配的な考え方だったが、彼は信じていなかった。フランス科学アカデミーがこの問題を解決した者に対し2500フランの賞金を出すことにすると、パストゥールは巧みな実験を考案した。彼は首部に湾曲した細長い管をとりつけたフラスコを作成し、なかに透明な肉汁を入れ、あらゆる微生物を殺すために沸騰させた。首部にフィルターをつけたフラスコもあれば、つけないものもあったが、いずれにせよ管が非常に細かったため、ごみやちりが入りこむことはできず、パストゥールはこの両方の種類のフラスコでは肉汁が汚染されないことを示した。フラスコを割って開け、ちりのなかの胞子といった外界の生物にさらさないかぎり、そのなかではなにも成長しなかった。したがって、微生物が肉汁のなかで自然発生することはなかった。彼は賞金を獲得した。

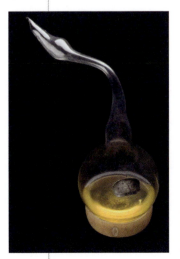

1862年にパストゥールが自然発生説の誤りを証明するために作成したフラスコの複製。肉汁を沸騰させてもすべての微生物を殺すことはできなかったため、この設計も絶対確実というわけではなかったが、議論に勝ったと広く認められた。

ルイ・パストゥールのフラスコ

ワイン産業を救う

フランスの主要なワイン産地のひとつ、アルザスの中心都市にあるストラスブール大学の化学教授であった1848年に、ルイ・パストゥールは科学に対する彼のもっとも独創的な貢献とされることもある発見をなしとげた。酒石酸の結晶を通過する光の偏光にかんする技術的問題を解決しようとしていたときに、この同じ酒石酸分子に右手型と左手型がみられ、生物により作られるものはつねに左手型であることに気づいたのである。これは巧妙な観察と推論による偉業であり、彼のキャリアの初期の評判を高めた。

1854年に彼はフランス北部のリール大学の理学部長に任命された。ワイン醸造業者が、ワインを腐敗させる原因の解明に彼の助力を求めた。この問題は当時同産業に打撃をあたえていた。まもなくパストゥールは、糖をアルコールに変える発酵が、「発酵素（ferment）」と彼のよぶ微生物の作用により生じるものであることを発表した。彼は、ブドウの皮にいる酵母が発酵をもたらすが、微生物による汚染のためにその過程で酪酸が生じる——これがワインを腐敗させた原因である——場合もあることを実証した。

パストゥールはビールやワインを加熱することで腐敗をひき起こす細菌が死ぬことを示した。沸騰させると風味がそこなわれた——だが実験により、飲料の貯蔵期間を延ばすには55℃まで熱するだけでよいことを発見した。同じ原理をミルクに応用すると、細菌、酵母、カビを殺して結核やブルセラ症などの病気の伝染を防ぐことができ、公衆衛生分野における重要な進歩となった。

病気のカイコ

次にパストゥールが注目した問題はフランス南部の絹産業を悩ませていたカイコの病気、微粒子病（*pébrine*）と軟化病（*flacherie*）だった。6年にわたり、妻のマリーをカイコを繁殖させる助手とし、彼は研究室でカイコの研究を行なった。パストゥールは感染症が微胞子虫の寄生虫により伝染することを解明し、カイコの卵のスクリーニング法をあみだして、感染した卵を選別して破棄できるようにした。彼の方法は現在でも使われている。

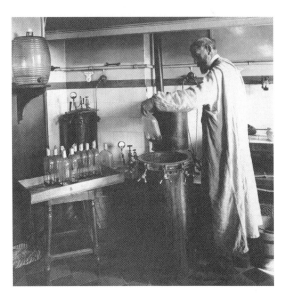

リール大学勤務時代にワインの発酵について研究するルイ・パストゥール。彼は「ひと瓶のワインには世界中のあらゆる書物より多くの哲学がふくまれている」と述べたとされる。

> わたしは謎の先端におり、その覆いはますます薄くなりつつある…妻にたびたび小言をいわれるが、名声をもたらしてあげると言ってなだめている。
> ——ルイ・パストゥール、手紙、1851年

カイコ研究の時期にパストゥールの5人の子のうち3人が死亡した。2人は腸チフス、1人は腫瘍が原因だった。1868年には自身が脳卒中となり、部分的に麻痺が残ったが、同僚が研究所の改造を支援してくれたおかげで研究を続けることができた。おそらく彼がその関心を人間の病気において微生物が果たす役割に向けたのはこのような悲劇が一因であり、またドイツ、ベルリン近郊の手作りの小さな自宅研究所で研究を行なった医師、ロベルト・コッホの発見に刺激を受けたためだった。

コッホの発見

ロベルト・コッホは注意深く几帳面な科学者であり、固形培地（当初はゼラチン、のちに寒天ゼリー）上で細菌の純粋培養を行ない、染色により顕微鏡で観察できるようにする手法を開発した。助手のユリウス・ペトリはこの目的のために用いるペトリ皿を開発している。これらの道具を用い、コッホは微生物をそれがひき起こす病気と結びつけるというたいへん困難な仕事にのりだした。

彼はまず自身が住んでいた地域の家畜に多かった病気である炭疽に取り組んだ。1849年に病気にかかった動物の血液中に細菌が発見されていたが、コッホはその細菌が病気の結果ではなく原因であることを証明しようとした。彼は死んだウシから採取した炭疽菌をマウスに注射し、対照として健康なウシの血液を別のマウスに注射した。炭疽菌を注射されたマウスは病気を発症し、死亡したが、対照のマウスは健康だった。コッホはこの実験を20世代分のマウスでくりかえしたのちに1876年に結論を報告した。

コッホはひき続き結核をひき起こす桿菌（1882年）、コレラの原因となるコレラ菌（*Vibrio cholerae*）（1883～

コッホの原則

コッホはある微生物が病気の原因であるかどうかを確認するための実験に適用すべき4つの規則、つまり「原則」を提示した。

- 特定の微生物が病気にかかった生物すべてに見出され、健康な生物には見出されないこと。
- その微生物を単離し、純粋培養中で増殖させられること。
- そのように培養した微生物を健康な宿主に注射すると問題の病気が生じること。
- そのように感染させた生物から得た微生物が、培養を得たもとの微生物と同一であること。

のちにコレラや腸チフスなどで症状を生じない保菌者がいること、また感染因子にさらされた生物すべてが病気を発症するわけではないことが判明した後に、彼はこれらの原則を修正している。

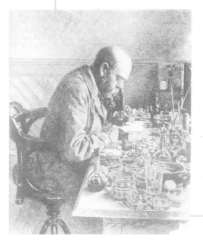

パストゥールとは違い、ロベルト・コッホは資格をもつ医師だった。彼は日中は仕事をし、余暇時間に、自宅マンションで妻から贈られた顕微鏡を用いて画期的研究を行なった。

84年）を発見し、また彼の方法を用いたほかの研究者が腸チフス、破傷風、ペストをひき起こす細菌を発見した。コッホは1905年にその研究によりノーベル賞を受賞している。

> 正しい方法が見つかるや、熟したリンゴが木から落ちるように発見はたやすく得られた。
> ——ロベルト・コッホ、1882年

研究室でのワクチン開発

病気の原因をつきとめたとしても、かならずしも科学者が治療法の発見に近づくわけではなかったが、パストゥールは次の段階に進むことを決意した。彼は、ジェンナーが天然痘について行なったように（92〜95ページ参照）、さまざまな病気に対してワクチンを開発できないだろうかと考え、家禽コレラで実験をはじめた。1879年に助手が古くなって傷んだ原因菌の培養を誤ってニワトリに注射したところ、そのニワトリは家禽コレラの軽い症状を生じたものの、死ぬことはなかった。ニワトリはこの弱毒化した培養により免疫を生じたとみられた。

パストゥールは炭疽に目を向け、研究室で、最初は培養に消毒剤をくわえることにより、のちに熱処理を行なうことにより、単離した桿菌の弱毒化を試みた。1881年、彼は一群の家畜の半数に弱毒化した炭疽菌を注射し、その2週間後に全頭に病原性のある炭疽菌を注射した。ワクチンの接種を受けた家畜は発症しなかったが、そうでないものは発症した。

1885年、パストゥールの助手のエミール・ルーが狂犬病ワクチンを開発すると、イヌでは有効とみられた。パストゥールは、とくに自分が資格をもつ医師ではなかったことからこのワクチンを人に試すのに慎重だったが、狂犬病のイヌに襲われたジョーゼフ・マイスターという少年が彼のもとにつれてこられると、その機会を生かすことにした。医師が迎え入れられ、連日14日にわたる一連の注射が行なわれた——少年が

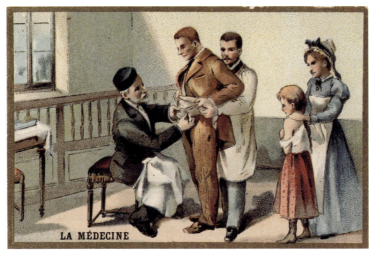

ルイ・パストゥールが患者の腹部に狂犬病ワクチンを接種しているようすを描いた挿絵。実際には、パストゥールは医師の資格をもっていなかったため、みずから注射を打つことはできなかった。

狂犬病を発症することはなかった。

> パストゥールさん、あなたがもち出された実験はあなたにとって不利になるのではないかと案じています。あなたがわたしたちをつれていこうとしている世界はあまりに突拍子もないものです。
> ——フランスでよく読まれていた新聞、「プレス（La Presse）」紙、1860年

パストゥール研究所

1887年、パストゥールはパリにパストゥール研究所を設立し、病気の原因における微生物の役割の研究とワクチンの開発を続けた。彼がさまざまな分野の科学者をよび集め、研究を行なう最新の施設を提供すると、まもなく続々と成果が現れはじめた。

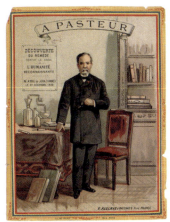

壁の掲示が、パストゥールが19世紀にヨーロッパに蔓延しており、つねに致命的な病気であった狂犬病の治療法の発見者であることを示している。

- パストゥールの助手のエミール・ルーとアレクサンドル・イェルサンが、子どもの命を奪う病気ジフテリアの原因菌が患者の体に毒素をあふれさせるメカニズムを示し、その治療のための抗毒素を開発した。
- イェルサンが腺ペストの原因となる細菌、ペスト菌（*Yersinia pestis*）を単離した（56〜61ページ参照）。
- ラヴランがマラリアの原因となる原虫を発見した（88〜89ページ参照）。
- ジャン・レグレが黄熱病ワクチンを開発した（91ページ参照）。
- カルメットとゲランが結核ワクチンを開発した（105ページ参照）。
- シャルル・ニコルが腸チフスの感染様式を発見した（189ページ参照）。
- 同研究所のグループがエイズの原因となるHIVウイルスを発見した（202〜205ページ参照）。

パストゥール研究所は、現在にいたるまでつねに感染症との世界的戦いの最前線に立っている。

パストゥールにかんする論争

1895年に脳卒中で亡くなる前、パストゥールは研究ノートを決してだれにも見せないよう家族に頼んでいた。ノートが見られるようになり、彼がそれを秘密にしておきたかった理由を研究者が理解したのは1971年になってからのことである。ノートはパストゥールがしばしば結果の見ばえをよくし、場合によっては事実を曲げて結果をいつわっていた事実を暴露するものだった。彼はみずからの炭疽ワクチンの作成に用いた方法について、酸素により弱毒化したとしていたが、実際には同僚のアンリ・トゥーサンの試料を使い、消毒薬により弱毒化していた。狂犬病ワクチンをジョーゼフ・マイスターに用いる前に数百頭のイヌで試験を行なったとしていたが、実際にはほんのわずかな試験しか行なっていなかったことがノートからわかっている。また彼の発酵にかんする「発見」の多くはほかの研究者の仕事だった。

スネレン視力表

場所： ユトレヒト、オランダ
時期： 1862年
分野： 眼科学

　18世紀と19世紀の科学の進歩により、医学の多くの分野で進展が生じ、そのなかには眼科学もあった。医師たちは眼の解剖学的構造、その働き、眼をおかす病気について新たな理解を得た。18世紀に、文字を読める人口の割合が高まるにつれ、眼鏡が普及していったが、眼鏡の選択は、一般に使用する人の年齢に応じて場あたり的に行なわれていた。フランシスカス・ドンデルス博士が患者に壁をみつめさせ、何が見えるかを言わせることで視力を診断する方法を考案したのは19世紀なかばのことである。彼は自分で視力表を考案する時間がなかったため、助手のヘルマン・スネレンにその仕事をゆだねた。

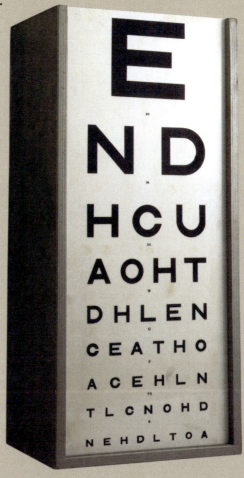

> ケプラー以前、あらゆる人間は盲目だった。ケプラーは眼をひとつもっていた。ニュートンはふたつもっていた。
> ——ヴォルテール『ヴォルテールのノートブック（Voltaire's Notebooks）』の引用、1952年

眼の働きの研究

外界の像がどのように眼を通じて脳にとどくのかを科学者たちが解明するためには知識の大きな飛躍が必要だった。像が空中を通り、水様液（44ページ参照）と混ざると考えた初期の先駆者たちは、当時得られた情報にもとづいて最善の推測を行なっていた。ガリレオとニュートンの研究により、光学レンズを改良する道が拓かれたが、眼の働きを正確に説明したのは17世紀初期に研究を行なっていた天文学者のヨハネス・ケプラーだった。彼は水晶体と角膜が屈折媒質であり、倒立、反転した像を、受像板の役割を果たす網膜に投射することを示した。彼はさらに、像はその後「霊魂の作用」によって「脳の空洞のなかで」補正されるのではないかと提案した——これは霊魂を差し引くとしても、おおよそのところで正しい。

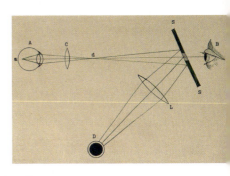

フォン・ヘルムホルツの眼底鏡の図。これにより医師は眼底を見ることができた。イギリスのチャールズ・バベッジは自分が発明者であると主張したが、みずからの成果を発表しなかった。

レンズ技術は向上しつづけ、1851年にはドイツの物理学者で医師でもあったヘルマン・フォン・ヘルムホルツが眼底鏡を発明し、眼底を見通せるようにすることでまたたくまに有名となった。彼の『生理光学ハンドブック』は、奥行き、動き、色の知覚についての彼の理論を説明するもので、眼科医の標準的参考文献となった。彼は遠近調節の理論をあみだし、瞳孔が収縮することで被写界深度を大きくするメカニズムを示し、また視神経が印象を処理する仕組みにより、知覚においてどのように無意識的推論（眼の錯覚や無意識の判断など）が生じるかを説明した。この研究が10年後のドンデルスとスネレンによる視力検査の考案に影響をおよぼすことになる。

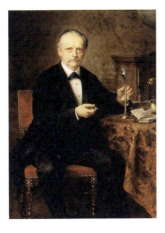

科学者ヘルマン・フォン・ヘルムホルツは物理学と医学の両方を習得した。彼はエネルギー保存、熱力学、視覚について重要な理論を打ち立てた。

眼鏡

ロジャー・ベーコンとアレッサンドロ・ダ・スピーナ（47ページ参照）が初期の読書用拡大鏡を作製して以降、学識のある男性が拡大鏡をかけた姿で肖像画に描かれることが流行となった。最初期のレンズは老視を補正するものだったが、のちに遠視用、16世紀に近視用のレンズが利用できるようになった。ツルのない眼鏡、鼻梁部でたたむ眼鏡もあり、デザインや素材はさまざまだった。行商人がかご一杯の眼鏡を用意し、いちばんよく見えると思われるものを選んだり、だれでも視力は同じ速さで悪化するという前提にもとづいて、自分の年齢が記されているものを選んだりした。1640年代にはイギリス人男性の識字率はわずか30パーセントだったが、18世紀なかばには60パーセントまで増加し、それにしたがい眼鏡の需要も増えた。

視力の検査

最初期の眼底鏡は扱いにくいものだったが、使用法を習得した医師に、さまざまな眼の疾患を診察する方法をもたらした。これを初期に活用した医師のなかに、1850年代と1860年代に眼にかんする世界的第一人者と広く認められたオランダの眼科医フランシスカス・コルネリス・ドンデルスがいる。

彼は、眼内圧の測定ができ、緑内障のリスクがある患者の評価を可能とする眼圧計を発明している。また乱視（水晶体が網膜上に鮮明な像を結べない状態）を矯正するレンズを作っている。医師たちは眼の症状をもつ患者を継続的に彼に紹介し、1858年には彼はユトレヒトにオランダ眼科急患病院（Netherlands Hospital for Necessitous Eye Patients）を設立した。

ヘルマン・スネレンは若い研究員であり、ドンデルスは彼に視力検査用の視力表作成の仕事をゆだねた。それまでの検査法はさまざまな大きさのさまざまな字体を使っており、ドンデルスは、標準化されたものがひとつあれば役に立つだろうと考えた。1861年のスネレンの最初の試みは、円、四角形、矢印などの記号を使ったものだったが、患者によって記号を別のものにとることがあったため、かわりに文字と数字を使うことにおちつき、それを「視標（optotype）」と名づけた。彼の視標の線はすべて同じ太さで、線のあいだの白い空白も同じ幅であり、それぞれの視標の大きさは線幅の5倍だった。最初の視力表は視標が7列にならんでおり、下に行くほどに小さくなっていた。検査を受ける人は6メートル離れて立ち、片目をおおって上から文字を読んだ。読むことのできた最小の列がその眼の視力を表した。

スネレンは、表と被験者の距離を識別できた最小の文字の大きさで割ることで視力の値を計算した。標準視力は20/20として知られるようになった。この測定法は数十年にわたり変更され、さまざまなパターンが使われたため、患者は表を覚えることはできなかったが、スネレンが考案した原理は現在でも使われている。

> 科学の探究において、即座の実用性を求める者はかならず徒労に終わることになるだろう。
> ——ヘルマン・フォン・ヘルムホルツ
> 『学術的な言語使用（Academic Discourse）』、1862年

ヘルマン・スネレン。彼の名にちなむ視力表はアメリカではいかなるポスターよりも売れているが、現在ではコンピュータにより生成されたパターンにとって代わられている。

眼病の治療

18世紀と19世紀は、しばしば眼科学の黄金時代（実際には昔のイスラム世界での全盛期に次ぐ2回目——44〜47ページ参照）とよばれ、古くからの症状に対し多くの新たな治療法が考案された。古代には、白内障は、墜下法として知られる手術法により針を用いて横に押し出していたが、この方法ではその後焦点が合わなくなった。最初の真の白内障手術は、1748年にジャック・ダヴィエルが濁った水晶体を嚢内から抜き出

すことで行なわれた。切開部が治癒するまで、患者の頭部のまわりに砂袋をあてがって固定する必要があったが、彼の方法は一定の成功をおさめ、現在では白内障の除去は一般的な手術となっている。

手術の安全性が向上するにつれ、眼科医はさらなる疾患も外科的に治療できるようになった。1856年には、ベルリンの医師アルブレヒト・フォン・グレーフェが、ヒッポクラテスも記述している疾患だが、その当時まで確実に失明にいたっていた急性緑内障のうっ血を緩和するための全幅虹彩切除術とよばれる手術を記載している。20世紀早期には、スイス、ローザンヌのジュール・ゴナンがそれまではやはり失明にいたっていた疾患である網膜剥離の治療法をあみだした。1922年にはイギリス、カーディフのテューダー・トマスが動物の角膜の移植片の挿入を行なっている。20世紀を通じたレーザー（199ページ参照）、超音波、マイクロサージェリーの各技術の発展により、現在では昔の人々を失明させていた多くの眼病が治療できるようになっている。

聴能学

ヒッポクラテスは、聴力低下は耳鳴や頭部外傷とともに、風の向きの変化により生じると考えた。医師たちは耳を刺激しようと大きな音を立てることを試みたが、難聴の治療に真の進歩が生じるのは20世紀になってからのことである。1920年代に聴力低下を測定するために聴力計が開発された。第2次世界大戦後に、多くの兵士が傷害、砲弾ショック、音響性外傷による聴力障害をかかえて帰還すると、アメリカ人のレイモンド・カーハートが、音叉を使った聴力検査法を多数考案し、「聴能学」という用語を作り出した。最初の電気式補聴器は1898年に作られ、現在では耳のなかに高性能なインプラントを埋めこむことで多くの人が聴力を回復することができる。

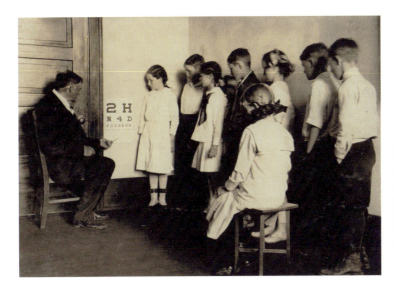

1917年にアメリカ、オクラホマ州の小学校で、スネレン視力表を使って5年生の児童の視力検査を行なっているところ。21世紀には、昔より戸外で遊ぶ時間が減ってきたことから、子どもの近視の有病率は過去50年で倍増している。

123
スネレン視力表

赤十字のシンボル

場所：	ジュネーヴ、スイス
時期：	1861年
分野：	戦場医療、人道支援

　1859年6月、スイスの実業家アンリ・デュナンがソルフェリーノの戦いの後の戦場を見てまわると、4万人におよぶ遺体や負傷者が横たわり、医療を受けている者がほとんどいないという被害の規模にショックを受けた。彼は戦闘による負傷者の治療にあたる、訓練を受けたボランティアによる中立組織を立ち上げる構想を思いついた。医師は赤十字をあしらった白い腕章を着用することでその立場を示すのである。この構想は、戦闘員の治療を大きく改善し、まもなく平時にも広がることになった。

> クレモナのある病院で、イタリア人の医師が次のように言った。「わたしたちは連合軍の友人のためによいものをとっておき、敵には必要最小限のものしかあたえない。彼らが死ねば、それもむだだったということだ！」。そしてそんな野卑な言葉の言い訳をするために、オーストリア人はフランス系サルデーニャ人の軍隊の負傷者を治療せずに死なせた…と聞いたことがあるとつけくわえた。
> ——アンリ・デュナン『ソルフェリーノの思い出』、1862年

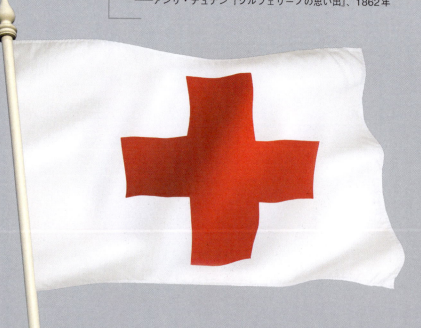

戦場医療の略史

　ローマ帝国の時代、ローマ軍には十分な訓練を積んだ軍医が帯同し、自軍の負傷者の治療にあたった。しかし、敵軍の治療は問題外だった。不運にも捕虜になった者は、殺されるか、奴隷にされるか、身代金で受け戻されるかした。中世を通じ、戦争捕虜は負傷について治療を受けることを期待できなかったが、1648年のウェストファリア条約で、戦争終結時には捕虜を身代金の支払いなく解放しなければならないことが定められた。

　戦場医療は容赦ないものであり、過度の負担を負い、俗に「骨切り人(ソーボーン)」とよばれた外科医は、感染症が生じるのを防ぐために負傷した肢を切断した。露出した組織は赤熱した鉄か沸騰した油で焼灼された。それでも、全肢切断患者の約半数が、失血によるショックか壊疽により死亡した。

　16世紀中ごろ、フランスの外科医アンブロワーズ・パレが出血している動脈を結紮糸(けっさつし)でしばるアイディアをとりいれると、当時としては画期的進歩となった。19世紀早期には、ドミニク・ジャン・ラーレーが軍隊とともに移動できる移動式野戦病院を開発し、また負傷者が治療を受けるスピードがきわめて重要なことに気づいたことから、担架運搬人と荷馬車の御者を訓練し、最初の傷病者運搬車を作り出した。ラーレーは医療従事者に死傷者分類(トリアージ)の方法も教えた――これは階級や国籍ではなく、負傷の重症度にもとづいてどの症例がもっとも緊急の助けを必要とするかを判断する方法だった。彼はナポレオン軍の軍医であったが、両軍の兵士の治療を行なうことで名高かった。1815年のワーテルローの戦いでは、ラーレーの部下が負傷者の収容に出ているあいだ、ウェリントン公爵が自軍に発砲をやめるよう命じている。

　1861〜65年のアメリカの南北戦争中には、医師ジョナサン・レターマンが前線救護所を設置してそこで負傷者を安定させてから病院に運び、また同戦争では数人の衛生兵と看護婦が両軍の負傷者を治療しており、これこそが人道的行為であるという認識が広がっていった。

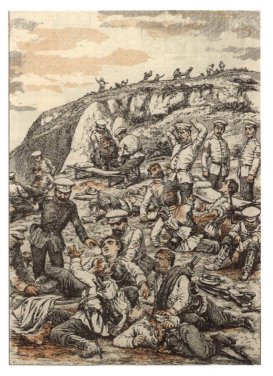

赤十字のボランティアが紅白のシンボルを示す腕章を着けて1904〜05年の日露戦争の負傷者の手あてをしているところ。赤十字社はロシアでは1879年に、日本では1887年に設立された。

1864年のジュネーヴ条約の重要な条項

- 負傷し、兵役に堪ええない軍人には人道的な治療がほどこされるべきであり、殺されたり、それ以上に傷つけられてはならない。
- 負傷した戦争捕虜には医療がほどこされなければならない。
- 負傷者の治療にあたる医療者はつねに尊重されなければならない。
- 死者と負傷者の身元が記録され、その情報が味方側に伝えられなければならない。
- 国際赤十字またはほかのいかなる中立組織に対しても負傷者の治療が認められなければならない。
- 赤十字は国際的シンボルとして採用されなければならない。

5人委員会

アンリ・デュナンはカルヴァン派の信者であり、その経歴において慈善事業に取り組んできた。1859年にソルフェリーノの戦場を見てまわったのち、彼は、包帯を巻き、基本的医療を提供するだけでなく、飲食物を運ぶことで負傷者を助けるよう地元の人々を説得した。スイスのジュネーヴに戻ると、彼はみずからの経験を本に記し、そのなかでそれぞれの国で訓練を積み、必要な場所で救護を行なう国別のボランティア組織の創設、また交戦地帯で働く医師を守るために国際的に認められる憲章の制定を提案した。

医師、法律家、将軍、ジュネーヴ公共衛生委員長からなるチームがデュナンの考えを支持し、1863年に、前線での医療奉仕の改善を話しあうために国際会議が開催された。彼らの提案のひとつが、ボランティアであることを示すための白地に赤十字を記した国際的シンボルの採用だった。1864年、最初のジュネーヴ条約が12カ国により調印された。イギリス赤十字社が1870年に、アメリカ赤十字社が1881年に南北戦争の有名な看護婦だったクララ・バートンにより設立された。1914年までに、4大陸の45カ国に救護組織が設立された。

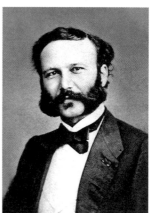

アンリ・デュナンは、戦闘で死亡した人の身元がわかるようにバッジをとりいれ、奴隷貿易の廃止運動を行ない、1901年に第1回ノーベル平和賞の共同受賞者となった。

> わたしは先例を意に介することはほぼまったくなく、もっとよいなにかが存在するはずだと信じている。それまで物事がどのように行なわれていたかを教えられると頭にくる。わたしは先例の横暴を許さない。つねに過去を改善する可能性のある新しいものを選ぶ。
> ——クララ・バートン

20世紀の戦争

　第1次世界大戦中、赤十字のボランティアの看護婦たちは交戦国の医療チームとともに働き、戦闘での負傷者の治療にあたった。ボランティアのなかには、イタリアで赤十字の救急車の運転手をつとめたアメリカの小説家アーネスト・ヘミングウェイ、看護婦として働いたイギリスの犯罪小説家アガサ・クリスティもいた。国際赤十字（IRC）も事務所を設置し、行方不明者や捕虜となった兵士を追跡するための取り組みとしてその全員のファイルカードを作成した。1914年から1923年のあいだに700万枚のファイルカードが集められ、2000万通の手紙やメッセージが兵士と家族のあいだでやりとりされた。IRCは交戦国がジュネーヴ条約の条項を遵守しているかどうかについても報告を行ない、毒ガスが塹壕で使用されたときには激しく抗議を行なった——これは戦争で使用されたはじめての化学兵器だった。停戦後、IRCは42万人の捕虜が祖国に帰国するのを支援した。

　1919年にはIRCの役割が拡大され、自然災害や人災などの戦争によるものではない危機の救護も対象とするようになり、イスラム諸国向けに赤十字が赤い三日月のマークに置き換えられた。

　第2次世界大戦では、交戦国が自国で訓練した医療チームを用意したため、赤十字の役割の重点は、戦争捕虜の治療、メッセージのやりとり、行方不明者の追跡に移ったが、あらゆる立場の負傷者を治療するためにいくつかの補助病院の設置も行なっている。その後もひき続き赤十字は戦争や内戦にかかわっている。

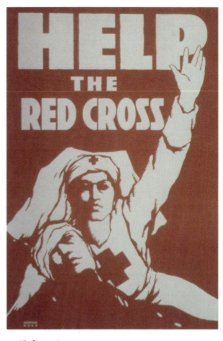

第1次世界大戦のポスター。同戦争中に9万人のイギリス人、5万人のアメリカ人の赤十字ボランティアがいた。

国境なき医師団（Médecins sans Frontières：MSF）

　1971年に、フランス人医師の一団が、医師がもっとも必要とされる世界の地域に医療チームを派遣することを目的とする、国境なき医師団とよばれる人道的非政府組織を設立した。1967〜70年のナイジェリア内戦で、ビアフラが包囲されて絶望的な状況におちいった際の悲惨さが彼らをつき動かした。MSFのはじめての任務は1972年のニカラグアでの地震の被災者の支援であり、また彼らは緊急事態にジェット機で移動できる迅速対応チームを立ち上げた。それ以降、彼らはワクチン接種プログラム、浄水、公衆衛生計画の提供、また栄養不良が生じている地域における食糧配布センターの設置にたずさわっている。2015年には在籍医療従事者は70カ国以上で3万人にのぼった。

ジョーゼフ・リスターの石炭酸噴霧器(ドンキーエンジン)

場所:	グラスゴー、イギリス
時期:	1871年
分野:	外科学

　19世紀なかばには、術後感染症(「病棟熱」とよばれていた)による死亡率が非常に高かったため、多くの医師が手術の断念を考えていた。感染症は瘴気により生じるとなおも信じられており、病院のなかには、瘴気を防ごうと、毎日病棟の換気を行なうところもあった。しかし、外科医が次の患者の治療にとりかかる前に手を洗ったり器具を洗浄したりすることもなく、前の患者の感染性のある膿を次の患者に運んでいる時代にあって、換気にはほとんど効果がなかった。ジョーゼフ・リスターはルイ・パストゥールの発酵にかんする説を読み、微生物が、ワインを腐敗させるように、傷の感染症もひき起こすのではないかと考えた。これは独創的な推論であり、彼が導入した消毒法は手術に大変革を起こすことになる。

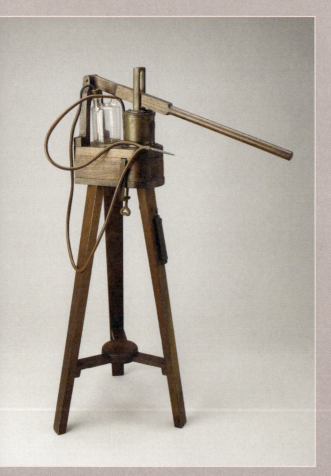

> ほとんどすべての傷口が化膿して悪臭を放っているような場合、包帯を巻き、詳しく調べ終わるまで、手と器具の洗浄を後まわしにするのは…あたりまえのことのように思えた。
> ——1860年代の医師の話、ナンシー・デュイン/ジェニー・サトクリフ『医学史(A History of Medicine)』の引用、1992年

健全膿

19世紀初期の外科医はひどく汚れた上衣を着用し、いわゆる「懐かしい手術の臭い」のする血にまみれた手術室で手術を行なうことに誇りをもっていたが、これは経験の豊富さの証となったためだった。患者ごとにベッドの白布、白衣、器具を洗浄しようとすることもなく、ガレノスが最初に記述した「健全膿［ブドウ球菌による膿で治癒の徴候となる］」が有害な体液をとりのぞくと信じられていた。1860年代の病院の死亡率は患者全体で約12パーセントであり、肢切断患者では50パーセントに近かった。

1843年にオリヴァー・ウェンデル・ホームズが「ニューイングランド・ジャーナル・オヴ・メディシン」誌に論文を発表し、産褥熱が接触感染することを示唆し、犠牲者の剖検を行なった医師が感染により死亡した症例を報告している。しかし彼の論文は重要視されず、広く報じられることはなかった。オーストリアのウィーンでは、イグナーツ・ゼンメルヴァイス（115ページ参照）が、医師に対し、手術を行なったのちに新しい患者のもとを訪れる前に、塩化カルシウムで手を洗うよう強く求めた。彼の病棟の死亡率は12パーセントから1パーセントに低下したが、彼の知見は医学界からは黙殺された。

1859年に発表されたフローレンス・ナイチンゲールの『看護覚え書』は、「病棟熱」が蔓延していたクリミア戦争での経験をふまえ、病棟では新鮮な空気、日光、きれいな水、清潔さと十分な衛生を確保すること推奨した（110〜113ページ参照）。彼女は清潔さが有効な理由を正確に知っていたわけではなかったが、その考え方はおおむね正しいところをついていた。

壊疽（えそ）

壊疽とは、組織のある部分への血液供給が不十分な場合に生じる壊死（細胞死）のことであり、四肢の組織に生じることがもっとも多い。19世紀の病院でもっとも多いタイプであった湿性壊疽では、開いた傷口に腐敗菌が侵入し、組織が腫れて悪臭を放つ。腐敗による毒性産物が血中に吸収されると敗血症、最終的には死にいたり、唯一の治療法は患部より上での切断である。ガス壊疽は土壌の細菌が傷口に感染することで生じ、第1次世界大戦中に塹壕で負傷した兵士によくみられた。このタイプは組織内にガスを発生させ、急速に敗血症にいたることがある。乾性壊疽は糖尿病や末梢動脈疾患の合併症として生じることが多く、また壊死性筋膜炎、いわゆる「人喰いバクテリア症」は、レンサ球菌によりひき起こされるまれな感染症である。

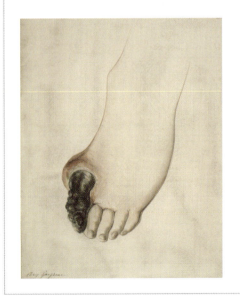

足の親指の乾性壊疽。血液が十分にとどかないために細胞が死んでおり、やがて指は脱落する。

ジョーゼフ・リスターの石炭酸噴霧器

石炭酸噴霧器（ドンキーエンジン）

　ジョーゼフ・リスターは若手医師の時代に長年にわたり炎症の研究を行ない、炎症はそれ自体疾患ではなく、感染症に対する反応として組織が機能を失った状態であると推論した。彼は、パストゥールの発酵（116ページ参照）に似た過程が開いた傷口に感染症をひき起こしているのではないかと考えた。当時、牧草地にまかれる汚水の処理に石炭酸が使われており、後にまかれた場所で草を食べたウシに悪影響が生じないようであったことから、リスターはこれを傷口に使っても安全なはずだと考えた。1865年3月、彼は器具と手を石炭酸で洗浄することで防腐手術を行ない、5パーセントの石炭酸溶液に浸した包帯で傷口を巻いた。まもなく患者の術後感染症の発生率は低下しはじめた。

　1865年8月、ジェームズ・グリーンリーズという名の少年がリスターのもとにつれてこられた。彼は荷馬車にはねられ、脚に開放骨折を生じていた。開放骨折では、折れた骨の端が皮膚をつき破る。通常、そのような骨折では、感染が広がるのを防ぐために肢切断が必要だったが、リスターは傷口を石炭酸とアマニ油で洗浄し、アルミニウム箔を巻いた。数日後に調べると、感染の徴候はみられず、6週間後に少年は歩いて退院することができ、脚を失わずにすんだ。リスターは1867年にみずからの成果を主要医学誌の「ランセット」に発表したが、医師たちの反応は批判的であり、看護婦たちは、手術室をもれなく清潔に保つために必要となる余分な仕事に不満をもらした。

　それでもくじけることなくリスターはみずからの方法を発展させつづけた。彼は、石炭酸溶液を細かい霧状にして手術室の空気中に噴霧することのできる石炭酸噴霧器（ドンキーエンジン）とよばれる機械を発明した。溶液を三脚の上に置いた瓶に入れ、助手が長柄をポンプのように動かした。1872～73年には、石炭酸が肺に刺激をあたえることから、石炭酸溶液は蒸気噴霧に変更された。その成果は彼の方法の正しさを明白に立証していた。リスターの手術を受けた患者の死亡率はわずか2パーセントだったのである。

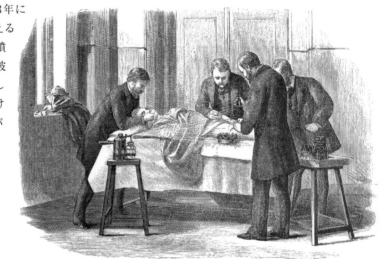

手術で使用中のジョーゼフ・リスターの石炭酸噴霧器。彼は同僚の外科医全員に、手術の前後に石炭酸の5パーセント溶液で手を洗い、同じ方法で使用器具を洗浄するよう強く求めた。

> 消毒処置の導入前、わたしが担当する事故と手術の症例の治療のほとんどが行なわれるふたつの大病棟は、グラスゴー王立病院の外科部門全体でもっとも不健康なところでした…しかし消毒処置を全面的に導入して以降…わたしの病棟は…その性質を完全に変え、過去9カ月間では一例の膿血、病院壊疽、丹毒も生じていません。
> ──ジョーゼフ・リスター、イギリス医師会での演説、1867年

リスターの遺産

リスターは外科学の分野でほかにも多くの改善策を考案している。それまで手術用の結紮糸には絹糸が使われていたのを、体に自然に吸収され、刺激を生じない腸線に変えた。外科用器具の柄の部分に無孔性の材料を採用した。また膝蓋骨を金属線で修復する方法など、いくつかの新たな手術法を先駆けて行なった。

ヴィクトリア女王が1871年に小手術を受けた際に石炭酸噴霧の使用を認めたことで石炭酸噴霧の人気に火がつき、消毒法が広くとりいれられるようになると、病院での死亡率は平均5パーセントへと低下した──それまでの12パーセントからの圧倒的な改善だった。開放骨折ではもはや肢の切断術は不要となり、腹部と胸部の手術も可能となった。

ドイツの外科医エルンスト・フォン・ベルクマンは1886年に手術器具の熱消毒をとりいれ、1891年に無菌手術（無菌環境の手術室で行なうもの）を先駆けて行なった。1880年代にはポーランドの外科医でリスターの手法の熱烈な信奉者であるヤン・ミクリズ＝ラデツキが外科用マスクを作り出し、手術中に医療用手袋を用いた。ニューヨークの外科医ウィリアム・ハルステッドは、多くの現代的な外科的原則を導入し、乳がんに対する乳房切除術などの多くの新しい手術を先駆けて行なった。

ハルステッドの手術の原則

1877年、勤務しているニューヨークの病院が無菌手術室への投資を拒否すると、ウィリアム・ハルステッドは1万ドルの私費を投じて病院の敷地にテントを張り、無菌手術室を設置した。1881年には、彼の妹が出産後に出血を来すと、みずからの血液を輸血してその命を救っている。翌年、彼は、手と器具を石炭酸に浸してから、台所用テーブルの上で母親の緊急胆嚢手術を行なった。彼が提唱した手術の原則には、体組織のていねいな取り扱い、失血の徹底的な抑止、手術室の無菌状態維持、外科医の上衣とゴム手袋の着用、張力をかけない傷口の閉鎖などがあった。

ジョーゼフ・リスターの石炭酸噴霧器

X線装置

場所：	ヴュルツブルク、ドイツ
時期：	1895年
分野：	放射線医学、腫瘍学

　物理学者のヴィルヘルム・レントゲンは、電気の研究を行なうなかで偶然、皮膚の下の骨を見ることのできる新たな種類の放射線を発見した。彼はそれがなんであるのかわからず、Xが未知の量の変数を表す数学記号であることから、X線と名づけた。噂はすぐに広がり、まもなくだれもがこの未知の放射線の応用法について考えはじめ、将軍たちはX線装置を戦場にもちこみ、催事会場は客を招待して自分の骨の像を見させた。レントゲンの発見の数週間後、アンリ・ベクレルがウラン塩が自然放射線を発することを発見し、のちにピエールとマリーのキュリー夫妻がその放射線を「放射能」と名づけた。その仲間内で、彼らは医学を19世紀から20世紀へと進めていった。

> われわれはレントゲン線に食傷している…肉眼で他人の骨を見ることができ、厚さ20センチの硬い木を透視することもできる。このいまわしい下品さについては考える必要もない…おそらく最良のことは、あらゆる文明諸国が力を合わせ、レントゲン線にかんするあらゆる研究を焼却し、あらゆる発見者を処刑することだろう。
> ——「ペル・メル・ガゼット」紙、1896年

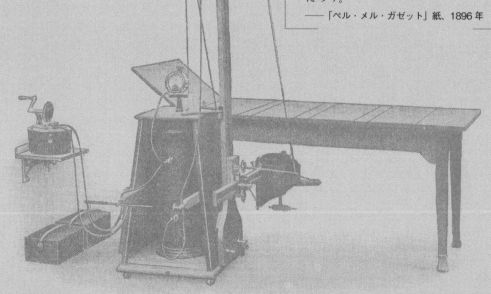

132
図説医学の歴史

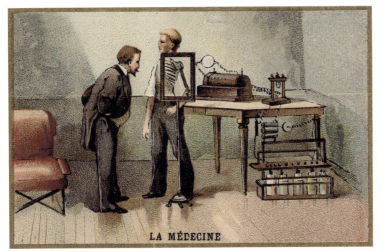

レントゲンがX線装置をのぞきこんでいるようすを描いた挿絵。彼は1895年にみずから発見した謎の放射線がなんなのかわからなかったが、17年後にマックス・フォン・ラウエが短波長の電磁波であることを発見した。

X線の誕生

19世紀早期に大きな科学的進歩が生じることで、物理学者のアレッサンドロ・ボルタ、アンドレ＝マリ・アンペール、マイケル・ファラデーらは電気の特性を利用し、考察することが可能となった。1834年にはウィリアム・ヘンリー・フォックス・タルボットが、感光性をもつ塩化銀を塗った紙の上に物体を置き、日光にさらすことではじめて写真像を生み出している。1850年代に真空技術が向上すると、イギリスの物理学者ウィリアム・クルックスが減圧した管を作り出し、そのなかのふたつの電極間に高電圧を通らせることで陰極線の研究ができるようになった。ドイツ、ヴュルツブルク大学の物理学教授ヴィルヘルム・レントゲンは、遮光のために黒い厚紙でおおったクルックス管で陰極線の軌道を調べているうちに、作業台のリン光材でおおったスクリーンがかすかな緑色の光を発しているのに気づいた。彼は陰極線がなんらかの形で厚紙を透過しているのではないかと考えた。

その後彼は6週間かけてこの放射線について実験を行ない、それが木、紙、研究室の壁、あらゆるほかの種類の物質を透過するが、鉛だけは透過しないことを発見した。クルックス管とリン光性

X線のめずらしい使い方

1904年のセントルイス万国博覧会に行った2000万人の来場者は、自分の骨をX線装置で見る機会を手にしたが、これはまもなく野外市の一般的な出しものとなった。上品な婦人たちがこの装置により衣服の下を見られるのではないかと不安をいだくと、ロンドンの会社がX線では見通せないと主張する新型の下着を急いで作り出した。ニューヨークでは、アメリカ内科学会がX線を利用して医学生の頭のなかに解剖図を焼きつけているとの報道がなされ、オハイオ州の農夫はX線を使って卑金属を金に変えたと主張した。21世紀には、X線には、絵画をスキャンして表面からは見えないものを見たり、空港で乗客が武器を所持していないことを確認したり、犯罪現場でほかの方法では見逃されていたであろう指紋を発見したりなどの多くの医学外の用途がある。

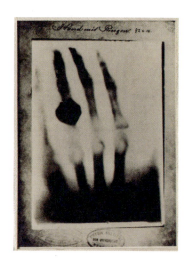

スクリーンのあいだに鉛の物体をかざすと、その鉛の輪郭、さらには彼の手の骨まで見ることができた。妻に手を感光板上にかざしてもらい、そこに放射線を向けると像が現れ、手の骨と結婚指輪の輪郭がはっきり見えた。彼がその成果を発表すると、科学界、さらには一般社会に熱烈に受けいれられた。ついに、体を実際に切り開くことなく、体内で何が生じているかを見ることができるようになったのである。

レントゲンの妻の手。1895年に撮影されたはじめてのX線写真である。この画像を見せられた妻は「自分の死体を見てしまった!」と叫んだ。

医療におけるX線

1896年、イギリスのグラスゴー王立病院が最初期の放射線科を開設し、ジョン・マッキンタイア医師が子どものどにひっかかった1ペニー硬貨とある患者の腎結石の像を撮影している。バーミンガムのジョン・ホール＝エドワーズ医師はお手伝いの手首をX線で撮影してなかに埋もれている針の場所をつきとめ、またはじめて脊椎のX線像を撮影している。キッチナー卿は1898年に移動式X線装置をスーダンにもちこんでおり、オムドゥルマンの戦いの後に、この装置は骨折の診断や負傷兵の体に埋まっている弾丸の場所の特定に使われた。オムニスコープなどの、患者が動くことができ、さまざまな角度からX線撮影ができるX線装置が発明された。

研究者たちは硬組織だけでなく、軟組織も見られるようにする造影剤を探しはじめた。1896年に、ハーヴァード大学のウォルター・B・キャノンが実験動物にビスマス塩を投与すると蛍光板に腸が見えることを示していた。1904年、最初のヒトの患者に硫酸バリウムが投与され、X線でその腸が示された。これは最初の「バリウムミール」であり、現在でも使われている手法である。

初期のX線撮影で用いられた放射線量は21世紀に用いられている線量の約1500倍強く、また画像を得るために最長90分の曝露時間が必要だった。放射線科医はまもなく手に熱傷が生じているのに気づくようになり、この新しい

1913年、ドイツの外科医アルベルト・ザロモンは3000枚の乳房のX線写真を研究し、カルシウムの小さな沈着物を探すことでがん性腫瘍とそうではない腫瘍を見分けられることを発見した。現在ではマンモグラムは50歳以上の女性で日常的に行なわれている。

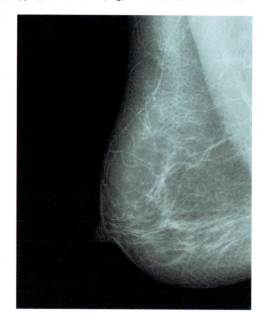

放射線ががん性腫瘍の根絶に役立たないかと考えはじめた者もいた。1896年、シカゴの医学生エミール・グルベが教授を説得し、進行乳がんをわずらっていたローズ・リーという女性に放射線照射を行なう許可を得た。彼女は照射による恩恵を受けたようであり、この方法は広まっていった。ドイツ、ボンのゲオルグ・ペルテスは乳がんだけでなく、皮膚がんといぼの治療にも放射線を用い、有望な結果を得た。

放射線の副作用は、1902年という早い段階で気づかれており、ドイツの放射線科医A・フリーベンがX線を扱っていた技師における皮膚がんの発生を報告しているが、その作用は累積的かつ長期的であり、早期の先駆者ががんや放射線障害を生じはじめるのは何十年もあとになってからのことである。

放射能

レントゲンによるX線発見の数週間後、フランスの物理学者アンリ・ベクレルは、感光板の上に置いたリン光性のウラン塩に日光をあてるとX線のような放射線を発するだろうかと考えた。彼は実験の用意をしたが、曇りの日であることに気づいたため、感光板を包んで引き出しにしまった。作業を再開すると、ウラン塩があった部分だけ感光板が黒くなっていたため、彼はウラン塩が、あらゆる外部エネルギー源を利用することもなく放射線を発したのだと推論した。彼は自然放射能を発見したのだった。

1897年、ポーランドの学生マリー・キュリーは、夫のピエールが教えるフランスのパリ市立工業物理化学高等専門大学でウランの発する放射線についての博士論文用の研究を行なっていた。ピエールが開発した電気計を使い、彼女は瀝青ウラン鉱(酸化ウランの一種)がウラン自体の4倍もの放射能をもつことを発見した。ピエールが彼女の研究にくわわると、ふたりは瀝青ウラン鉱と銅ウラン石を精製することでさらに強い放射能を発する物質の探究をはじめた。1898年、彼らはウランの330倍強い放射能をもつ物質を取り出し、マリーの祖国ポーランドにちなんでポロニウムと名づけた。その後の3年

放射線による犠牲者

数十人もの初期の放射線学者が高線量の放射線の曝露のために死亡している。トマス・エジソンの研究所に勤めていたクラレンス・ダリーは1904年に転移がんにより39歳で死亡した。アンリ・ベクレルは皮膚に重度の熱傷を生じ、これが1908年の急死に関係していた可能性がある。最初の歯科用X線室の設置に貢献したフリッツ・ギーゼルは1927年に転移がんにより死亡した。マリー・キュリーは1934年に、ラジウムに長期間曝露されたことで生じた再生不良性貧血により死亡している。エミール・グルベは、がんの手術を83回受け、生殖能力を失ったのちに1960年にがんで死亡した。彼は自分の仕事が原因であることを熟知しており、「多くの初期の先駆者と同様、わたしも自然科学の犠牲者として、X線に対する殉教者として死ぬだろう」と述べている。

人生におそれるべきことなどなにもない。理解すべきことがあるだけである。いまはおそれが小さくなるように、理解を深める時代なのである。
——マリー・キュリー『放射性物質』、1903年

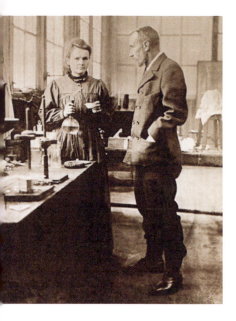

間、彼らは骨の折れる作業を続け、ついに高度の放射能をもつ純粋なラジウム0.1グラムを単離した。1901年にアンリ・ベクレルはベストのポケットにラジウムの小瓶を携帯した後に皮膚に熱傷が生じ、強い炎症が起きているのに気づいた。マリーとピエールがこの副作用について調べると、ラジウムに曝露されるとがん細胞は周囲の細胞より速く死ぬことが判明した。これは重要な進展だった。

マリーとピエール・キュリー夫妻。ピエールは1906年に荷馬車にひかれて死亡したが、マリーは研究を続けた。彼女はノーベル賞の賞金を使って第1次世界大戦で使うためにX線装置をそなえた野戦救急車を購入し、200カ所の病院に放射線科を設置した。

放射線療法

ラジウムは、X線では不可能な方法で患者に用いることができた。空気と混ぜれば、吸入することで結核などの肺の疾患の治療を行なうことができた。ラジウム塩を浴槽に入れれば、関節炎、痛風、神経痛を治療することができた。ラジウムを入れた細い管を腫瘍部位の皮膚に正確に付着させたり（密封小線源治療として知られる手法）、濃縮してグリセリンやラノリンと混ぜ、皮膚がん用のクリーム剤として使用することもできた。ラジウム塩の希釈液は内服すら可能だった。X線は比較的広い領域のがんになおも使われていたが、ラジウムは特定の局所領域の軟組織がんを標的にすることが可能だった。

マリー・キュリーが放射線の医療効果の研究にクロディウス・レゴーを指名すると、彼は高線量を1回照射するよりも適度な線量を数週間かけて複数回照射するほうが忍容性が高く、効果も高いことを見出した。これは「線量分割」として知られる方法である。フランスの放射線科医アンリ・クタールはさまざまな腫瘍に分割照射放射線療法を用いた先駆者であり、喉頭がんの治療でとくにめざましい成果を上げた。しかし、初期の放射線療法の装置では、皮膚や上をおおう組織を損傷することなく深い部位のがんに作用するほどX線を透過させることはできなかった。

1950年代になって線形加速器が開発され、高

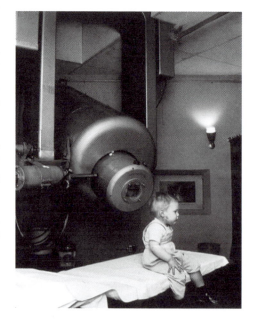

眼のがんに対し線形加速器による治療を受けた最初の患者、ゴードン・アイザックス。1957年に装置とともに写された写真。

エネルギーで深部まで浸透するビームが得られるようになると、はじめて深部の腫瘍を標的とすることができるようになった。この方法で最初に治療を受けた患者は眼にがんが生じた子どもで、治療は完全な成功をおさめ、患者は40年後も良好な視力を保っていた。1980年代後半には、コンピュータ断層撮影（195ページ参照）のおかげで放射線療法の照射法が改善し、周囲の細胞への損傷がわずかになった。現在ではIMRT（強度変調放射線療法）によって線量を3次元的に正確に標的に照射することができるようになっており、またMRIスキャナー（194～97ページ参照）と放射線療法の装置を併用することで、放射線科医は腫瘍を見ながら治療ができるようになっている。

21世紀のがん治療

現在、がん治療は一般的に手術、化学療法、放射線療法の組みあわせで行なわれる。ある種のがんを成長させるホルモンの役割について理解が進み、その作用を抑えることのできるタモキシフェンなどの薬剤が登場している。また、体内にもとから存在する、がんと闘う物質であるインターフェロンを刺激するがん治療薬もあり、さらに高性能な薬剤が、遺伝子治療（183～84ページ参照）、マイクロサージェリー（199ページ参照）、ナノテクノロジー（201ページ参照）とともに将来的に死亡率を大幅に低下させることは確実とみられる。

喫煙の危険性にかんするものなど、公衆衛生運動（188ページ参照）ががんによる死者数を減らすうえで大きな役割を果たしており、また抗がん作用や発がん作用をもつ物質にかんする新たな研究がひんぱんに出てきている。現在ある種のがんを完全に予防することのできる治療薬を見つける研究が進行中であり、またアスピリンについて有望な結果が得られている（138～41ページ参照）。

科学におけるあらゆる偉大な進歩は新たな大胆な想像力から生まれてきた。
——アメリカの哲学者ジョン・デューイ、『確実性の探究』、1929年

がん治療の歴史

がんは古代ギリシア人に知られていた。ガレノスは、がんは血液が多すぎるために生じると考えたが、彼が提唱した唯一の治療法はがん腫瘍全体の迅速な切除だった。17世紀にはがんのリンパ節転移が認識され、18世紀には、マリー＝フランソワ・ビシャが、がんが組織の異常増殖であるとの説を唱えた。19世紀にはルドルフ・ウィルヒョウが制御不能の細胞分裂が腫瘍の増殖をひき起こすことに気づいたが、これは「細胞を刺激する」ことで生じると示唆している。化学療法がはじめて試みられたのは、1865年に亜ヒ酸カリウムが白血病の治療に使われたときのことだが、第1次世界大戦中に兵器として使用された致死性のマスタードガスにもとづいて最初の真に有効な薬剤が発見されたのは1940年代になってからである。

バイエル社のアスピリン

場所	バルメン、ドイツ
時期	1895年
分野	薬理学

> 模造品や代用品は効果がなく、有害ですらあることもあります。そんなものは使わないでください。バイエル社のアスピリン錠を求めて自分を守ってください。
> ——「ニューヨーク・タイムズ」紙の広告、1917年

　歴史をとおして、医師たちは、関節炎、歯痛、頭痛などによる慢性痛をやわらげる方法を模索してきた。穿孔術から鍼、薬草療法にいたるまで、ありとあらゆる方法が試みられた。ヤナギの樹皮、セイヨウナツユキソウなどの多くの植物にふくまれるサリチル酸には昔から痛みをやわらげる作用があることが知られていたが、重い胃の不快感が生じた。1895年に、ドイツのバイエル社の研究責任者がフェリックス・ホフマンに副作用のない新しいタイプのサリチル酸を見つけるように求めたときに、彼は父親が関節炎で不自由をしていたことから、ことさら強い意欲をもっていた。彼が作り出した医薬品はアスピリンと名づけられ、初の大衆向け鎮痛薬となる。

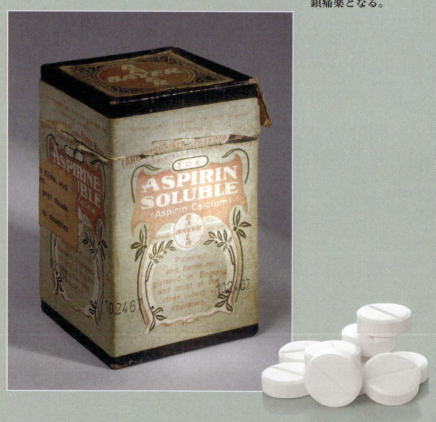

ヤナギ樹皮の早期の唱道者

　新石器時代には、痛みは悪霊によりひき起こされると信じられており、穿孔術（8～11ページ参照）は痛みをやわらげるために行なわれていた可能性がある。古代エジプト人は痛みを緩和するためにナイル川でとれる電気ウナギを体中にあてがった。古代中国人（22～25ページ参照）は鍼を発達させ、インカ人はコカの葉（コカインが得られる）をかんだ。アメリカ先住民はヤナギの樹皮をかみ、ヒッポクラテスとディオスコリデスは発熱、炎症、痛みの緩和にその樹皮を推奨している。

　1763年、イギリス、オックスフォードシャーの牧師エドワード・ストーンは、セイヨウシロヤナギ（*Salix alba*）の樹皮をかむと、マラリアにともなう発熱であるおこりをやわらげる作用があることに気づいた。彼がおこり患者50人で試験を行なうと、全員がその有効性について彼の意見に同意したが、彼がその知見を王立協会の会長に書き送っても相手にされなかった。

　1820年代に薬剤師がセイヨウナツユキソウ（*Filipendula ulmaria*）の葉からサリチル酸を抽出するのに成功していたが、胃に強い不快感をもたらし、嘔吐、吐き気、出血、潰瘍をひき起こしたため、そのような副作用に耐えられるのは最重度の痛みに苦しむ患者しかいなかった。1890年代になってようやくドイツの製薬企業バイエル社のアーサー・アイヘングルンが、フェリックス・ホフマンにサリチル酸に取り組むように求めた。

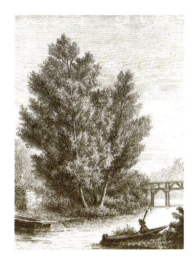

セイヨウシロヤナギとその薬用の樹皮（下）。ヒッポクラテス、ガレノス、大プリニウスはいずれもその葉と樹皮が痛みをやわらげ、熱を下げると記している。

プラセボ効果

　1970年代から1990年代にかけて、ある治療法が特定の生理学的鎮痛作用をもたない場合であっても、患者が痛みをやわらげてくれるはずだと考えている場合にはかなりの疼痛緩和が生じうることがさまざまな臨床試験で立証された。これはプラセボ効果（ラテン語の*placebo*「わたしは喜ばせる」に由来する）として知られる。2004年にコロンビア大学で行なわれた研究では、皮膚に電気ショックまたは熱い布をあてられたボランティアが、プラセボの皮膚クリームを塗ったあとに痛みが70パーセント低下したことを報告し、MRIスキャンで脳の痛覚中枢でのシグナルの発火が減っていることが確認された。逆に、患者がある治療を有害とみなせばマイナスの作用を報告する可能性が高くなる——これはノセボ（*nocebo*「わたしは害する」の意）効果である。

バイエル社の大発見

ホフマンは、サリチル酸を合成物のアセチルサリチル酸に変えれば、重い副作用もなく体が吸収できることに気づいた。少量をもち帰って関節炎の父親に試してもらうと、父親は数年間ではじめて痛みのない夜をすごすことができた。ホフマンの同僚ハインリヒ・ドレゼルが、アセチルサリチル酸が血中で分解されるために胃症状が回避できることを解明した。バイエル社はこの新たな薬剤を――「acetyl（アセチル）」の「a」とセイヨウナツユキソウの古い植物名である「spirea（シモツケ）」の「spir」から――アスピリン（aspirin）と名づけ、1899年3月6日に特許を取得した。1900年に錠剤として発売され、1915年には処方箋なしで大衆が買えるようになった。これは最初の一般用大衆薬となり、バイエル社にとって大きな成功となった。

1914年に第1次世界大戦がはじまると、イギリス政府はアスピリンの供給を得るためにドイツ企業に代金を支払うことを望まなくなった。政府が特許を回避する新製法を考案した薬剤師に2万ポンドの賞金を出すコンテストを発表すると、オーストラリア首相が5000ポンドの賞金を追加した。オーストラリアの薬剤師ジョージ・ニコラスが、エーテルの爆発で失明しそうになりながらも、まにあわせの研究室で純粋なアセチルサリチル酸を製造することに成功する。1917年に彼がこれをアスプロという商品名で登録すると、すぐにイギリスとオーストラリアをふくむ多くの国で発売された。アメリカでは、バイエル社が特許を史上最高の300万ドルでスターリング社に売却したことで、同社のアスピリンがなおもいちばん売れつづけた。

アスピリンが効くことはだれでも知っていたが、その理由をイギリスの薬理学者ジョン・ロバート・ヴェインが解明したのは1971年になってからのことである。彼は疼痛反応をひき起こすのが損傷部位で放出されるプロスタグランジン（ホルモンに似た作用をもつ化合物）であることを発見し、アスピリンがプロスタグランジンを産生する酵素と結合することに気づいた。高用量であればやはり胃を刺激することがあるものの、アスピリンはほんとうに奇跡の薬だった。その後の数十年で、痛みと炎症の治療以外にも用途があることが発見されており、冠動脈疾患、心臓発作、脳卒中の予防に効果があることが証明されている。また

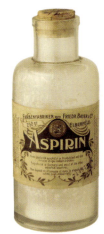

1899年の最初期のアスピリンの瓶。1950年代には、アスピリンは世界でもっとも購入された鎮痛薬として『ギネスブック』に掲載されることになる。

医師の健康研究

1980年代に、ハーヴァード大学の疫学者チャールズ・ヘネケンズが、アスピリン使用の有益性を調べるために大規模な臨床試験を行なった。彼は2万2071人の男性医師を登録し、アスピリンまたはプラセボのいずれであるかを知らせずに錠剤を毎日10年間服用してもらった。5年後、アスピリン群の心臓発作リスクが44パーセント低いことが明らかとなったため、プラセボ群にもアスピリンの服用が認められることになった。ヘネケンズは、心臓発作または脳卒中後24時間以内にアスピリンの投与を受けた場合、2回目の発作を起こすリスクが4分の1低下したことも認めたが、これはアスピリンが血小板の凝固を阻害する作用によるものである。

前立腺がん、大腸がん、膵がん、肺がんの発生と増殖も抑制する可能性がある——フェリックス・ホフマンが考えもしなかったことである。

ほかの種類の鎮痛薬

- アスピリンは非ステロイド性抗炎症薬（NSAID）というグループの1種であり、このグループには、イブプロフェン、インドメタシン、ナプロキセンなどがある。これらの薬剤は発熱、炎症、疼痛を緩和し、とくに関節炎の痛みをやわらげるのに有効である。
- アセトアミノフェン（パラセタモール）は1873年にはじめて製造されたが、医療用に使用されたのは、アメリカでタイレノール、イギリスでパナドールとして発売された1950年代になってからのことである。痛覚受容体を阻害する特性により、頭痛、かぜ、インフルエンザの治療に最適な薬剤となっている。
- コデインやモルヒネなどの麻薬性鎮痛薬はいまも疼痛の緩和に処方されているが、便秘や傾眠などの、古いアヘン剤によくみられる副作用の多くを生じる。
- 抗けいれん薬は、神経細胞を安定させる作用により、三叉神経痛などの神経障害性疼痛に対し用いられることが多い。
- ヴァリウム［イギリスでの商品名。日本ではセルシンなど］（ジアゼパム）などの筋弛緩薬が腰痛や脊髄損傷に対し処方されることがある。

神経ブロック注射やコルチコステロイドクリームも疼痛緩和法だが、現代の疼痛管理クリニックでは、疼痛インパルスの伝達を阻害しうる鍼（25ページ参照）や、古代エジプト人が用いた電気ウナギのような穏やかな電気刺激を用いるTENS装置による治療に患者を紹介することもある。

> 研究者はプラセボ治療——有効な薬剤成分をふくまない介入——により、心拍数や血圧の変化から疼痛、うつ、不安、疲労をともなう症例における脳内の化学的活性、さらにはパーキンソン病の一部の症状にいたるまで、実際の生理学的反応が刺激される場合があることを認めている。
> ——カラ・ファインバーグ、「ハーヴァード・マガジン」誌、2013年

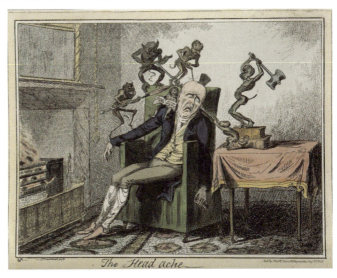

アイザック・クルックシャンクの「頭痛」、1830年ごろ。アメリカの詩人エミリー・ディキンソンは片頭痛を経験し、その感覚を「わたしの頭のなかのお葬式」という詩で、「鉛の長靴」を履いて踏みつけてまわる会葬者のようだと描写している。

ジークムント・フロイトの長イス

場所：	ウィーン、オーストリア
時期：	20世紀初期
分野：	精神医学、精神分析学

> 表現されない感情が消えさることはない。それは埋もれたまま生きつづけ、のちにさらに醜悪な形で現れるのだ。
> ——ジークムント・フロイト

　16世紀から19世紀にかけて医学は急速に進歩したが、心の健康の研究は後れをとっていた。中世、さらにははるかのちの時代まで、精神病者は悪魔や悪霊に憑かれていると考えられており、暴力的な悪魔ばらいや病者を清めるための痛みをともなう治療が行なわれていた。1406年に最初の癲狂院がスペイン、ヴァレンシアに開設されると、他国もならい、患者が服従させるべき動物のように扱われる施設が生まれた。19世紀には、拘束服や患者から病をふり払うための回転イスが導入された。1905年にジークムント・フロイトが患者の話すことに耳を傾けるだけで精神病者を治すという考え方をはじめて発表したときに急進的と考えられたのはこのような状況によるものである。

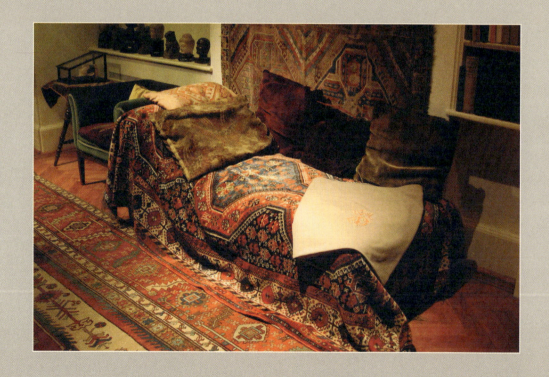

優しさの有効性

　1792年、フランス、パリのビセートル精神病院の院長フィリップ・ピネルは、精神病患者を拘束すると病状が悪化するのに対し、自由に歩きまわらせ、優しく接すれば治癒する者すら出てくることを示した。イギリスでは、彼の考え方は、現在では遺伝性ポルフィリン症によるものと考えられている重度の精神疾患の症状を経験した国王ジョージ3世の意見と一致するものだった。イギリスのヨークでは、1790年代にクエーカー教徒の一家が拘束を用いない初の民間精神病院を開設したが、これが大いに有効であることが判明した。アメリカ、マサチューセッツ州ボストンでは、1840年代にドロシア・ディックスが精神病者の治療法の改善を求める容赦のない運動を展開した。しかし「狂人」の狂気はなんらかのショックをあたえることで治るという考え方は変わらず、患者はなおも動物のように扱われていた。ヴィクトリア時代のロンドンでは、市民は1ペニーを払い、列をなしてベドラム（公式には王立ベスレム病院）でもっとも凶暴な患者たちを見物した。

　19世紀後半に、フランスの神経学者ジャン＝マルタン・シャルコーがヒステリーには神経学的基礎がありうるとの説を出した。彼は、身体的な根本原因を治癒させるべく、患者を催眠術、磁石、さまざまな金属の貼付により治療した。彼の研究を学びにきた者のなかに、ジークムント・フロイトという名の若い医学生がいた。

　オーストリアのウィーンに戻ると、フロイトは同僚医師のヨーゼフ・ブロイアーの患者で「アンナ・O」として知られる女性に興味を惹かれた。ブロイアーがアンナ・Oに催眠術を用いた際に、記憶喪失、言語と視覚の症状、見当識障害、吐き気、手足の麻痺といった多くの症状が、彼女が過去に経験した心的外傷と結びついていることを彼は深く理解するにいたった。フロイトはこれにより確信をいだき、1896年に神経症を専門とする個人診療をはじめた。

メスメリズム

　18世紀後半に、ドイツの医師フランツ・メスメルは、「動物磁気」とよばれる自然の力を利用することで健康を回復させることができると主張して有名になった。フランスのパリにあった彼の磁気研究所で、クライアントが薬浴の周囲に立って鉄輪をつかむと、メスメルは手をクライアント上やそのまわりにかざした。多くのクライアントが一種のトランス状態におちいり、われに返ると気分が大きく改善していた。「メスメリズム」の人気は高まったが、フランス科学アカデミーの調査では、結果はすべて想像力の作用によるものであると発表された。動物磁気を見学したのち、イギリスの科学者ジェームズ・ブレイドは、トランス状態にある患者の被暗示性が神経病の治療に役立つ可能性を提案し、催眠術を発展させた。

女性患者を催眠によりトランス状態に誘導しているところを描いた1794年の版画。

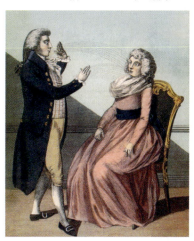

無意識の理論

フロイトは患者に催眠術を試みたが、まもなく効果がないと判断し、かわりにみずから「自由連想」とよぶ手法を用いることにした。患者は長イスに横になって眼を閉じ、フロイトからのときおりの質問や意見にうながされながら、心に浮かぶことをそのまま話すよう求められた。フロイトはこのようなとりとめのない独白のなかに、患者の心の内的作用を明るみに出し、病状の根本原因へとたどり着く連想を探した。それがときに言いまちがいによってあらわになることがあり、これは「フロイト的失言」として知られるようになった。

脳の内的働きをより深く理解するために、フロイトはみずからの夢を記録し、解釈することで長い自己分析過程をはじめた。1905年の広く注目された著作『夢判断』で、彼はあらゆる夢にはある種の願望成就の空想という側面があると主張した。不安とおそれはごちゃまぜになり、再構成されて現れ、象徴は日常生活のなかの対象を表しており、このような夢を解体分析することで、フロイトは内的生活への窓を開くことができると主張した。

初期の患者での研究をふまえ、フロイトは幼児期の性的虐待についての無意識の記憶が神経症のおもな原因であると推測した。ここから彼は、人間は異性の親に無意識のうちに惹きつけられて成長するが、その記憶を抑圧するために混乱が生じるのであり、治療のなかでこのような抑圧された思考を明るみに出すことによってのみ自身を癒すことができる、という異論の多いエディプスコンプレックスの理論を作り上げる。しかし、フロイトがドラとよんだイダ・バウアーという名の女性患者に、たびたびしゃべれなくなる原因は彼女が父親に対する欲望を抑圧しているからだと示唆すると、彼女は治療の場から立ちさってしまった。

有名な患者

フロイトはドラという患者が父親の、家族ぐるみの友人との関係に嫉妬をいだいていると主張した。彼女が、火事のなかから宝石箱をとりもどそうとするのを父親がやめさせた夢を話すと、フロイトは宝石箱が彼女の処女性を表していると示唆した。ねずみ男は、ねずみにかんする強迫観念にとりつかれた患者にフロイトがつけた名前で、そのおそれについてフロイトは肛門性交の空想についての彼の罪悪感を表していると考えた。狼男はうつ病をわずらうロシア人の患者で、そのあだ名は白いオオカミがたくさん乗っている木についての夢から来ている。フロイトはこの夢が両親の性行為を目撃した子ども時代の体験をさしていると考えた。

夢のなかでは起きているときほど心の内的な検閲が活発ではなく、埋もれている心的外傷が現れやすいことから、フロイトは夢を「無意識を知るための王道」とよんだ。

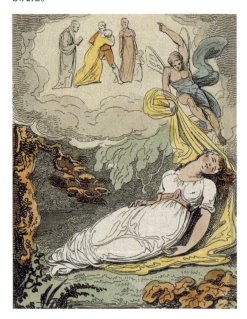

イド、自我、超自我

1888年から1939年にかけてフロイトは24冊の著作を出版し、みずからの理論のさまざまな側面について詳述した。おそらく彼の仕事でもっとも重要なものは、3つの部分からなる人間の精神についての記述だろう。イドは衝動的で快楽を求める部分であり、セックスや攻撃性などの欲望の刹那的な充足を求める。超自我は社会の道徳的価値観を理解し、良心をとりこんだ部分であり、まちがったことをすれば罪悪感を感じさせ、またわたしたちが切望する理想の自己のイメージである。3つめの部分である自我は、イドと超自我を仲介すべく発達し、どのようにふるまうべきかを判断する。フロイトは新生児はすべてがイドであり、親や社会からの学習を通じて徐々に自我と超自我を発達させると主張した。彼は、神経症と不安はこれらの3つの部分のあいだの葛藤から生じ、その大部分は無意識で行なわれると説明している。

フロイトの理論は多くの関心を集め、1910年にはウィーンで国際精神分析協会が創設された。最初の会議には42人の医師が参加したが、まもなく彼らのあいだに不和が生じた。アルフレート・アドラーはフロイトによる性の重視を受け入れず、人間はおもに無力感と劣等感により動機づけられると主張した。彼は協会の創設メンバーであったが、袂を分かってパーソナリティにもとづく独自の分析学派を立ち上げている。カール・ユングは、いろいろな社会に共有される、彼が「集合的無意識」とよぶものを重視した。これは先祖から受け継がれ、人間の思考と欲望を形成する霊魂的で創造的なエネルギーと元型からなるというものである。ロシアでは、イヴァーン・パヴロフがイヌとラットを使って条件づけの力を実証し、人間の行動も同様に条件づけの結果であると主張した。フランスの精神分析家ジャック・ラカンは言語と言説の重要性に焦点をあてた。しかしフロイトは精神分析学という新たな思想の創始者として認められている。

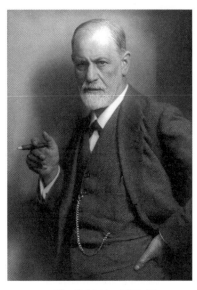

ジークムント・フロイト。患者が有名な長イスに横になっているあいだ、フロイトは自由連想のさまたげとなる可能性があるため、互いに視線を合わせないように患者に見えないところに座った。

転移

フロイトは、患者が欲望を抑圧している親などの人物に対する感情を、無意識のうちに分析家に向けるという、分析中の転移の過程について述べた。これによりその過程でクライアントが分析家と恋に落ちていると考えることもあれば、敵対的で非協力的となることもあったが、いずれの場合でも無意識があらわとなったため、フロイトは転移を重要な分析道具と考えた。また、分析家がクライアントに対しいろいろな感情をもちはじめる逆転移の過程についても述べている。

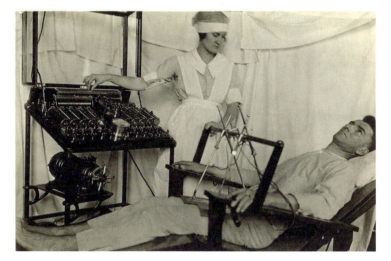

20世紀初期、「精神神経症」を生じている患者に軽い電気ショックをあたえるためにベルゴニックチェアが使われた。けいれんを誘発するために電気が用いられるようになるのは1930年代になってからである。

ショック療法

　1930年代になるころには、フロイトの談話療法に多くの人々がしびれを切らしてきた。治療に時間がかかりすぎ、効果がないことも多かったのである。医学者たちは、精神疾患を治すために、身体的により侵襲的な方法を考案しはじめた。1933年、ドイツの医師マンフレート・ザーケルが統合失調症の患者に、ショックにより治ることを期待して、昏睡にいたる量のインスリンを注射した。（ザーケルはこの方法は88パーセントの患者で有効であったと主張したが、その結果を科学的に分析すると、実際の有益性は認められず、死亡例もみられた。）その後、1938年に2人のイタリア人、ウーゴ・チェルレッティとルシオ・ビニにより電気けいれん療法（ECT）が開発された。脳に電気ショックをあたえるというアイディアは患者にとってはおそろしいものであり、けいれんの激しさで骨が折れ、また電極付近に焼けた臭いがするといった話もあって、その評判が高まることはなかった。しかし、当初からECTは重度のうつ病患者の治療に一定程度の有効性を示した。ECTは21世紀のいまでも、ほかの治療法が奏功しない慢性うつ病に対して用いられているが、現在では患者は最初に麻酔状態に置かれ、筋弛緩薬の投与を受ける。

　1935年、ポルトガルでエガス・モニスが、情動を支配する脳の部分から前頭葉を切断するという世界初のロボトミーを行なった。この手法は暴力的で手に負えない患者を鎮静させるためのものであり、たしかにその目的を果たしたが、同時に患者を無気力で従順にし、感情を失わせるもので、死亡率は25パーセントにのぼった。アメリカでは4万件以上、イギリス

> わたしはしだいに〔ロボトミーに対し〕用心深くなってきた。というのも、脳内に針を刺しこみ、その働きをかき乱すことに心から満足している精神科医がいるとは思わなかったからだ。
> ——精神科医ジョン・ピパード博士、1993年

では1万7000件以上のロボトミーが行なわれたが、この手術は1960年代までにすたれた。劇作家のテネシー・ウィリアムズは、姉のローズがロボトミーによって恒久的に能力を奪われてからこの手術を公然と批判するようになり、その劇「昨年の夏突然に」（1958年）は世論に影響をおよぼした。

精神薬理学

　オーストラリアの医師ジョン・F・J・ケイドは、精神疾患には生理学的原因があると長らく確信していた。気分を変える薬物を作り出そうとし、副作用がもとの症状よりひどいことを知った医師もいたが、1949年に、ケイドは気分を安定させ、躁病を予防するリチウムの作用にかんする論文を発表した。これを統合失調症患者に投与すると幻覚が抑えられ、不穏さがやわらいだ——しかし患者にうつ症状も生じている場合は、有効ではないようだった。さらなる研究から最初の精神安定薬であるクロルプロマジンが生み出された。1960年代には日々の不安に対処するためにジアゼパム（ヴァリウム）が広く処方されるようになり、この薬は1966年のローリング・ストーンズの曲、「マザーズ・リトル・ヘルパー」にも登場する。その後、1980年代にはプロザックとしてもっとも有名なSSRI（選択的セロトニン再取りこみ阻害薬）が登場した。

　薬物で精神疾患を治療できるようになったことは進歩だったが、精神病院の大量閉鎖につながり、社会のなかでの自活に苦労する一部の患者にとって悲惨な結果をもたらした。まもなく、ホームレスや囚人に、なんらかの精神疾患をかかえている人の割合が増加していることが判明した。

　20世紀をとおして、精神疾患の原因と治療についての議論が続いた。イギリスの精神科医R・D・レインは統合失調症が小児期の感情的葛藤によりひき起こされるとし、大勢に逆らって、患者の体験に耳を傾け、根拠の確かなこととして扱うべきであると主張した。彼の説は、双子研究により精神疾患に遺伝的要素があることを示したアメリカのフランツ・コールマンの反論を受けた。20世紀末までに一致した意見は、遺伝的素因が存在するはずであり、それが人生上の心的外傷的な出来事により誘発されるというものであり、治療は現在では薬物療法と談話療法を併用して行なわれることが多い。

　精神分析は、小児期の性的罪悪感が成人の神経症の背景にあるというフロイトの主張から大きな発展をとげてきた。現在では数百におよぶさまざまな分析法があるが、フロイトはやはり談話療法を普及させた人物であり、その過程でだれもが知る名前となった。

> フロイトは英雄だった。彼は暗黒の世界に降りていき、そこでむき出しの恐怖と出あった。彼はメドゥーサの首としてみずからの理論をたずさえ、恐怖を石に変えたのだ。
> ——R・D・レイン『引き裂かれた自己』、1960年

ジークムント・フロイトの長イス

ハロルド・ギリーズの筒状皮弁法

場所：	オールダショット、イギリス
時期：	1917年
分野：	外科学

　古代から鼻と耳の再建術が試みられ、さまざまな程度の成功をおさめてきたが、19世紀に麻酔と消毒法が導入されることでより高度な再建術が可能となった。第1次世界大戦の塹壕戦で、若者たちが、銃撃や砲撃にもっともさらされる顔面や上半身にひどい傷を負うと、ハロルド・ギリーズという名のニュージーランドの先駆的外科医が、通常の容姿をある程度回復させるべく、専門部門を開設した。彼の革新のなかに、筒状皮弁法という皮膚を損傷部位上に移植する巧妙な方法があった。

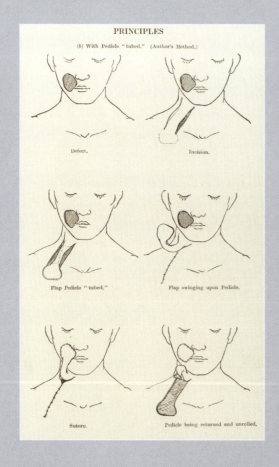

> わたしたちのだれのなかにも、醜く無用のものを、なにがしかのより見ばえがし、役に立つものへと変えたいという抑えがたい欲求があるものです。
> ——ハロルド・ギリーズ、ストックホルムで開催された第1回国際形成外科学会での講演、1955年

鼻再建術

前1世紀の『スシュルタ・サンヒター』は切断後の鼻再建術について記述しており（21ページ参照）、古代ローマ人はほぼ同じ時期に損傷した耳の再建に成功していた。15世紀には、シチリアの外科医アントニオ・ブランカが腕からの皮膚弁を使って鼻を再建する方法を考案した。これは患者の腕を8〜10日間頭部に固定し、血液供給が確立してから移植片の下部を切り離し、鼻孔用の穴を開けるというものであった。1世紀後、この手術はガスパレ・タリアコッツィの著作『移植術による変形の外科（De Curtorum Chirurgia）』に記載されており、彼は決闘で切り落とされた鼻や梅毒により失われた鼻の再建のためにこの方法を用いた。

19世紀には、フランスの外科医フェリックス・ギヨン、スイスのジャック・ルヴェルダン、ドイツのカール・ティールシュが皮膚移植片の適用法を改良した。しかし移植片が定着しつつある間も傷口は開いたままで、レンサ球菌などの細菌感染症にかかりやすく、感染が生じれば、抗生物質登場以前の時代にあっては医師にできることはほとんどなかった。

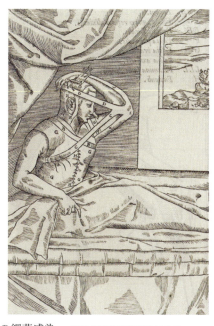

腕からの皮膚移植片による鼻再建術は「イタリア法」として知られていた。その技法が1597年のガスパレ・タリアコッツィによるこの挿絵に描かれている。

梅毒

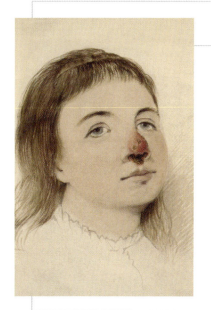

梅毒は梅毒トレポネーマ（Treponema pallidum）という細菌によりひき起こされる性感染症であり、先天的に感染することもある。ヨーロッパでの最初の記録は1495年であり、クリストファー・コロンブスの船員により南北アメリカ大陸からもちこまれたと考える疫学者もいる。長らく有効な治療法はなかったが、1908年にパウル・エールリヒがサルバルサンを開発した（165ページ参照）。しかし、水銀を吸入、服用、注射したり、皮膚へ刷りこんだりすることが一般的な治療法であり、多くの患者が水銀中毒により死亡した。症状には皮膚潰瘍（図に示している）、認知症、失明、麻痺などがあったが、もっとも明らかな徴候は、鼻梁が陥没し、組織が腐り落ちる「鞍鼻（あんび）」であった。顔面に開いたこの穴のために多くの人が金属製または革製の人工の鼻を装着したり、初期の鼻形成術を行なう外科医を探したりした。

ハロルド・ギリーズの筒状皮弁法

オールダショットの形成外科部門

　1914年に戦争が宣言されると、ハロルド・ギリーズは赤十字（124〜27ページ参照）に参加し、ベルギーに派遣された。その道中に彼はフランスの外科医オギュスト・ヴァラディエとイポリット・モレスタンに会った。前者は顎の傷を体の別の部分からの皮膚移植片により治療しており、後者は顔面のがん患者で顎の下の皮膚を用いて傷口をおおう手術をギリーズに見学させた。ギリーズは外科学のこの分野で働く決心をし、1916年1月にイギリスのオールダショット陸軍病院に部門を設置し、顎と顔面を損傷したすべての患者をまわしてもらうよう依頼した。最初から、彼はたんに傷口を治すだけでなく、兵士を、よりよくというわけではなくとも、以前と同程度の容貌で社会に復帰させたいとも考えていた。彼はスケッチとろうモデルを用いて手術を綿密に計画し、その仕事を記録するために「術前術後」の写真を撮影した。

　1917年10月、有能な船員であったウィリー・ヴィカレジが、乗っていた船の上でのコルダイト爆薬の爆発によりひどいけがを負った。顔の皮膚は焼け落ち、まぶたと下唇は裏返しにめくれ、鼻はねじれた塊になっていた。ギリーズは彼の胸部から大きな皮膚弁を切り、引っぱり上げて顔面をおおい、口と眼の部分に切れ目を入れ、両肩から細い皮膚片をもちあげて皮膚弁を固定した。彼は皮膚が内側にまきこむ傾向があることを知ったため、皮膚弁の両端を縫いあわせて生きた組織の筒を形成した。これは移植片への血流を増やす利点があると同時に、むき出しの組織を閉じることで感染を防ぐことができた。また縫いあわせていない移植片より変性が生じにくかった。筒状皮弁法が誕生し、劇的な成果をもたらしたことから、まもなくギリーズの病棟中の患者がこのような奇妙な外観の筒を生やすようになった。移植片は定着すると切り離され、その役割を果たした。

　ギリーズの革新はこれにとどまることはなかった。彼は失われたまぶたを再建する手法をあみだした。また患者の肋骨からとった軟骨片を使って鼻全体の再建を行なった。らい病（ハンセン病）患者

> 彼は形成外科を生み出した。彼の登場以前に形成外科は存在しなかった。その後のあらゆるものは、だれの名が冠されていようと、ギリーズがはじめ、完成させ、しばしば自分のものだと主張する後進に引き継いだものである。
> ——イギリスの医師ウィリアム・ヘニエッジ・オグルヴィー卿、1962年

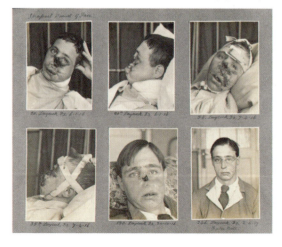

榴散弾により負傷した兵士、1916〜18年。塹壕戦では頭部が体のほかの部分より露出していたため、第1次世界大戦では顔面の損傷が多かった。（イギリス軍医療博物館 [Army Medical Services Museum] の厚意による）

のために鼻腔内の皮膚移植片を作った。また切断された手足をつなげる新たな方法も考案した。戦争中、彼はオールダショット、またのちにケント州シドカップの形成外科専門病院で、5000人を超える患者に対し、1万1000件以上の手術を行なっている。

ギニーピッグ・クラブ

1932年にギリーズはいっしょに働くために遠縁のいとこ、アーチボルド・マッキンドーを雇い、第2次世界大戦勃発の直前にマッキンドーはイギリス空軍の顧問外科医となった。ブリテンの戦いで、4000人の若いパイロットたちが、飛行機の撃墜後に発火した燃料により顔面にひどいやけどを負った。彼らのなかには容貌の損壊があまりにひどかったために、顔立ちをとりもどすために手術を30回も受けなければならなかった者もおり、マッキンドーは、彼らの回復には社会復帰が重要になることに気づいた。彼はイーストグリンステッド地区の近隣住人にパイロットたちをお茶に招き、彼らに自分たちの容貌は社会に受け入れられるものなのだと安心させるよう奨励した。みずからにほどこされた手術が画期的なものであったことを知った患者たちは、みずからギニーピッグ・クラブとよぶ会を結成し、アーチボルド・マッキンドーはその終身会長となった。

マッキンドーは筒状移植片を、ナナフシまたは尺取り虫筒状皮弁として知られるものに発展させた。これは移植片をくりかえし切り離し、固定して標的部位に近づけるというものであった。また撃墜されたパイロットには場所が陸地か海かで回復期間に違いがあるのを目にすることで、食塩水が傷口の治癒に役立つことにも気づいた。

戦後、マッキンドーとギリーズは個人開業した。マッキンドーは鼻の整形にかんする美容的研究で有名となったのに対し、ギリーズはさまざまな手術を手がけ、そのなかには出生時に女性とされたローレンス・マイケル・ディロンに対し1946年に行なった陰茎形成術による最初期の性別適合手術がある。

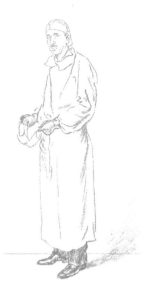

ハロルド・ギリーズは余暇に熱心に絵を描き、1948年にはロンドンで作品展を開催している。その美的才能が損傷した顔面の外科的再建に役立った。

美容整形

再建外科——熱傷、外傷、先天異常（口蓋裂など）、感染症や疾患、がんや腫瘍による損傷の矯正を行なう——と、任意であり、容貌を改善したり、加齢の現れをもとに戻すために行なわれる美容整形は区別されている。第2次世界大戦後、アメリカでの優生学運動、美人コンテストの増加、理想的な見ばえのスターが登場する映画やテレビ番組の人気など、さまざまな要因により美容外科の需要が生まれた。現在もっともよく行なわれる美容手術の上位5つは、豊胸術、脂肪吸引、鼻の整形、まぶたの手術、腹部の整形である。

スペインかぜ用のマスク

場所：	世界中
時期：	1918〜19年
分野：	疫学

　1918年3月、アメリカ、カンザス州フォートライリーの病院を、咳と発熱を生じた兵士が訪れた。1週間で同じ症状を示す人々が500人現れ、その後わずか1年あまりでインフルエンザの大流行により世界中で2500万〜5000万人が死亡した。何が原因なのかだれもわからず、ドイツ軍が生物兵器を使っているという噂が流れた——だがドイツ軍も連合軍と同じく罹患していた。当初、流行は戦争に参加していなかったスペイン以外では広く報道されなかったため、「スペインかぜ」という名がついた。有効な治療法はなかったが、人々はおそろしい病気の蔓延を防ごうと、ガーゼマスクを着けた。

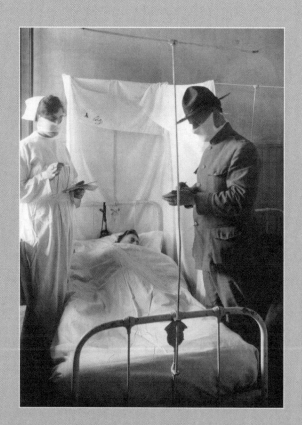

> 今回の流行がその数学的加速度で続くなら、文明は数週間のうちに地表からたやすく姿を消してしまうだろう。
> ——アメリカ陸軍軍医総監、ヴィクター・ヴァーン、1918年10月

カンザス州から世界でもっとも人里離れた場所まで

1918年3月にカンザス州フォートライリーではじまったとみられるインフルエンザに対し、最初はだれも大きな関心をはらわなかった。軽いタイプのようであり、またほかに社会の関心を集める重要事があった。前年、アメリカが第1次世界大戦に参戦しており、数千隻の軍用輸送船が大西洋を横断し、兵士を西部戦線に送っていたのである。4月にはフランスで症例が現れはじめ、同国では兵器として使われていたマスタードガスの副作用ではないか、あるいは戦争の煙やガスによるものではないかと考える者もいた。ドイツ軍も同様に罹患しており、エーリヒ・フォン・ルーデンドルフ将軍は1918年7月に計画されていたドイツ軍の侵攻が止まってしまったことをインフルエンザのせいにしている。

9月、マサチューセッツ州ボストンに新たなインフルエンザ株が出現した。この流行では刺すような頭痛、ひどい咳、高熱が生じ、数日、場合によっては数時間で患者の顔色はチアノーゼにより蒼白化した。患者はある種の細菌性肺炎にかかり、急性呼吸窮迫症候群を来した。患者の肺は体液で満たされ、鼻血が止まらず、口と鼻から血の混じった泡状の痰を出した。死亡率は10〜20パーセントであり、以前の大流行の0.1パーセントより大幅に高かった。死者の大半が子どもと高齢者であったほかのインフルエンザウイルスと異なり、このウイルスは20〜40歳の最盛期の健康な人も襲った。

この流行は航路に沿って、また軍隊の動きを追って急速に拡大した。フィジーでは人口の14パーセントが流行到来後2週間以内に死亡し、西サモアでは人口の22パーセントの命が奪われた。戦争を終わらせるための休戦協定が調印された1918年11月には流行はおさまったが、平和宣言後の街頭での祝典が、1918年12月から1919年5月まで続いた再燃を誘発した可能性がある。1919年5月の時点で、世界人口の3分の1までもが罹患し、その3〜5パーセントが死亡した——これは戦争での死者数の最大3倍に上る。

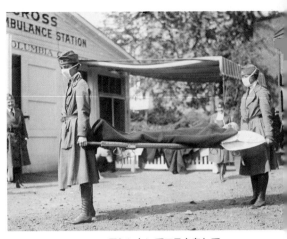

ワシントンでマスクをしてインフルエンザ患者を運ぶ赤十字の職員。このウイルスと闘うためのワクチンも薬剤も存在しなかった。あたえられた治療法はエプソム塩だけだった。

ガーゼマスク

エプソム塩が広く推奨されていたものの、20世紀早期の医師にはインフルエンザに対する治療法はなかった。大流行が最盛期のころには公共の集会が禁止され、学校、店舗、事業所が閉鎖され、戸外では保護のためにガーゼのフェイスマスクが着用された。インフルエンザウイルスは感染者の咳やくしゃみの飛沫により広がり、飛沫は物の表面上に最長24時間とどまる。その表面を触った手で口、鼻、眼にふれることで感染が生じる。マスクは空気中の飛沫に対しては保護効果があったが、飛沫はガーゼ上に残り、着用者が自宅に帰り、安全だと思ってはずす際に手に移ることがあったため、効果があるというより有害だった。

スペインかぜ用のマスク

原因と治療法

1933年にインフルエンザにかんする知識に大きな進展が生じた。ロンドンのイギリス国立医学研究所のクリストファー・アンドルーズとウィルソン・スミスが、アンドルーズがインフルエンザにかかっているときにのどの奥から採取した試料をフェレットに接種したところ、数日後にくしゃみをはじめ、発熱を生じたのである。一匹のフェレットが研究者の顔の前でくしゃみをすると、その研究者がインフルエンザを発症し、これによりウイルスが種間を飛び越える能力があることが証明された。10年後の1943年、電子顕微鏡により科学者ははじめてインフルエンザウイルスを見ることができるようになり、ウイルスが複製するために生きた宿主を必要とする仕組みについての理解が得られた。

インフルエンザは毎年冬に発生するが、人間は通常の株に対し免疫を生じる。しかし、「抗原ドリフト」として知られる過程で、新株へと変異を生じたウイルスが出現した場合に流行が起こる。スペインかぜの大流行をひき起こしたH1N1株は、軍事キャンプの兵士がヒトインフルエンザにかかっている間にニワトリの鳥インフルエンザウイルスに曝露され、両ウイルスが混ざりあうことで変異した可能性がある。

左：黒死病（56〜61ページ参照）が1347〜51年の最盛期に奪ったよりも多くの人命を奪った1918年のインフルエンザウイルスの電子顕微鏡写真。下：イギリス国立医学研究所のクリストファー・アンドルーズ。A型インフルエンザの原因ウイルスの同定に貢献した。

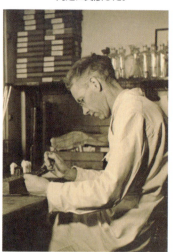

ウイルスの発見

1884年、フランスの微生物学者シャルル・シャンベランが細菌を通さない孔をもつフィルターを作成した。その後の10年で、研究者は病害を生じたタバコの草汁をこのフィルターに通しても感染性が変わらないことに気づいた。シャンベランはなおも感染因子が存在しているはずだと考え、それをウイルスと名づけた。1931年、アメリカの病理学者アーネスト・ウィリアム・グッドパスチャーがニワトリの卵のなかでインフルエンザウイルスを増殖させることに成功した。1949年にはポリオウイルスの増殖が行なわれた（160〜63ページ参照）。1950年代、感冒の原因となるライノウイルスなどの多くの新たなウイルスがはじめて単離された。1964年には、イギリスの研究者マイケル・エプスタインとアイヴォン・バーが、エプスタイン・バーウイルスががんをひき起こす仕組みを示す論文を発表した——がんをひき起こすことが判明した最初のウイルスである。それ以降、HIV（202〜205ページ参照）やエボラウイルス（214〜17ページ参照）など、多くの新たなウイルスが発見されている。

1997年、病理学者のヨハン・ハルティンがアメリカ、アラスカ州のブレヴィグという小さな町の集団墓地で、永久凍土に保存されていた、「ルーシー」と彼が名づけた犠牲者からスペインかぜのウィルスの標本を採取した。彼はRNA（リボ核酸、遺伝情報を伝えるDNAに似た分子）を調べることに成功し、気管支と肺を脆弱化し、細菌性肺炎を生じやすくする3つの遺伝子を明らかにした。またこのウイルスが免疫系を過度に刺激し、サイトカインストーム（216ページ参照）をひき起こす仕組みと、これがもっとも健康な免疫系をもつ人々が犠牲者となることがいちばん多かった理由であることを示した。

鳥インフルエンザの恐怖

　1957年5月、香港（しかし中国本土ではじまったと考えられている）でアジアインフルエンザとして知られることになる大流行がはじめて報告され、航路を通じて世界中に広がった。このH2N2株はおもに以前のインフルエンザ株に対し免疫をもたない子どもを襲い、有効なワクチンが生産されたにもかかわらず、世界中で死者数は200万人にのぼった。1968年7月に香港でさらなるH2N2株の大流行が生じたが、おそらくは11年前のアジアインフルエンザの大流行により免疫を得た人がいたことから、死者数は75万人と前回より少なかった。

　1987年にH5N1株がニワトリとアヒルを通じて広がり、10年後にはヒトへの感染事例がはじめて報告された。香港で18症例が記録され、うち6人が死亡した。流行が懸念されるなか、家禽類の殺処分が大々的に行なわれたが、2012年の時点でH5N1株による死者は359人にとどまった。

　2013年には致死的なH7N9株が中国に出現したが、迅速な措置により野鳥を売る市場を閉鎖したことで、世界的流行への進展が防がれたと考えられている。

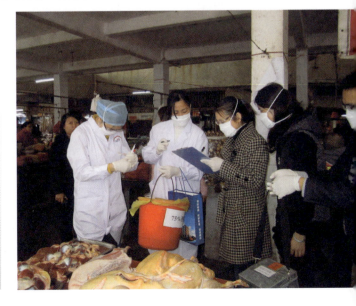

2014年に、中国の鳥市場で鳥インフルエンザの徴候がないか視察が行なわれているところ。このような市場は、人と動物がごく接近することからインフルエンザの新株の温床となることがわかっている。

> 時計は動きつづける。このウイルスは複製するたびに誤りを生じる…遅かれ早かれ、人から人へとうつることのできる誤りが生じるだろう。
> ——ウイルス学者ロバート・ウェブスター、鳥インフルエンザについて、「アメリカン・サイエンティスト」誌、2003年

スペインかぜ用のマスク

リリー社のインスリン用シリンジ

場所： トロント、カナダ
時期： 1923年
分野： 内分泌学

患者の尿の味をみてみるべし。ハチミツのように甘いなら、患者はやせ細り、虚弱になり、眠りに落ちて死ぬであろう。
——トマス・ウィリス、イギリス王立協会の創設メンバー、17世紀中ごろ

　古代の医師たちは糖尿病の症状を知っていた——インドのある医師が前1500年に、患者の尿の甘味がアリを引きつけると記している——が、その後35世紀にわたり、この病気はしばしば死の宣告となった。この病気の原因について知る者は長らくいなかったが、19世紀になってようやく膵臓からの分泌物と関連していることが判明した。1921年にフレデリック・バンティングとチャールズ・ベストが重度の糖尿病のイヌにイヌインスリンを注射して生かしつづけることに成功すると、ヒトでの使用に適した大量のインスリンを生産できる供給源を見つける競争がはじまった。彼らの研究により数百万人の命が救われることになった。

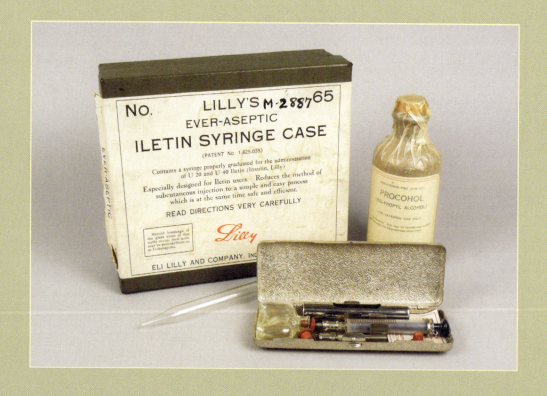

バラ油からインスリンへ

カッパドキアの医師アレタイオス（1世紀または2世紀ごろ）は、甘い尿と頻尿、過度の口渇、ひどい疲労感、かすみ目、陰部のかゆみを併発する糖尿病の症状で受診した患者に対し、バラ油、デーツ、生のマルメロ、薄いかゆを推奨した。17世紀の治療薬には、「毒ヘビの肉のゼリー、砕いた赤サンゴ、スイートアーモンド、ホワイトデッドネトルの新鮮な花」があった。しかし、20世紀以前の1型糖尿病のほとんどの患者にとって、見通しは暗かった。インスリンを産生する膵臓の細胞は失われているか変性しており、このため血中の糖分を筋肉や脂肪組織がとりこむことができなくなった。高血糖（血中の糖分が過剰な状態）のために、やがて患者は眠気を生じるか、昏睡におちいり、多くは、肺から二酸化炭素を吐き出そうと苦しそうにあえぎ、苦しみながら消耗して死亡した。

体内でホルモンが果たす役割を明らかにした者はまだいなかったが、1889年に、オスカル・ミンコフスキーとヨセフ・フォン・メーリンが、イヌの膵臓を切除すると、甘い匂いのする尿などの糖尿病の症状を生じることに気づいた。その20年前、ドイツの病理学者パウル・ランゲルハンスが膵臓に細胞集団の存在を見つけていたが、これはのちにランゲルハンス島と名づけられた。1902年、ホルモンの影響にかんするベイリスとスターリングの研究を受けて、ランゲルハンス島がインスリンとよばれる物質の産生をつかさどり、またインスリンの不足が糖尿病症状の原因であることが発見された。

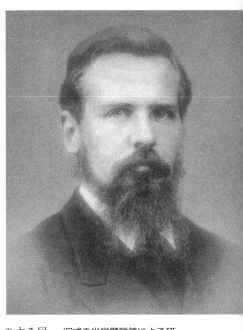

旧式の光学顕微鏡による研究で、パウル・ランゲルハンスは多くの細胞について信じられないほど詳細な図を描いたが、そのなかには彼にちなんで名づけられた膵臓のインスリン分泌細胞もあった。

ホルモンの多くの役割

1893年、イギリスの生理学者ジョージ・オリヴァーとエドワード・シェイファーは、副腎からの抽出物をイヌに注射すると血圧がきわめて高くなることを報告した。1902年、ウィリアム・ベイリスとヘンリー・スターリングが、十二指腸からある物質が分泌され、それが血中を通って膵臓を刺激し、「膵液」を産生させることを報告した。「ホルモン」という用語は、このような化学伝達物質をさすために、「興奮または覚醒させる」ことを意味するギリシア語から作り出された。第1次世界大戦前、アメリカ、メリーランド州ボルティモアのハーヴィ・クッシング博士が内分泌系の制御における脳下垂体の役割を発見している。1923年にはミズーリ州セントルイスのエドワード・ドイジーとエドガー・アレンが女性ホルモンを抽出し、実験用のラットやマウスに女性の尿を注射し、発情するかどうか観察することで最初の妊娠検査を生み出した。

リリー社のインスリン用シリンジ

バンティングとベスト

1921年、カナダの医師フレデリック・バンティングは、糖尿病患者にその体が産生することのできないインスリンを補充する方法を見つけることを決意した。トロント大学のジョン・マクラウド教授の研究室で、バンティングは研究助手であるチャールズ・ベストと研究を続け、イヌのランゲルハンス島からのインスリン抽出に成功した。それを糖尿病で死にかけていたイヌに注射すると、数時間のうちに犬は尻尾をふって吠えるようになった。近隣の屠殺場からウシのインスリンの提供を受けると、彼らはそれが糖尿病のイヌに有効であることを発見した。次に彼らは自分たちで最初のヒト試験を行なった。1922年1月、バンティングは糖尿病で死に瀕していた14歳の少年に注射を打つと、血糖値はすぐに正常値へと低下し、数週間で退院できた。生化学者ジェームズ・コリップの助力により彼らはインスリン抽出物を精製し、毎日注射を行なうことで糖尿病のコントロールに役立つことを示した。

バンティングとベスト。1923年にノーベル医学賞がバンティングとマクラウドに授与されると、バンティングは賞金をベストと分かちあった。

1930年代のイーライリリー社でのインスリン生産。当時、インスリンは動物、とくにウシとブタの膵臓から得ていた。

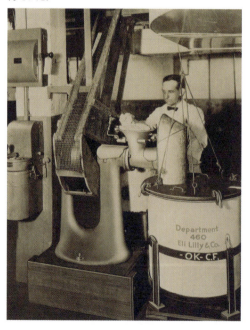

食事と糖尿病

食事が糖尿病に影響をあたえる場合があることは古くから知られていた。前1000年ごろ、糖尿病患者は小麦粒、ブドウ、ハチミツ、ベリー類からなる食事を食べるよう推奨されていた。20世紀初め、アメリカ、ニュージャージー州のフレデリック・アレン博士は患者に1日の食事量を450カロリーのみにするよう勧めた。これで寿命は延びたが、患者は非常に虚弱になった。1927年、ボストンのエリオット・ジョスリン博士が、糖尿病患者には炭水化物の耐容性がないと考え、炭水化物2パーセント、タンパク質20パーセント、脂肪75パーセントの食事を推奨した。1970年代には、脂肪が心血管疾患の増加の原因であるとされ、脂肪分をカロリー摂取量の30パーセント以下にするよう推奨された——だがこれにより炭水化物の摂取量が増え、肥満が増加した。現在の推奨は、塩分、糖分、飽和脂肪の少ないヘルシーでバランスのとれた食事をとることである。

イーライリリー社は1923年にインスリンの製造を開始し、アイレチンの商品名で発売した。これは消化器系で分解されるために注射する必要があり、このため同社はインスリンの瓶とともに、「常無菌アイレチン用シリンジケース（Ever-Aseptic Iletin Syringe Case）」とよばれるキットを販売した。このキットにはシリンジ［注射器／注射筒］、スペアの注射針、ガラスピペット、脱脂綿、インスリン携帯用のゴム栓つきの小瓶、シリンジ消毒用の少量のイソプロピルアルコールが入っていた。バンティングとベストは同社にインスリンを製造する独占的ライセンスをあたえたわけではなかったが、それでもアイレチンは同社の歴史上もっとも売れた製品のひとつとなり、糖尿病患者は自宅で自己治療が行なえるようになった。

> 針は非常に太く、それを研ぐために小さな軽石が付属していました。針はしばしばなまくらになり、端にトゲが生じました。また滅菌のために20分間煮沸しなければなりませんでした。
> ——ナンシー・ボハノン博士、糖尿病保健委員会、初期のインスリン用シリンジについての説明

糖尿病患者の生活を改善する

　1935年にH・P・ヒムスワースが糖尿病には2種類——インスリン非感受性（1型）とインスリン感受性（2型）——あることを発見し、1950年代には、2型糖尿病患者の血糖値の管理に役立てるためにスルホニル尿素薬とよばれる経口薬が発売された。それ以来、さらなる薬剤が開発されてきたが、2型の症例は、先進国では肥満の多さから、現在すべての糖尿病のうちの90パーセントを占めている。

　1950年代以前、血糖値はベネディクト液とよばれる物質を用いて検査されており、これは尿と混ぜて熱湯のうえで加熱する必要があったが、1953年に初の尿糖試験紙が発売された。1969年には血糖測定器が開発され、糖尿病性昏睡患者と酔いつぶれている患者の鑑別をするうえで病院の救急部門で非常に有用となった。1976年には最初のインスリンポンプが登場している。これは注射をしないでもカテーテルを通じて一定量の少量のインスリンが投与されるというものである。1978年にはジェネンテックというバイオテクノロジー企業が遺伝子組み換えした細菌（209ページ参照）による初の合成インスリンを開発し、またナノテク技術者（201ページ参照）が血流中の血糖値を測定し、分子レベルでインスリンを投与する「スマートデリバリー」システムの試験を現在行なっている。

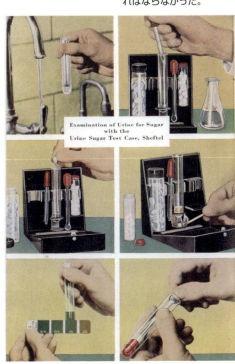

イーライリリー社が1942年に作成した尿糖量の検査法の例。複雑な作業であり、糖尿病患者はトイレの窓の枠台に何列もの試験管をならべておかなければならなかった。

リリー社のインスリン用シリンジ

鉄の肺

場所：	マサチューセッツ州ボストン、アメリカ
時期：	1928年
分野：	医用生体工学、生命維持

> 急性脊髄炎にはわずかでも有効な薬剤すら存在しない。患児はベッドに寝かせ、罹患した手足を綿でくるむべきである。
>
> ——カナダの医師、ウィリアム・オスラー、1892年

　それはどの親にとっても悪夢だった。それまで健康だった子どもが首と背中のこりを訴え、少し熱っぽくなり、数時間のうちに全身が麻痺してしまう。脊髄灰白質炎（ポリオ）は症例200人ごとに1例の割合で回復不能の麻痺をひき起こし、麻痺型ポリオ患者のうち、子どもでは2〜5パーセント、成人では15〜30パーセントが死にいたる。アメリカでは、19世紀末から20世紀前半にかけて夏が来るたびにポリオが流行したが、治療法を見つけた者はいなかった。しかしボストンの2人のエンジニアが、患者に代わって呼吸を引き受けることで患者を生かしておくことのできる、鉄の肺とよばれる装置を作り出した。

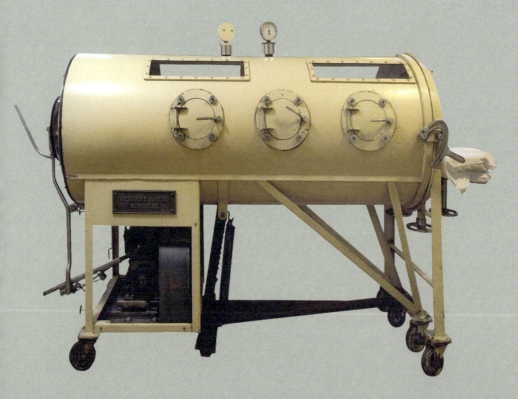

人工呼吸器

前1403〜1365年のエジプトの石碑には、足が曲がり、杖によりかかっている神官が描かれており、彼が子どものころにポリオにかかった可能性を示唆している。この疾患は19世紀と20世紀初期に都市部の成長後に広く流行するようになり、1916年にはアメリカで2万7000件の新規症例が、また同年だけで6000人のポリオに関連する死者が報告されている。

ポリオウイルスは便の経口摂取により伝染し、水泳プールがよく感染の生じる場所だったが、このことは1940年まで知られていなかった。ほとんどの患者はウイルスを撃退したが、「麻痺型ポリオ」に罹患した不運な少数の患者では、ウイルスが神経系に入りこみ、体幹部、四肢、胸部の筋肉を動かす脊髄の運動ニューロンを破壊した。おもに子どもに生じたが、アメリカのフランクリン・D・ローズヴェルト大統領が39歳で罹患しており、腰から下の麻痺が残った。

17世紀から人工呼吸器の製作が試みられており、当時は溺れた人を救うために使われていた。初期の試作品は空気を肺に押し入れるふいごのようなものだったが、力のコントロールができず、送風が強すぎると内臓が損傷することもあった。1889年にO・W・ドゥ博士が乳児用呼吸器を開発した。これは子どもの口を隔膜に押しつけ、体を木箱に入れ、操作者が毎分20〜30回パイプに空気を吹

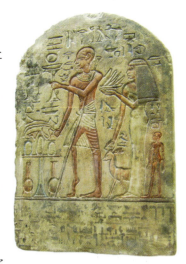

前1403〜1365年の石碑。ここに描かれている、脚がやせ細り、杖によりかかるレマという名の神官が古代エジプトにポリオが存在していたというおもな証拠である。

ホールデインの棺

イギリスの生理学者ジョン・ホールデインは生涯をかけて人体に対するガスの影響を研究し、そのために、同僚とともに密閉された箱（ホールデインの棺として知られる）のなかに閉じこもり、なかの空気を何度も吸っては吐き、その作用を記録する一連の実験を行なった。彼は数件の鉱山災害を調査し、一酸化炭素中毒が鉱山労働者の窒息の原因であることを見出した。白子のハツカネズミやカナリアは先に倒れ、前兆を示すことから、彼はそのような動物を地下に携行することを推奨した。1907年には潜水夫用の減圧室を発明し、第1次世界大戦中に毒ガスが使用された際にはガスマスクを発明している。

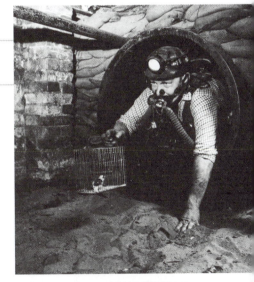

イギリス、ウェールズの鉱山労働者はメタンや二酸化炭素を調べるためにカナリアを使う。空気中に微量でも存在してれば、カナリアはとまり木の上でふらつく。

きこむことで胸部を圧迫するというものだった。1928年、ハーヴァード大学のフィリップ・ドリンカーとルイス・アガシー・ショーがこの原理を数段階進歩させ、電気モーターを動力とし、ポンプで密閉シリンダーに空気を出し入れする人工呼吸器を開発した。彼らは最初は石炭ガス中毒の被害者の治療のためにこれを設計したが、ほとんど間髪を入れずに麻痺型ポリオ患者の救命のために採用された。

鉄の肺

　空気を求めて苦しみながら、ドリンカーとショーの最初の鉄の肺のなかに押しこまれることは若いポリオ患者にはおそろしい体験だったため、1931年にジョン・エマーソンがいくつかの改良をくわえたものを作り出した。これは「クッキー皿」とよばれるベッドをそなえ、患者をその上に乗せてシリンダー内を滑らせて出し入れすることができ、また側面には出し入れ口があり、そこから看護師が便器を取り出したり、シーツを直したり、患者のかゆいところをかいたりすることができた。鏡が適当な位置に置かれ、動けない患者が部屋のなかのようすを見ることができた。ほとんどの患者は鉄の肺のなかで1～2週間をすごすとふたたび自力で呼吸できるようになったが、残りの生涯をそのなかですごす患者もいた。1940年代と1950年代の大流行の最盛期には、鉄の肺の列が病院の病棟を満たした。

　科学者たちはポリオを防ぐためのワクチンの発見に取り組み、6人の子どもが死亡した1935年の試験の後、ローズヴェルト大統領が国立小児麻痺財団（National Foundation for Infantile Paralysis：NFIP）を設

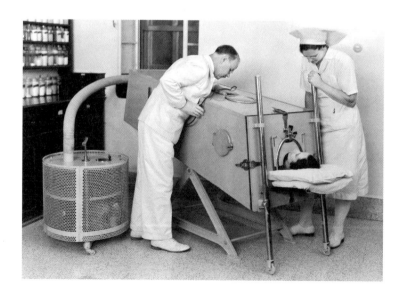

パレスティナの病院で鉄の肺に入っているポリオ患者、1940年。当時装置は一台1500ドルで、アメリカの平均的な住宅とほぼ同じ価格だった。

> エドワード・R・マーロウ：このワクチンの特許はだれがもっているのですか？
> ジョナス・ソーク：まあ、人びとということになるでしょう。特許はないのです。太陽について特許をとることができますか？
> —— CBSテレビのインタビュー、1955年

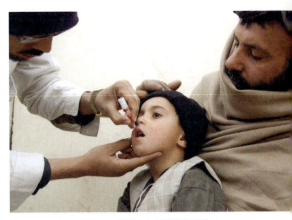

継続中の根絶推進活動の一環として、パキスタンの子どもがポリオワクチンの投与を受けているところ。2015年10月、同国には世界で最高数の38例の報告があった。

立し、巨額の資金を提供した。1940年代後半までに、ウイルスが便により伝染することが発見されており、1951年には研究者が3種類の株があることを見出した。1955年、ピッツバーグ大学のジョナス・ソークが神経系を保護する不活化ウイルスを開発したが、消化器系からウイルスを根絶することができなかったため、なおもポリオが蔓延する可能性があった。彼のワクチンは一連の注射を行なう必要もあったが、当時アメリカで採用されたのはこの方法だった。

オハイオ州シンシナティで、アルバート・サビンが経口服用する弱毒化生ワクチンを開発した。NFIPはアメリカでの彼の生体試験を支援しなかったが、彼は1957～59年にソ連、東ヨーロッパ、メキシコなどで試験を行なった。結果は有望だった。彼のワクチンは1回の経口投与で3種類すべてのウイルスを根絶し、角砂糖やスプーン一杯の液糖に混ぜて服用することができた。1962年以降、これはもっとも広く使われたポリオワクチンとなった。

ポリオ根絶の闘い

1988年に世界保健機関（176～77ページ参照）は世界ポリオ根絶推進活動を開始し、それ以降25億人以上の子どもが接種を受け、新規症例数は99パーセント以上減少している。ポリオはパキスタンとアフガニスタンでなおも流行しており、戦争で荒廃した国では子どもに接種するのが困難であるため、シリアでの再燃の可能性を示す徴候がある。

1959年にアメリカの病院で鉄の肺のなかにいる患者は1200人だったが、2014年には10人が残るのみだった。現在では、人工呼吸はおもに口から挿入するか、気管切開チューブを介した人工呼吸器によって行なわれている。

生命維持

21世紀の現代的な病院では、種々の装置が人体の臓器や系の多くの機能を引き受けることができる。患者が自力で呼吸できなければ、人工呼吸器が空気を肺に送りこむ。心臓が止まればふたたび動かすために、医師は心肺蘇生法、除細動、投薬を試み、心臓手術の際には最長10時間まで人工心肺装置（170～71ページ参照）が代わりをつとめることができる。透析装置が腎機能を代替し（174～75ページ参照）、また栄養管を用いれば患者に必要なあらゆる栄養素と液体を補える。生命維持は通常は基礎疾患から回復中の患者をサポートするための応急の対策だが、一定の状況では長期的に用いることも可能である。

アレグザンダー・フレミングのペトリ皿

場所：	ロンドン、イギリス
時期：	1928年
分野：	細菌学、免疫学

　アレグザンダー・フレミングはインフルエンザの研究を行なっているときに、ブドウ球菌の入ったペトリ皿をうっかり覆いをせずに放置したまま3週間の休暇をとった。戻ってきたフレミングは、空気中のカビの胞子が皿に付着し、その周囲の細菌を殺しているらしいことに気づいた。彼は、この知見に実際的用途があるとは思わなかったが、ともかく論文にして発表した。12年後、彼の発見がオーストラリアの数人の研究者によってとりあげられると、現代的な抗生物質の時代がはじまった。ペニシリンは新たな特効薬として歓迎された——それまでは多くの人命を奪っていた結核などの病気に対する治療薬が発見されたことで、1942年から1975年にかけて世界の平均余命は8年分も急上昇した。

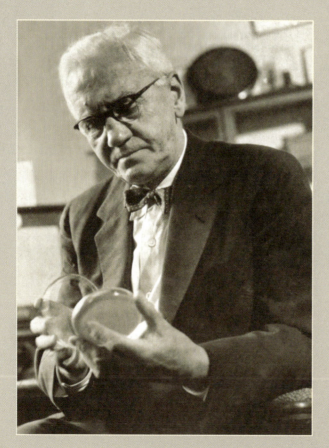

> 人はときに探していないものを発見することがある。
> ——アレグザンダー・フレミング、ノーベル賞受賞講演、1945年

カビの使用

古代のギリシア人、ローマ人、インド人はどのように効くかという知識ではなく、もっぱら効果があるという民間伝承をふまえ、感染症の治療に植物やパンカビを使っていた。19世紀後半の科学者たちは細菌の理解に向けて少しずつ前進していた。ルイ・パストゥール（114〜19ページ参照）は細菌のなかにはほかの細菌と対抗するものがあることに気づき、これを治療目的に使えるのではないかと考え、またジョーゼフ・リスター（128〜31ページ参照）はブルーチーズに生じるアオカビ（*Penicillium glaucum*）の抗菌作用について実験を行なっている。1897年にはエルネスト・デュシェーヌがアオカビを用いて腸チフスにかかったモルモットを何匹か治しているが、彼の研究はほとんど関心を集めなかった。

ドイツの医師パウル・エールリヒは化学染料が一部の細菌にはとりこまれるのにほかの細菌にはとりこまれないことに気づき、周囲の細胞を害することなく細菌を選択的に殺すことができるはずだと考えた。これが1909年の抗菌薬サルバルサンの生産につながり、エールリヒはこれを「化学療法」と名づけた。これは梅毒に対するはじめての有効な治療薬だったが、いくつかひどい副作用があったため、画期的進歩として広く歓迎されたわけではなかった。

1928年には、フレミングは思いがけず発見したペニシリウム・ノテタム（*P. notatum*）というカビ（現在ではペニシリウム・クリソゲナム［*P. chrysogenum*］とよばれている）がペトリ皿のブドウ球菌を殺した仕組みの重要性を認識していなかった。カビの汁の生物学的特性を調べるうちに、彼はその活性物質が800倍に希釈してもなおも有効であることを発見した。彼はこの成分を「ペニシリン」とよんだが、それを広く使用できるほど大量に抽出し、生産することができるとは思わなかったため、「ブリティッシュ・ジャーナル・オヴ・エクスペリメンタル・パソロジー（British Journal of Experimental Pathology）」誌に論文として発表しただけで、ほかの研究を続けた。

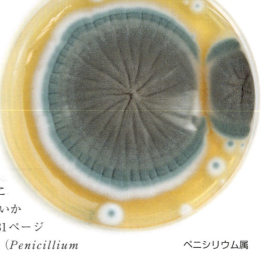

ペニシリウム属（*Penicillium*）の真菌には300を超える変種が存在する。これらは医療用途をもつとともに、食物を腐敗させ、建物の湿気の原因となる。

主要な死因

1900年のアメリカの上位3死因は肺炎／インフルエンザ、結核、下痢性疾患であり、4位が心疾患、5位が脳卒中で、がんは8位だった。1920年には肺炎／インフルエンザがなおも1位だったが、心疾患が2位に上昇し、結核が3位、下痢性疾患が8位、産後感染症が10位だった。抗生物質が利用できるようになった1950年には心疾患が1位、がんが2位となり、肺炎と結核はそれぞれ6位と7位に低下した。1954年には結核と産褥熱が上位10死因から消えた。現在の上位3死因は、心疾患、がん、慢性呼吸器疾患となっている。

アレグザンダー・フレミングのペトリ皿

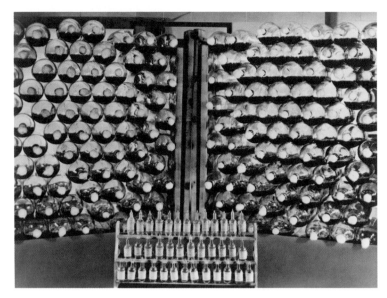

第2次世界大戦中のペニシリンの大量生産。1945年までに、1939年に利用できたもっとも強力な株より10倍強力な株が開発された。

研究室から戦場へ

1930年代にオーストラリアの科学者ハワード・フローリーとエルンスト・チェーンは、抗菌物質を探索しているなかで偶然フレミングの論文を見つけた。彼らは研究室でペニシリウム・ノテタムを生育し、1940年にレンサ球菌を感染させたマウスで試験を行なった。この薬剤を投与したマウスは生きのびたが、ほかのマウスは死んだ。フローリーとチェーンはペニシリンの大量生産について支援を得るためにアメリカにわたった。1942年に起きたボストンのナイトクラブの大火災での被災者の治療にペニシリンが使われ、有効であったことを受けて、アメリカ政府は資金援助を行なった。通常、皮膚移植には高い感染リスクがあるが（148～51ページ参照）、ペニシリンによる治療がやけどの被災者の生存に役立ったのである。第2次世界大戦で戦っている連合軍兵士を助けるために十分な量の「特効薬」を生産する競争が起こり、1944年6月のDデーまでに、すべての連合軍兵士に行きわたるだけの量が得られた。この秘密は戦争終結までドイツ、日本、イタリアには隠されたため、彼らのあいだでは傷口の感染症による肢切断例がはるかに多かった。

生化学者はさまざまな細菌感染症の治療のために新たな抗生物質を作り出すことに目を向けた。ペニシリン、メトロニダゾール、コトリモキサゾールのように抗菌性で、細胞の形成を阻害して細菌を殺すものもあれば、テトラサイクリン系やスルホンアミド系のように静菌性で、細菌の増殖を阻害するものもあった。突如として、以前であれば死にいたって

> 抗生物質の第1の原則はこれらを使わないようにすることであり、第2の原則はあまり多くの種類を使わないようにすることである。
> ── P・L・マリノ『ICUブック』の「抗菌薬治療」、2007年

いた結核、百日咳、淋病、肺炎、尿路感染症、産褥熱、しょう紅熱、細菌性髄膜炎、さまざまな下痢性疾患に対する治療法が登場したのである。抗生物質以前の時代は、非常に軽い手術であっても術後感染症のリスクがあったが、1945年以降、外科医は以前よりも複雑な手術を試みることができるようになった。これは真に奇跡的なことのように思われた。

抗生物質に対する耐性

1945年当時、フレミングは抗生物質の用量が少なすぎると、感染症を完全に治すことができず、微生物が薬剤に対して耐性を生じる可能性があると警告していた。実際、残った細菌は生きのびたものであるため、耐性菌の正の淘汰が生じるはずである。彼の助言はかえりみられることなく、むしろペニシリンは、すぐに膏薬剤、クリーム剤、軟膏剤、トローチ剤、錠剤などのあらゆる形態の市販薬として大衆が自由に利用できるようになった。1955年にはアメリカではペニシリンは処方箋がないと利用できないようになるが、すでにペニシリン耐性ブドウ球菌が出現していた。1959年にはメチシリンとよばれる合成ペニシリンが作り出されたが、2年後にはメチシリン耐性黄色ブドウ球菌（MRSA：methicillin-resistant *Staphylococcus aureus*）が出現している。問題はインフルエンザや感冒などの治療ができない疾患に対する抗生物質の過剰処方であり、一部の国では抗生物質が予防薬として用いられ、耐性菌が出現する機会をもたらした。

21世紀になって、抗生物質耐性感染症はますます増えており、開発中の新たな抗生物質はほとんどない。抗生物質耐性結核が毎年50万件発生しており、新たな薬剤が開発されなければ、人類は細菌感染症が死の宣告、あるいはすくなくとも患部の切断を意味した20世紀初期に逆戻りしかねないという懸念が生じている。

スーパー耐性菌

薬剤耐性をもつスーパー耐性菌は、細菌と、それと闘うために使用される薬剤が近接して存在する病院でしばしば現れる。MRSAは一般に皮膚におり、そこで軽い感染症を起こす細菌だが、開放創やカテーテルから血流中に入ると、治療がきわめて困難となることがあり、死亡率は20～35パーセントである。クロストリジウム・ディフィシル（*Clostridium difficile*）は腸の感染症をひき起こし、年間1万4000人の命を奪う。1クールの抗生物質により患者の健康な腸内細菌のバランスがくずれたあとに感染する可能性が高くなる。カルバペネム耐性の腸内細菌科細菌（細菌の大きな科で、有害なものもそうでないものもいる）は血流の感染症をひき起こし、年間600人が死亡している。淋病の原因となる淋菌（*Neisseria gonorrhoeae*）には現在あらゆる薬剤に耐性をもつ株が存在する。

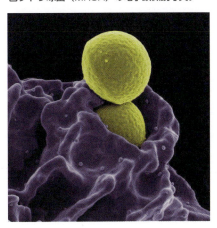

白血球にとりこまれつつあるメチシリン耐性黄色ブドウ球菌（MRSA）の電子顕微鏡写真。

ブリュコネンコのオートジェクター

場所：	モスクワ、ソ連
時期：	1928年
分野：	外科学、生理学

　20世紀前半、生理学者たちは、体が臓器を生きながらえさせ、酸素化した血液を供給することができなくなったときにそれを可能とする方法に関心を向けた。アメリカでは、直視下心臓手術を行なうために心臓を一時的に止める際に、かわりに役割を果たす人工心肺装置を開発することに研究の大きな重点があった。ロシアでは挑戦はさらに劇的だった。彼らはセルゲイ・ブリュコネンコが発明したオートジェクター装置を用いて臓器を生き返らせることができたのだろうか？　現在ではこのような実験は非倫理的とされるかもしれないが、彼らは──「死」という言葉が正確に何を意味するのかをふくめ──いくつかの興味深い問題を提出したのである。

> ロシアの科学者が死体を蘇生させたという不確かな報告がアメリカに伝わってきている。
> ──「タイム」誌、1929年

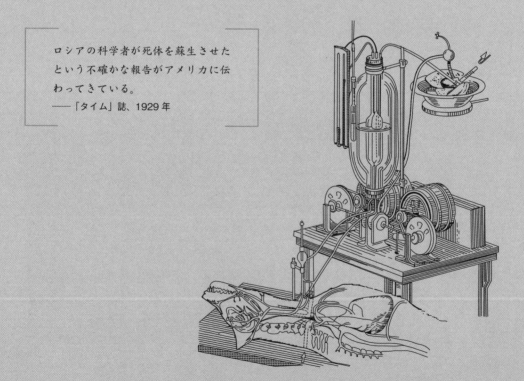

死からの復活

　1880年代、イギリスの生理学者フランク・スピラー・ロックは生理学の研究室で切除した心臓を拍動させつづけることのできる生理食塩水を開発した。これは研究目的では有用だったが、彼はこれがのちに使われることになる用途について夢想だにしなかった。1902年、ロシアのサンクトペテルブルクで研究していたアレクセイ・クリャプコは、ロックの生理食塩水を用いて、44時間前に鼓動を止めていたウサギの心臓をふたたび動かし、翌年には肺炎で死亡した乳児の心臓でもこれを再現した。1910年から1913年のあいだに、フョードル・アンドレーエフはこれをさらに一段進め、死んだイヌに生理食塩水とアドレナリンを注射した後、心臓に電気ショックをあたえて蘇生させた。

　このような動物は長く「生存」しつづけることはなかったが、その可能性がモスクワの科学者セルゲイ・ブリュコネンコの興味を引いた。彼は、まず動物からポンプで血液を押し出し、ガラス製の広口瓶のなかで温めて酸素化してから送り戻す装置を設計した。1928年のモスクワでの第3回全ソ生理学者会議で、ブリュコネンコはみずからのオートジェクターを切断したイヌの頭部に用いて実証した。再酸素化された血液が循環するにつれ、イヌの頭部は外界の刺激に反応しはじめ、眼を明るい

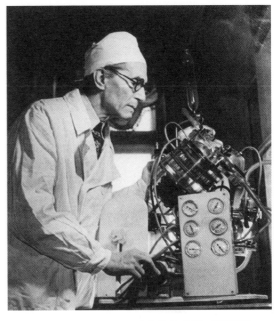

セルゲイ・ブリュコネンコと最初期の人工心肺装置である彼のオートジェクター。これはドナー動物の肺を利用して血液を酸素化し、ふたつのポンプで血液をシステムに循環させて被験動物に戻すというものだった。

死の定義

　1768年度版の『ブリタニカ百科事典』は、死を霊魂と身体の分離であると定義しており、この考え方は洞窟の壁画や多くの文明の葬送儀式にもみられる。20世紀なかばまで、医師は、心臓が鼓動を止め、肺から空気が出入りしなくなったときにその人の死を宣告し、疼痛反応の有無を確認するために皮膚をつねる場合もあった。問題は、口対口式人工呼吸法と胸骨圧迫によりそのような状態から蘇生する患者が増えてきたことだった。モニタリング技術が進歩すると、脳の電気活動がみられないことを死の定義として提案することができるようになった——だがそれは脳のどの部分をさすのか？　大脳機能の回復が不可能な程度の脳の破壊を意味するために「情報理論的死」という用語が作り出された。技術の進歩とともに、議論は続いている。

ブリュコネンコのオートジェクター

光で照らすと、明白に瞬きをした。

これらの実験を論理的帰結へと進め、1929年、クリャプコとアンドレーエフは、前日に手術中に死亡した男性を「生き返らせる」ことを試みた。ロックの生理食塩水とアドレナリンをくわえた男性の血液をポンプで注入すると、彼の心臓は胸のなかでふくらみ、のどからむせるような音がした。彼はこの方法で20分間「生きながらえ」させられた。1934年にはセルゲイ・スパソクコツキーが3時間前に自殺をはかった男性を生き返らせた。オートジェクターを用いると心拍が回復し、のどから音が聞こえたが、男性のまぶたが開くと、ショックを受けたスパソクコツキーは装置のスイッチを急いで切り、彼をふたたび「死」なせた。

人工心肺装置

ドイツの科学者マクシミリアン・フォン・フライは1885年に初期の人工心肺装置の試作品を製作していたが、この装置が実用的なものとなったのは、1916年に血液凝固の防止にヘパリンが使えることが発見されてからのことである——そしてその時点でもそれほど成功をおさめたわけではなかった。1930年10月、アメリカの外科医ジョン・ヘイシャム・ギボン・ジュニアは女性患者から大きな肺塞栓を除去する外科チームにくわわっていた。のちに患者が死亡すると、彼は有効な人工心肺装置を発

> 単独の研究努力として、先天性奇形患者や後天性病変による障害患者に対して外科医が腕をふるう能力をこれほど広げたものは、あるとしてもまれである。
> ——ハリス・B・シュマッカー『ジョン・ヘイシャム・ギボン・ジュニア、1903〜1973年（John Heysham Gibbon Jr., 1903-1973）』、1982年

1958年の人工心肺装置。1950年代と1960年代を通じ、このような新装置だけでなく、診断法、抗凝固法、術後ケアの進歩により、心臓手術の成功率は高まった。

明することを決意し、その後の23年の人生をその研究に捧げた。

シリンダー内で酸素を血液の薄膜に吹きこむというギボンの最初の設計は機能する速度が十分ではなかった。毎分生命を維持できるだけの血液を酸素化することは、シリンダー内部を金網でおおい、乱流を生み出して表面積を増やすことでようやく実現した。1953年5月6日、彼はその装置を26分間使用し、18歳の女性の心臓の中隔欠損を閉鎖した。手術は完全な成功をおさめ、女性は13日後に退院した。

心臓手術

ジョン・ギボンの飛躍的発明以前、心臓手術はほとんど行なわれていなかった。19世紀の外科医のなかには心臓をおおう心膜の手術を行なう者もいたが、1896年にドイツ、フランクフルトの医師ルートヴィヒ・レーンが刺し傷による右心室の損傷を修復すると、心臓手術のはじめての成功例となった。1925年にイギリスの外科医ヘンリー・ソウターが僧帽弁狭窄症の患者の手術を行ない、1947年には別のイギリスの医師トマス・ホームズ・セラーズが、右心室から肺動脈への血流がさまたげられる肺動脈弁狭窄症患者の手術を行なっている。1940年代から1950年代には、メリーランド州ボルティモアのジョンズホプキンス大学の外科チームが、先天性心奇形をもって生まれた青色児［チアノーゼをきたしている新生児］を、鎖骨下動脈を肺動脈につなげることでうまく治療する手術法を開発した。心臓の拍動を止めることなく、つまり酸素化された血液の脳などの臓器への循環を止めることなく外科医が手術を行なえたのはここまでだった。

うまく機能する人工心肺装置が開発されると、あらゆる種類の複雑な先天性心疾患、心臓弁疾患、冠動脈のアテローム硬化性閉塞、胸部大動脈瘤の治療が可能となった。1967年にクリスティアーン・バーナードが最初の心臓移植（190〜93ページ参照）を成功させられるだけの基礎が築かれた。現代の人工心肺装置は高性能な微細孔中空糸による人工肺を用い、血液中へのはるかに効率的な酸素の取りこみを可能としている。

人体冷凍保存術（クライオニクス）

人体冷凍保存術を信じる人は、死の直後に液体窒素で体を冷凍することで、将来的に現代科学ではまだ知られていない技術を用いて蘇生することができると考えている。1960年代前半に数冊の書籍でこの方法が提案され、1967年にはジェームズ・ベッドフォード博士が人体冷凍保存術によりはじめて冷凍された人物となった。信じない人は、長期の冷凍と酸素欠乏で生じる組織損傷を修復することは不可能であり、また蘇生者が以前の記憶、認知機能、人格を保持しうるという証拠はないと主張する。不妊クリニックで冷凍し、その後解凍して子宮に着床させたヒトの胚が正常な人間に成長しているが、すでに死亡している人間を冷凍することはまったく別の話である。

ブリュコネンコのオートジェクター

ウィレム・コルフの人工腎臓

場所：	カンペン、オランダ
時期：	1943年
分野：	血液学、腎臓病学、生体工学

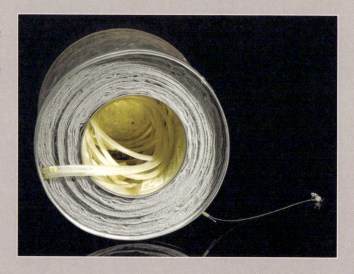

さまざまな疾患や損傷によって腎臓が機能を失うことがあり、これにより血中に毒性物質が蓄積してpHの平衡がくずれ、浮腫が生じる。第2次世界大戦以前、腎不全はほぼつねに死にいたっていたが、ナチ占領下のオランダで働いていたひとりの医師、ウィレム・コルフが苦労して世界初の人工腎臓を生み出した。彼が自由に使える物資は多くはなかったが、古い車や洗濯機の部品、オレンジジュースの缶、ソーセージの皮から最初の装置を作り上げた。1945年、この装置が腎不全のために昏睡状態におちいっていた女性の命を救うと、機械が臓器の働きのすくなくとも一部を担うことのできる医学の新時代の先駆けとなった。

> コルフ先生はわたしたちの大半よりもはるか先の道を見通すことのできる先見の明をもっていた…先生についていつも驚くことがあった。先生は会議に出席して、新しい手法なり材料なりを目にすると、それを研究室にもち帰って、その応用法を見出すことができたのである。
> ──ユタ大学人工心臓研究所所長ドン・オルセン博士、「インターナショナル・ニューヨーク・タイムズ」より、2009年

血液を浄化する

　腎臓はフィルターであり、余分な水分や塩類とともに、尿素やクレアチニンなどの老廃物を血液中からとりのぞく。血圧の維持に重要な役割を果たしており、また赤血球の生成を刺激するホルモンであるエリスロポエチンも放出する。腎不全の全症例の原因の約半数は糖尿病、約4分の1は高血圧であり、ほかの原因にはマラリアや黄熱病などの疾患、あるいは外傷性の損傷などがある。

　1914年にアメリカ、メリーランド州ボルティモアのジョンズホプキンズ大学の研究チームがイヌ用の「膜式生体拡散装置（ヴィヴィディフュージョン）」を発明した。これは血液中の粒子を、膜を通過する能力に応じてより分けるというものだった。凝固の防止にはヒルが作り出すヒルジンという抗凝固成分が使われた。当時、ヒトを対象とした試験を行なうには問題が多すぎるため、この研究は棚上げされた。

　1938年、一時的な腎不全のために若い男性が時間をかけて苦しみながら死ぬのを目にした医師ウィレム・コルフは、腎臓が治癒するまで血液から老廃物をとりのぞきつづけられれば患者は助かったはずだと思い知った。彼は解決法を探しはじめたものの、1940年にドイツ軍がオランダに侵攻してきたために研究は中断されることになる。

輸血の歴史

　1660年代、ヒトに対する最初期の輸血は死亡率がきわめて高かったため、その実施は広く禁じられた。1828年にジェームズ・ブランデルが出産後に出血を来した女性の生命を輸血により救った。この方法は1853年にアレクザンダー・ウッドが皮下注射針を発明することでより容易に行なえるようになった。しかし輸血をしてもなお患者が死亡することが多く、その理由は不明であったが、1901年になってようやくカール・ラントシュタイナーがA、B、O型の血液型を発見し、患者に適切な型の血液を輸血する必要があることを理解した。1918年には最初の血液バンクが設立され、血液を最長21日間保存することが可能となり、戦場での負傷で出血性ショックにおちいった兵士の治療が行なわれた。

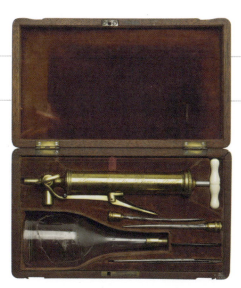

ジェームズ・ブランデルの19世紀の輸血用器具。彼は1825年から1830年にかけて10回の輸血を行なったが、成功したのは半数のみだった。

ウィレム・コルフの人工腎臓

透析装置

カンペンの小さな病院に移ると、コルフはナチの支持者に協力することなくみずからの研究を続けることができるようになった。彼はソーセージの皮を膜として使い、なかに血液を満たし、空気をとりのぞいて尿素をくわえ、塩槽のなかでゆり動かした。小さな尿素の分子はソーセージの膜を通り抜けたが、血球が通り抜けることはなく、5分以内に尿素はすべて塩水のなかへと移動した。この原理に従い、彼は最初の人工腎臓装置の製作に着手した。これは長さ46メートル分のソーセージの皮を木製のドラムに巻きつけ、食塩水のなかに浸したものであった。患者の血液を入れ、ドラムを回転させると、有毒老廃物がとりのぞかれた。血液をふたたび患者の体内へ送り戻すのに、フォード社の自動車のウォーターポンプのカップリングの設計を利用した。コルフがこの人工腎臓装置を最初に用いた15人の患者は助からなかったが、使用する抗凝固薬を変更するなどの多数の改良をくわえることで、1945年に尿毒症性昏睡におちいっていた65歳の女性を救った。このような発明については特許をとろうとする科学者が多かったが、コルフはこの発見を分かちあいたいと考え、同装置の複製をイギリス、オランダ、ポーランド、アメリカの病院に寄贈した。血液を体内から取り出して浄化し、また戻す（透析とよばれるプロセス）ことを不自然だと考え、はじめは使用に難色を示す医師もいたが、まもなく装置は広く使われるようになった。

当初、この装置は急性腎不全の患者を腎臓が回復するまで生きながらえさせることのみを目的としていたが、1960年代前半にアメリカ、ワシントン州シアトルのベルディング・スクリブナーが、透析をくりかえすことで慢性腎不全の患者の治療をはじめた。これは当時高価な治療法であり、患者は一回16時間の治療のために週2回病院にくる必要があったが、すぐにうまくいくことがわかった。腎不全患者が自宅で透析を受けられるようにする最初の装置の試験は1964年に行なわれている。

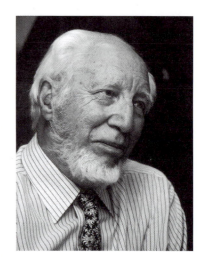

ウィレム・コルフ。非凡な人物であり、第2次世界大戦中に、入院が必要な病気をよそおうのに手を貸すことで多くのレジスタンス工作員を救った。

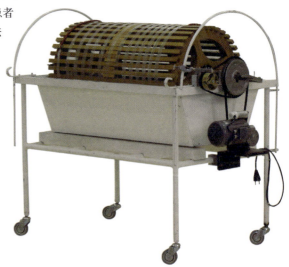

コルフの回転ドラム式人工腎臓装置の試作品。1945年に最初に治療に成功した女性患者はナチの協力者だったが、彼はその命を救うことがヒッポクラテス的義務に適うと考えた。

多くの人は新しいもの、聞いたことのないもの、学校や大学で教わったことのないものに対し否定的な態度をとります。わたしは早くから、新しいことを耳にしても、詳しい話を知り、時間をかけて調べるまでは拒否しないように心に決めたのです。
——ウィレム・コルフ博士、1991年のアメリカン・アカデミー・オヴ・アチーヴメントのインタビューで

腎移植

　透析には欠点がある。人工腎臓は腎臓の本来の機能すべてを代替することはできないからである。たとえばエリスロポエチンを放出しないため、透析患者はしばしば貧血を生じ、また感染症を起こしやすい。長期的には腎移植のほうが望ましく、だれもが腎臓をふたつもっているため、生体ドナーを活用することが可能である。腎臓にはおもな動脈と静脈が1本ずつしかないことから、移植が比較的容易である。1954年、ボストンの外科医たちが、24歳の男性に双子の兄弟が提供した腎臓を用いてヒトにおける最初の移植を行なった。以来、この方法は広く行なわれるようになり、5年生存率は約90パーセントとなっている。

　しかし、腎不全患者は適切なドナーの腎臓が得られるまで何年も透析を行なわなければならないこともあり、性能を高めた透析技術をもってしてもその間に死亡する可能性がある。現在、体内への埋めこみが可能なほぼコーヒーカップ大の人工腎臓について研究が行なわれている。これはシリコン製のナノフィルターを内蔵し、血圧のみで血液を通過させることができる。幹細胞研究（206〜209ページ参照）からも、いつの日にか科学者が新たな腎臓を成長させることができるようになるかもしれない。

人工臓器

　ウィレム・コルフは第2次世界大戦後アメリカに在住し、身体機能を代替することのできるあらゆる種類の生体工学機器の研究を続けた。彼は人工心肺装置（168〜71ページ参照）用の新しいタイプの透過膜を設計し、また最初の人工心臓の研究を行ない、これは1982年に歯科医のバーニー・クラークに埋めこまれた。この人工心臓はコルフの助手であるロバート・ジャーヴィック設計の多層ダイヤフラムを内蔵していたため、コルフは、特有のつつしみ深さからこれをジャーヴィック型人工心臓とよぶべきだと主張した。バーニー・クラークは術後118日間しか生存しなかったが、この経験により研究は価値ある一歩をふみだした。1999年にはコルフは人工眼を作り出したチームに参加しており、また人工脚、腕、耳についても研究を行なった。彼の例に刺激を受け、世界中の生体工学者がほかの臓器を代替する機器の製作にのりだした。

体内に埋めこむ人工腎臓の試験がまもなくはじまる予定である。これはヒト臓器の移植で生じる拒絶反応のリスクなしに老廃物をフィルターで除去するもので、患者は透析を受ける必要がなくなる。

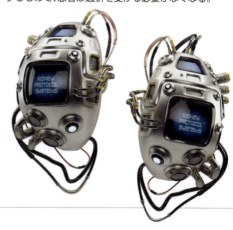

ウィレム・コルフの人工腎臓

世界保健機関の旗

場所：	ジュネーヴ、スイス
時期：	1948年
分野：	疫学、公衆衛生学

　19世紀なかばから、コレラ、ペスト、黄熱病といった感染症の蔓延を監視する組織が多数設置され、感染症に対抗するために隔離などの手段についての合意が行なわれていたが、これらの組織は特定の地域に重点を置くことが多かった。第2次世界大戦後、中国とブラジルの国連代表が真に国際的な健康イニシアチブを立案、実行する世界的組織を求めてロビー活動を行ない、1948年に世界保健機関が創設された。定められたその目的は、「すべての人民が可能な最高の健康水準に到達すること」であり、その旗は国連のシンボルの上に、ギリシアの医神アスクレピオスの蛇が巻きついた杖を重ねたものとなった。

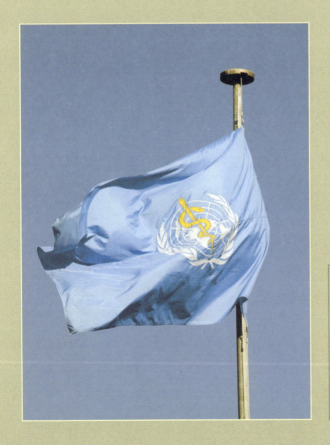

> 健康とは、病気ではないとか、弱っていないということではなく、肉体的にも、精神的にも、そして社会的にも、すべてが満たされた状態にあることをいう。
> ——世界保健機関、1948年

WHOの成功と失敗

1948年に起草されたWHOの最初の目標リストは、最優先項目として、マラリア、結核、性病との闘い、母子の健康の改善、栄養および環境衛生にかんする助言をあげていた。WHOは各国政府に疾患の大流行を伝えるための、最初はテレックスによる、現在ではインターネットによる疫学サービスを開始し、浄水と衛生、医学研究の調整と伝達、また栄養、母乳育児、喫煙、薬物、安全なセックスなどのテーマにかんする健康勧告キャンペーンについて助言を行なうチームを発足させた。

おそらくWHOの功績としてもっとも有名なものは1975年の天然痘の根絶（95ページ参照）だが、WHOのワクチン接種プログラムは、いずれも以前は死因としてよくみられたジフテリア、破傷風、百日咳、ポリオ、麻疹、結核の世界的死亡率も大幅に低下させている。1955年、WHOはマラリアを根絶するイニチアチブを発表したが、あまりに野心的であることが判明したため、1970年代に取り下げざるをえなくなった。世界的ポリオ根絶プログラムはそれより成功をおさめ、1988年以降、症例数は99パーセント減少した。

新たな疾患の株の発見と報告がWHOの活動においてきわめて重要な別の柱であり、毎年インフルエンザやデング熱ウイルスの株を追跡し、適切なワクチンが製造できるようにしている。HIV/エイズの発生率を監視して感染率に新たな傾向がみられないか確認し、また鳥インフルエンザ（155ページ参照）、出血性疾患（214〜17ページ参照）、古くからの敵であるコレラ、ペスト、黄熱病を監視するサーベイランス活動を行なっている。

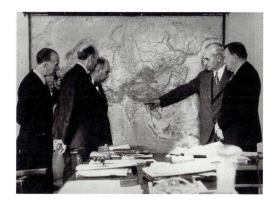

公式の創設日前の1947年のWHOの暫定会議で、マラリアの蔓延と闘うための計画が話しあわれているところ。

WHOのロゴにはアスクレピオスの杖が描かれているが、ギリシア神話によればアスクレピオスは死者を甦らせたためにゼウスに殺された。

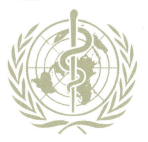

より長く、健康な人生を生きる

WHOの活動は、その創設以来、世界の平均余命の延びに大きく貢献してきた。1955年に生まれた子どもの平均寿命は48歳だったが、2000年生まれでは66歳となった。2025年に生まれる子どもについては73歳まで延びると予想されている。妊娠および出産時に死亡する女性の数は1990年から2013年にかけて、一部にはWHOのキャンペーンによって45パーセント低下し、5歳未満の子どもの世界的死亡率は1990年の出生1000件あたり90人から2013年には46人へと減少した。

世界保健機関の旗

クリックとワトソンの二重らせん

場所：	ケンブリッジ、イギリス
時期：	1953年
分野：	生化学、遺伝学

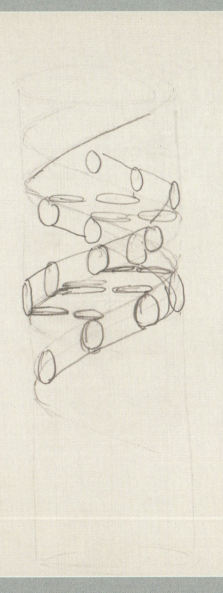

　DNA——あらゆる生細胞中に存在し、細胞が複製する際に形質を伝える物質——の二重らせん構造の発見はふたりの科学者のみによって行なわれたわけではなく、1世紀にわたりさまざまな国で研究を行なった数十人の男性そしてひとりの女性によってなしとげられたものである。彼らの研究の医療への応用は、遺伝子治療と遺伝子スクリーニングの両分野で現在も進展中である。克服すべき困難はなおも大きいが、現在ではクリックとワトソンがもっとも有名になっている彼ら先駆的科学者たちの研究の成果として、将来はいくつかの先天性疾患の予防、またほかの多くの疾患の治癒が可能となると考えられている。

> このようにわずかに異なる量のリンをふくむ物質群全体が、タンパク質と同等の、一群のヌクレインとして生じることはわたしには確かなように思われる。
> ——フリードリヒ・ミーシャー、1869年

生化学の謎を解明する

　DNAは1869年にスイスの化学者フリードリヒ・ミーシャーによって最初に発見されている。彼は白血球について調べていたときにあらゆる生細胞の核内に同じ物質が存在することに気づき、これをヌクレインとよんだ。彼は自身の発見の重要性を確信していたが、ほかの科学者にとりあげられるのは、ロシア出身の生化学者フィーバス・レヴィーンがヌクレインの機能について調べはじめる20世紀初めになってからのことである。レヴィーンはヌクレインには、DNA（デオキシリボ核酸）とRNA（リボ核酸）というふたつの種類があることを発見した。彼はDNAが4つの塩基——グアニン（G）、アデニン（A）、シトシン（C）、チミン（T）——とデオキシリボースとよばれる糖、およびリン酸基からなり、これらがリン酸－糖－塩基の順で結合して彼がヌクレオチドとよぶ単位を構成することを示した。オーストリア＝ハンガリー人の生化学者エルヴィン・シャルガフは、シャルガフ比として知られる、この構造にかんするふたつの基本法則を発見した。彼は、グアニン（G）の量がつねにシトシン（C）の量と同じであり、アデニン（A）の量がチミン（T）の量と同じであること、また各塩基の相対量が種によって異なることを発見したのである。

　1940年代までは複雑なタンパク質が世代間で遺伝形質を伝えると考えられていたが、エルヴィン・シュレーディンガーが1944年の著作、『生命とはなにか』で、そのような機能には、結合パターンの反復がなく、莫大な量の情報を保持することのできる不規則な結晶が必要であることを示唆した。これが解決の鍵だった。まもなく科学者たちは、DNAには、これらのG、A、C、Tの単位にもとづき、ほとんどモールス信号と同じように、暗号を保持できるだけの複雑さがあることに気づいた。

グレゴール・メンデル

　グレゴール・メンデルはオーストリアの修道士で、1856年から1863年にかけて修道院の庭で、数万本ものエンドウマメの交配について研究を行ない、遺伝の基本法則の多くを確立した。当時、子は両親の形質が混ざったものを受け継ぐと考えられていたが、メンデルは遺伝子が対になって機能し、混ざった単位ではなく、明確な単位で受け継がれることを発見した。また優勢遺伝子と劣性遺伝子があることを示し、多くの形質が、統計学の法則にしたがって無作為に受け継がれることを解明した。彼の理論は当時は軽べつされたが、20世紀初期には科学者が彼が「遺伝学の父」であることを認めはじめていた。

メンデルは、多くの品種があり、すぐに成長し、互いに見分けやすいことから、エンドウマメによる実験を選択した。

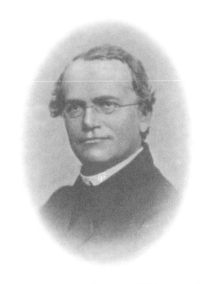

クリックとワトソンの二重らせん

写真51番

1948年から1950年のあいだに、ロンドンのキングズカレッジで、ニュージーランド人の物理学者モーリス・ウィルキンスがヒツジの精子から得たDNAのX線回折写真を撮影し、その研究からDNAの構造がらせん形であると考えるにいたった。1951年に化学者ロザリンド・フランクリンが、石炭の分子構造を研究していたフランスのパリの以前のポストで学んだ技術を活用し、カレッジのX線結晶学研究室を最新化するために研究員として迎え入れられた。ウィルキンスがフランクリンを独立した研究者ではなく、自分の助手として雇われていると考えたことから両者には最初からボタンのかけ違いが生じ、ふたりの関係はフランクリンが研究所で働いていたあいだ、つねに敵対的なものとなった。

フランクリンはみずからDNAのX線回折写真の撮影をはじめ、研究を精密化し、改良しつづけ、1952年5月には、彼女の指導下で研究を行なっていたレイモンド・ゴスリングという博士課程学生がもっとも鮮明な写真の撮影に成功した。その像は写真51番として知られることになるが、デオキシリボースとリン酸分子が外側の「背骨」をなし、4種類の対になった塩基（A、C、G、T）が内側にある二重らせん構造を示していた。

一方、イギリスのケンブリッジ大学で、フランシス・クリックとジェームズ・ワトソンもDNAの構造について研究を行なっていた。しかしフランクリンは、背骨を内側にした彼らの1952年のモデルがまちがっているはずであることを当人たちに示した。1953年早期に、

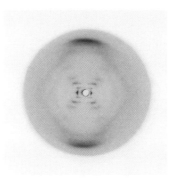

写真51番。上下の色の濃い部分が4つの塩基を示しており、十字の腕は、横から見たらせんの対称面を示している。

ロザリンド・フランクリンは独自にDNAの構造決定に大きく近づいた。彼女は早世したため、クリックとワトソンが作り上げた二重らせんモデルがどれほど彼女の写真51番に依拠していたかを知ることはなかった。

> 科学者として、ミス・フランクリンは手がけたなにごとにおいても極限的な明晰さと完璧主義によりひいでていた。彼女のX線写真は、あらゆる物質についてこれまでに撮影されたなかでも最高度に美しいものである。
> ——J・D・バーナル、「ネイチャー」誌のロザリンド・フランクリンの個人略伝、1958年

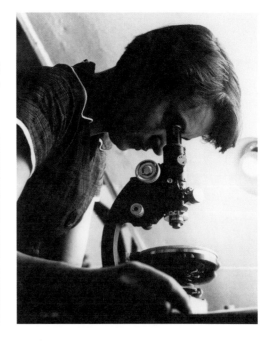

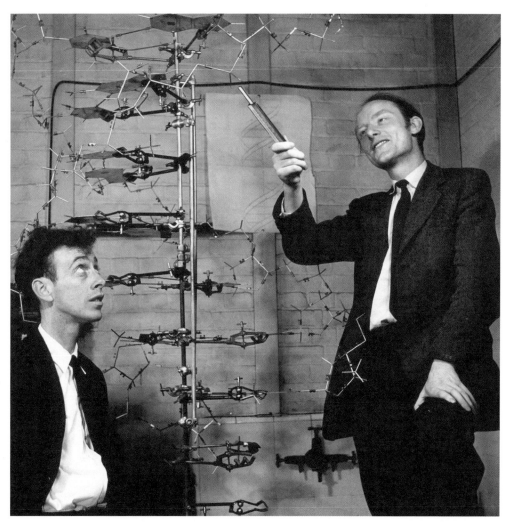

アメリカのライナス・ポーリングがモデル作成の新手法を考案し、モーリス・ウィルキンスが、議論のあるところだが、フランクリンの許可を得ることなく写真51番のコピーをクリックとワトソンに見せた。フランクリンはその数値的知見を内密にケンブリッジの彼らの同僚に提供しており、1953年3月7日に、クリックとワトソンはDNAの二重らせんについての有名なモデルを作り出すことに成功した。

4人はモデルの功績をクリックとワトソンのものとし、ウィルキンスとフランクリンが背景調査についての功績を得るということで合意した。1962年、ノーベル医学賞がウィルキンス、クリック、ワトソンに共同で授与された。フランクリンは1958年にがんで死去していた。

自分たちの有名なモデルとともにうつるワトソンとクリック。彼らは、ときに主張されるようにDNAを「発見」したのではなく、ほかの科学者の研究を利用して、その二重らせん構造について最初に明確に説明したのである。

クリックとワトソンの二重らせん

二重らせん

それぞれのDNA分子は、ねじれたはしごの段のように見える塩基の対によってつながり、互いに巻きつく二本鎖からなっている。背骨は交互につらなる糖（デオキシリボース）とリン酸基からなり、塩基間で水素結合によりつながっている。アデニンはつねにチミンと、シトシンはつねにグアニンと対になる。これらの塩基の配列により生物の形成、成長、維持に必要な情報が決まる。らせんの外端には窒素をふくむ塩基があり、これが露出して水素分子の結合が可能となっている。

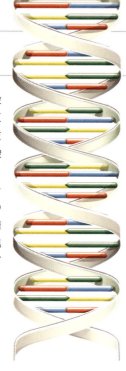

DNA分子はある種のタンパク質に巻きつき、染色体を形成する。ヒトは各細胞内に23対の染色体をもっている。

遺伝子工学

ヒトの細胞それぞれにはDNAがふくまれており、これを引き延ばすと長さは1.8メートルを超え、またわずか1ミリのDNAには約500万対の塩基がふくまれている。遺伝子は対になった塩基の集まりであり、その大きさは数百から数百万塩基にまでわたり、形質を決める情報を担っている。このような遺伝暗号に変異が起こることで、血友病などの先天性疾患が生じたり、がんや心疾患などの病気にかかりやすくなったりする。長期的には、生体が環境に適応するなかでも変異が生じるが、この過程は進化的変化として知られる。

DNAの構造が解明されると、世界中の科学者がその知識を生かす方法の研究をはじめた。そのひとつが、あるDNAから別のDNAへ望ましい形質を移動させて、遺伝子を人工的に組み換えるというものだった。ある生物のDNAの断片を切断し、別のDNAにつなぎあわせることのできる特定の酵素が発見された。1973年に一群の細菌が世界ではじめて遺伝子を組み換えられた生物となり、1974年には実験用マウスが続いた。

遺伝子工学のはじめての実用的な用途のなかに、1982年に細菌の遺伝子を組み換えてヒトインスリンを産生させ、糖尿病患者に使えるようにした例がある（156〜59ページ参照）。それ以来、ヒト成長ホルモン、

抗体、ワクチン、その他多くの薬剤が開発されている。ウイルスも操作により感染性の原因となる配列をとりのぞき、ヒトに対する免疫をもたらすことが可能である。

干ばつや害虫の襲来に耐性をもつ遺伝子組み換え（GM）作物が作り出されており、1994年にはGM食品がはじめて発売されている。実験用マウスも、がん、心疾患、加齢、肥満の研究に使えるように遺伝子操作されている。ブタでは、ヒトに移植可能な臓器を成長させたり、パーキンソン病の研究に用いたりするために品種改良が行なわれている。

遺伝子治療

1990年から2003年にかけて、ヒトゲノムプロジェクトがヒトのDNAを構成する30億塩基すべてをマッピングするという信じがたい事業をなしとげた。その結果、科学者はいくつかの病気の原因となる遺伝子を同定することができ、これにより遺伝子治療にもとづく治療法への道が開かれた。

1990年にはじめて承認されたヒトを対象とする遺伝子治療試験は、重症免疫不全症の子どものT細胞に、ある遺伝子を導入するというものだったが、すぐに問題が明らかとなった。新しい遺伝子材料を細胞壁を越えて統合することに困難があり、つねに拒絶反応のリスクが存在し、また細胞が持続的に分裂と複製のプロセスをへるために複数回の反復的治療が必要となるのである。健康な遺伝子を病気の細胞に挿入するベクターとして専用に改変されたウイルス、酵母、細菌が開発されており、またナノテクノロジーにより将来の遺伝子導入システムがもたらされる可能性がある（201ページ参照）。

鎌状赤血球貧血や嚢胞性線維症などの単一遺伝子に生じる疾患は、理論的には遺伝子治療による治療が比較的容易なはずであり、これまでに多くの試験で有望な結果が得られている。2002年に鎌状赤血球貧血がマウスで治療され、2010年に

クローニング

過去50年にわたり、科学者たちは、ある個体の成熟細胞を、核をとりのぞいた卵細胞のなかに移植することで多数の動物の遺伝的クローンを作り出すのに成功している。卵細胞は試験管のなかで成長させてから成体のメスに移植される。1996年にヒツジのドリーが6歳のヒツジの乳房細胞からクローンされ、1998年には日本の研究者がクローンウシを作り出した。ネコ、イヌ、シカ、ウサギ、ラットがいずれもクローンされており、ヒトのクローンにも成功したと主張する少数の科学者もいるが、現在まで独立第三者による確証は得られていない。

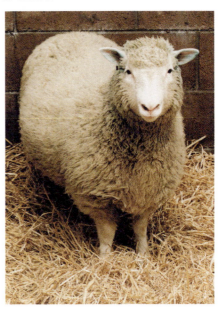

ドリーと名づけられたこのヒツジは、家畜の乳からの医薬品生産にかんする研究プロジェクトの一環として、成熟細胞からクローンされた最初の哺乳類である。ドリーは6匹の子ヒツジを生み、6歳で死んだ。

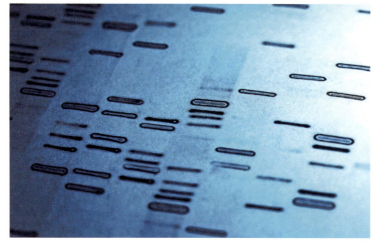

DNAプロファイリングにより、それぞれの生物に固有のDNA指紋が明らかとなる。その指紋を用いて、家族のつながりを証明し、犯行現場に残されたわずかな痕跡から犯人を明らかにし、疾患の原因となりうる遺伝子の変異を見つけることができる。

はフランスで、一般的な血液疾患であるβサラセミアの患者の治療が成功している。2011年には、慢性リンパ球性白血病患者59人を対象としたパイロット試験で、遺伝子治療後に26人に完全寛解が認められており、また網膜ジストロフィーなどの多くの眼疾患の治療で成功が得られている。

2003年、中国がゲンディシン（Gendicine）という遺伝子治療薬の商業生産を承認した最初の国となった。これは頭頸部のがんの腫瘍細胞内に入りこみ、その遺伝暗号を阻害することで治療するウイルスである。続いて2011年にロシアで末梢動脈疾患の治療にネオバスキュルジェン（Neovasculgen）が承認され、2012年にはアメリカとヨーロッパで、膵炎をひき起こす疾患であるリポタンパクリパーゼ（LPL）欠損症を、LPL遺伝子の完全なコピーを導入することで治療するグリベラ（Glybera）が承認された。

2015年、エリザベス・パリッシュが、「加齢をとるにたりないものにするための工学的戦略（Strategies for Engineered Negligible Senescence）」として知られるプログラムでアンチエイジング遺伝子治療を受ける最初の人物となり、その結果が待望されている。将来的には、アスリートに遺伝子治療をほどこしてパフォーマンスを高めたり、容姿、記憶力、知能、体力などあらゆる人間の特性を改善させたりする

> すこし失敗できる能力がDNAの真の驚異なのだ。この特殊な特徴がなければ、われわれは嫌気性菌のままだっただろうし、音楽は存在しなかっただろう。
> ——ルイス・トマス『メドゥーサとカタツムリ（The Medusa and the Snail）』、1974年

ことにも遺伝子治療が用いられるかもしれない。

遺伝子スクリーニング

遺伝子変異のスクリーニングが可能となることで多くの倫理的問題が生じており、個々の国、宗教、その他の利益団体が独自の対応策を立てている。

- 1950年代から、胎児の健康を調べ、母子の血液型が適合しているかどうかを知るために羊水穿刺法（子宮内の胎児周囲の体液の検体採取）が用いられている。しかし現在では、子宮から採取した細胞に対する遺伝子検査により、妊娠早期にダウン症候群、ハンチントン病などの疾患や染色体異常を明らかにすることができる。これにより、妊娠中絶を行なうべきかどうかを判断する重荷を両親に負わせることになる。
- 現在、出生直後の新生児スクリーニングが日常的に行なわれている。これにより、早期発見すれば治療が可能なフェニルケトン尿症（PKU）、また未治療だと命にかかわるサラセミア、鎌状赤血球貧血、嚢胞性線維症などの遺伝性疾患を発見することができる。
- 検査により自身が遺伝性疾患のキャリアであるかどうかがわかるため、子どもをもうけ、そのリスクを負わせるかどうかの判断に影響が生じる可能性がある。
- 予測スクリーニングにより、特定の疾患にかかりやすくなる遺伝子変異があるかどうかを示すことができる。女優のアンジェリーナ・ジョリーは2013年にBRCA1遺伝子に変異があり、乳がんの発症確率が推定87パーセント、卵巣がんの確率が50パーセントであることが判明したため、予防的乳房切除術と卵巣摘出術を受けることを決めた。

数多くの倫理的問題が存在する。患者が遺伝子スクリーニングを受ける場合、その結果は内密にしておくことができるのだろうか？　あるいは雇用者や保険会社などの利害関係者がスクリーニングを求め、その結果にもとづいて差別を行なうことはないのだろうか？　このような問題のために、21世紀の医療倫理は未知の領域にたどり着いている。

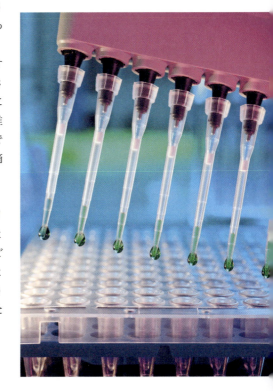

ポリメラーゼ連鎖反応法（PCR）はDNAの増幅に用いられるもっとも一般的な手法であり、遺伝子解析に使用できる特定の配列のコピーを数百万個作ることができる。

たばこのパッケージの健康にかんする警告

場所: アメリカ
時期: 1965年
分野: 予防医学

ヒッポクラテスとガレノスは、各人には自分の健康に責任があり、長寿を得るには適度な食事、運動、睡眠、新鮮な空気が最善の策であるとの点できわめて明確だった。ほとんどの病気がまだ治せなかった時代には、自堕落な生き方をすれば早く死ぬのは当然との考え方が一般的だったが、20世紀初期に医学が進歩し、医師が病気を治してくれると期待

> 喫煙は、眼にいまわしく、鼻に不快、脳に有害で、肺に危険な習慣であり、その黒く臭い煙は、おそろしい地獄の底なし穴の煙にもっとも近いものである。
> ——イングランド王ジェームズ1世かつスコットランド王ジェームズ6世、「たばこ排撃論」、1604年

するようになったことで、このような心がまえが変わりはじめた。西洋では、必要以上に多く食事をとり、アルコールを飲み、たばこを吸う人が増えはじめた。研究によりこれが早死にする人を増やしていることが示されると、各国政府は予防キャンペーンにより介入を行なった——そのなかにたばこのパッケージの健康への害を示す警告があった。

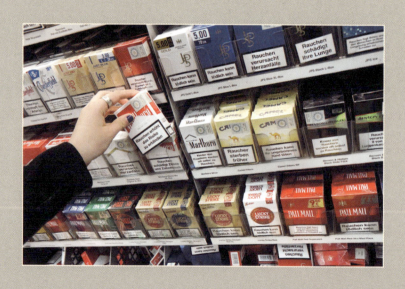

徴候はすべてそろっていた

前1世紀の昔に南北アメリカ大陸でたばこの葉がかまれていたという証拠があるが、その習慣がヨーロッパ人に伝わったのは、初期の探検家たちがその葉をもち帰った1492年のことである。葉はパイプにつめたり、巻き上げて葉巻として吸われることもあれば、粉末のかぎたばことして吸入されることもあった。当初、たばこはあらゆる種類の病気に広く効く万能薬として迎え入れられ、1571年にはセビリャの医師が、歯痛、寄生虫、口臭、さらにはがんまでふくむ、たばこで治すことのできる36の病気をあげている。

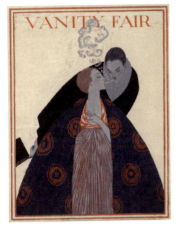

1604年、イングランド王ジェームズ1世は最初の禁煙パンフレットである「たばこ排撃論（A Counterblast to Tobacco）」を執筆している。そのなかで王はたばこにより四体液（26～29および37～38ページ参照）のバランスがくずれると警告している。

1761年にロンドンの医師ジョン・ヒルが、かぎたばこ喫煙者では鼻腔がんの発生率が大幅に高いことに気づくと、禁煙ロビー活動が高まりはじめた。たばこに対する非難は、宗教的節制運動と結びついた19世紀の北アメリカでとくに激しかった。

1912年にはアメリカの医師アイザック・オールダーが喫煙と肺がんの関係をはじめて示唆したが、両世界大戦ではなおも兵士に糧食とともにたばこが支給され、数百万人の新たな嗜癖者を生み出した。両大戦間にたばこ会社は女性を標的にしはじめ、たばこを吸えばもっと洗練され、おしゃれに見えるとうけあい、たばこを吸えば神経が鎮まると女性患者に勧める医師もいた。

1825年にかぎたばこを吸っている女性たち。「ジェントルウーマン（Gentlewoman）」誌の記事は、かぎたばこを吸えば視力がよくなり、眼鏡が不要になると主張した。

左：20世紀初期、たばこを吸う女性は粋で大胆であるように描かれ、理想像としてデザイナーのココ・シャネルや映画女優のマレーネ・ディートリヒらがいた。

フラミンガム心臓研究

この画期的研究は1948年にアメリカ、マサチューセッツ州のフラミンガムという街の5209人の健康な成人を対象にはじめられた。その後の数十年にわたり、彼らの健康を追跡することで、科学者は冠動脈心疾患にかんする重要な結論をいくつか得ることができた。この研究以前、冠動脈の閉塞は加齢によるふつうの症状であると考えられていたが、フラミンガム研究の科学者は、肥満、喫煙、高血圧、高コレステロール値（191ページ参照）により心疾患のリスクが高まるのに対し、定期的な運動と健康によい地中海式の食事によりリスクが低下するのを示すことに成功した。

たばこのパッケージの健康にかんする警告

証拠が増える

肺がんは18世紀までは病気として認められておらず、1900年でも医学文献に報告されたのは140例のみだった。しかしその数字は急激に増加しはじめる。アメリカでの肺がんによる死者数は1918年には100万人あたり15人だったのが、1930年には100万人あたり49人、1968年には900人となった。この増加を説明するために、道路のアスファルト、自動車の排気ガス、第1次世界大戦中の塹壕での毒ガスへの曝露、1918年のインフルエンザの大流行（152〜55ページ参照）など、ありとあらゆる説が提唱された。だが徐々にあらゆる証拠が喫煙をさしはじめた。

1939年、ドイツのケルン大学のフランツ・ミュラーが、「たばこの乱用と肺がん（Tobacco Misuse and Lung Carcinoma）」という有力論文を発表し、肺がん患者は喫煙経験がある可能性が非常に高いことを示した。

1920年代から1940年代にかけて、アルゼンチンのアンヘル・ロッフォが、発がん性があるのはニコチンではなくタール、とくにたばこの煙にふくまれるベンゾピレンであることを実証した。1951年にはワシントン大学の研究で、肺がんの男性650人のうち95パーセントに25年以上の喫煙歴があることが明らかとなった。

多額の税金をおさめ、多くの労働者を雇用していたため、たばこ産業のロビー活動は強力だったが、1962年にイギリスの内科医協会は喫煙が肺がんの原因となると断言し、1964年にはアメリカ公衆衛生総監、1970年には世界保健機関（WHO）が続いた。1965年にはアメリカ議会が一国の政府としてはじめてすべてのたばこのパッケージの側面に警告ラベルを印刷するよう求める法律を通過させた。最初のラベルは以下のような文面であった。「たばこはあなたの健康にとって害となる可能性があります」

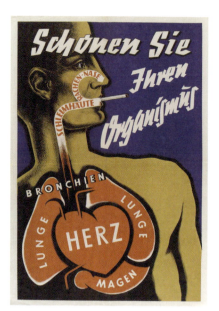

1900年ごろのドイツのポスター。吸いこまれた煙が心臓と肺にとどく経路を示している。

> 「禁煙しなさい」という助言は患者さんには飲みこみにくいものです。かわりに「フィリップモリスを吸う」ことをご提案したいと思います。フィリップモリスに切り替えることで、喫煙者4人のうち3人の咳が消えたことが試験で示されています。ご自分でこの結果をみてみませんか？
> ——「U.S. メディカル・ジャーナル（U. S. Medical Journal）」誌の広告、1943年

公衆衛生メッセージの有効性

禁煙メッセージはなかなか浸透せず、多くの人は禁煙がむずかしいことに気づいたが、西洋では喫煙者の数が徐々に減少しはじめた。北アメリカでは、1965年には18歳以上の人口の42.4パーセントが喫煙していたが、1997年にはわずか24.7パーセントとなり、男性の率（27.6パーセント）が女性（22.1パーセント）より高かった。しかし、西洋での市場が縮小すると、たばこ会社は発展途上諸国に目をつけ、同諸国では喫

煙者の数が、20世紀早期の西洋でそうであったように劇的に増加した。2009年の中国の調査報告では、中国人の喫煙者で喫煙習慣が心疾患の原因となることを知っていたのはわずか38パーセントであり、2010年のベトナムでは88パーセントの人が、受動喫煙（ほかの人の煙を吸いこむこと）が心疾患の原因となることを知らなかった。

公衆衛生キャンペーンはほかにもさまざまな問題について展開されている。

- 交通安全キャンペーンで、ドライバーのシートベルト着用、飲酒時に運転しないこと、子どもをチャイルドシートに座らせることが推奨された。しかし、交通事故による死者数が減ったのは、このような対策が法律になり、積極的な取り締まりが行なわれるようになってからであることを統計は示している。
- 20世紀には、食品包装出荷工場に定期的な手洗い、安全な冷凍法の施行、低温殺菌、殺虫剤の使用を勧告するキャンペーンにより、食品の安全性が大きく改善した。腸チフス、結核、ボツリヌス中毒、しょう紅熱などの食品媒介性感染症の発生率は劇的に低下した。
- 1950年代にいたるまで、麻疹や百日咳により子どもが命を落とすことはめずらしくなかったが、各国また国際レベルのワクチン接種キャンペーンにより感染例と死亡例は減少している。2000年から2014年にかけて、麻疹ワクチンにより麻疹による死者数は世界的に79パーセント減少した。
- 20世紀後半、水道水へのフッ素添加が虫歯の発生率低下に役立った。

個人の健康問題に政府が介入することに憤る人もいるかもしれないが、長期的には有効であることをあらゆる証拠が示している。

腸チフスのメアリ

腸チフスは便中のチフス菌（Salmonella typhi）が付着した食物を摂取することで生じる。20世紀早期の公衆衛生キャンペーンでトイレの後の手洗いが奨励されていたが、アイルランド出身のニューヨークの料理人メアリ・マローンは病気ではなかったため、その必要はないと考えた。彼女が働いていたすべての家で人々が腸チフスにかかりはじめたことから、その身柄が拘束されると、無症候性保菌者（疾患に感染しているが、症状を示さない患者）であることが判明した。彼女は胆嚢にチフス菌の感染巣をかかえていた。彼女は料理人として働かないことを約束して拘留を解かれたが、別名でふたたび働きはじめた。彼女の料理によって51人が感染し、3人が死亡したとされている。

大々的に宣伝されたメアリ・マローンの症例は、腸チフスを防ぐために調理の前に手を洗う必要があるという意識を高めるのに役立った。

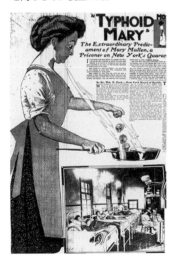

たばこのパッケージの健康にかんする警告

最初の心臓移植

場所： ケープタウン、南アフリカ
時期： 1967年
分野： 心臓病学、免疫学

歴史的に心臓は霊魂が存在するところだと考えられてきたため、心臓を移植するという考え方は多くの人にとってショッキングなことだった。それでも、20世紀の西洋世界では冠動脈心疾患が最大の死因となっていたことから、外科医たちは根強くこれを試みようとした。1960年代にスタンフォード大学のチームが成功に近づいているとみられていたが、同チームは南アフリカの外科医クリスティアーン・バーナードに先を越された。彼は1967年12月に55歳の男性に心臓移植手術を行なったのである。手術は成功し、新しい心臓は機能したが、18日後に患者は肺炎により死亡した。なおも克服すべき多くの課題があった。

> 死に瀕している人にとってはむずかしい判断ではありません。自分がぎりぎりのところにいると知っているからです…ライオンに追いかけられてワニのうようよしている川岸まで来たら、向こう岸まで泳ぎ着けるかもしれないと考えて水のなかに飛びこむでしょう。しかしライオンがいなければ、そのような賭けをしようとしないものです。
>
> ——クリスティアーン・バーナード、『エブリー・セカンド・カウンツ（Every Second Counts）』でドナルド・マクレイが引用、2007年

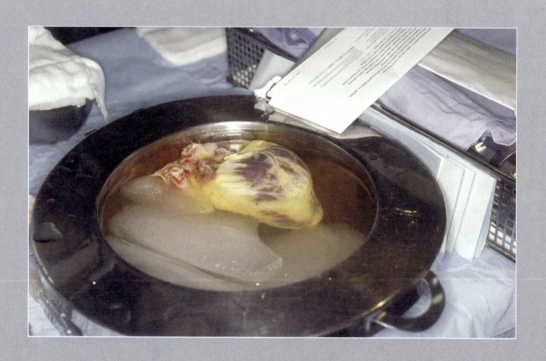

それまでの歩み

20世紀に入る頃にいくつか進歩が生じ、移植手術に一歩近づいた。ドイツの科学者パウル・エールリヒによる抗体の発見、オーストリアのカール・ラントシュタイナーによる血液型の説明（173ページ参照）、ロシアのイリヤ・メチニコフによる免疫系の仕組みにかんする研究は、いずれもドナー臓器が新たな宿主にどのように受け入れられるかを示すうえできわめて重要なものだった。フランスの外科医アレクシス・カレルは20世紀初期に血管を縫合する新たな方法を開発し、1930年代には、飛行家のチャールズ・リンドバーグと共同で血液を動物の臓器に送りこみ、移植を待つあいだ、生かしておくことのできる機械式心臓（168〜71ページ参照）の開発を行なった。

1933年、アメリカのフランク・マンは心臓をイヌの首のなかに移植し、8日間生かしておくのに成功した。1946年、ロシアの外科医ウラジミール・デミコフは心臓をイヌの胸腔に移植し、最長32日間生きながらえさせた。しかしまだそれをヒトで試そうとする者はいなかった。

スタンフォード大学のノーマン・シャムウェイのチームはドナーの心臓を10℃に冷却する手法を考案し、また新しい心臓が機能を代替できるようになるまでレシピエントの循環を維持できる装置を設計した。だれもがスタンフォード大学のチームがヒトの心臓移植をはじめて成功させるだろうと考えた——だが彼らはまちがっていた。

最初の心臓移植

ヒトからヒトへの心臓移植の問題点のひとつは、持ち主の命を奪った原因による損傷を受けていない健康なドナー心臓が必要になることだった。1964年1月、ミシシッピ大学病院のジェームズ・ハーディが回復不能な脳損傷を生じた若い男性の心臓を進行心疾患の68歳の男性に移植することを計画していたが、患者に緊急手術が必要な時点でドナーはまだ脳死と判定されていなかった。ハーディはかわり

アテローム性動脈硬化症

1912年、アメリカのジェームズ・ヘリックは冠動脈の狭窄（アテローム性動脈硬化症）が心臓発作の主因ではないかと考えた。1931年に、染料を用いてX線で冠動脈を描出し、閉塞が発見できるようにした血管造影法がはじめて行なわれた。1950年にはジョン・ゴフマンがアテローム性動脈硬化症の男性は血中のLDL（低密度リポタンパク質）コレステロール値が高く、HDL（高密度リポタンパク質）コレステロール値が低い場合が多いことを発見すると、医師たちは患者に動物性脂肪の摂取量を減らすようアドバイスするようになった。1974年に、アンドレアス・グルンツィヒが考案したバルーン血管形成術がはじめてヒトの閉塞動脈の修復に使われ、将来はナノボット（201ページ参照）が同じことをできるようになるだろう。

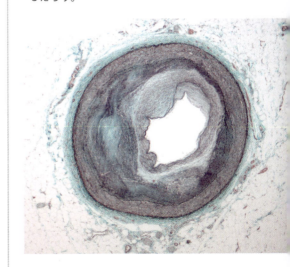

アテローム性動脈硬化を示す動脈。その原因には動物性脂肪分の多い食事、喫煙、過度の飲酒——そして遺伝がある。

にチンパンジーの心臓の移植を試みたが、心臓が小さすぎてうまく対処できなかったために患者は死亡した。

3年後、南アフリカ、ケープタウンのグルート・スキュール病院の医師クリスティアーン・バーナードは理想的な心臓ドナーを見つけた。交通事故で頭部に致命的損傷を負った24歳の女性デニス・ダーヴァルである。彼女の親族はその心臓を、心機能が低下しつつあった55歳のルイス・ワシュカンスキーに移植することをバーナードに認めた。彼は、アメリカの大学院での研究中にシャムウェイの方法を研究しており、それを1967年12月3日の9時間におよぶ手術で用いた。手術後、新しい心臓は機能したが、拒絶反応を抑えるためにバーナードが高用量の免疫抑制剤を処方すると、免疫系の機能低下のために、18日後にワシュカンスキーは肺炎により死亡した。心臓は最後まで血液循環を維持したことから手術は成功と考えられたが、拒絶反応を防ぐより適切な方法についてなおも研究が必要なことは明らかだった。

異種移植

1984年、ステファニー・フェイ・ビュークレアは早産で、左心室が重度に未発達な状態で生まれた。外科医レナード・ベイリーがヒヒの心臓を使った心臓移植の実施を申し出ると、両親は許可をあたえた。手術は当初成功したが、ベビー・フェイは21日後に拒絶反応のために死亡した。この症例は、異種移植（xenotransplantation、ギリシア語で「奇妙」または「異物」を意味する「xenos」に由来する）として知られる動物の臓器を人間に移植することの倫理的問題を提起した。これはしばらくのあいだ行なわれていた歴史がある。1838年にブタの角膜がヒトに移植され、1964年から1977年にかけて、ヒツジ、ヒヒ、チンパンジーの心臓が成人に移植されたが、全員が死亡している。現在では、ヒトへの移植臓器を得る動物としてブタがもっとも適していると考えられており、ブタの心臓弁が損傷したヒトの弁の置換にしばしば用いられているが、宗教上の立場からこれに反対する人もいる。

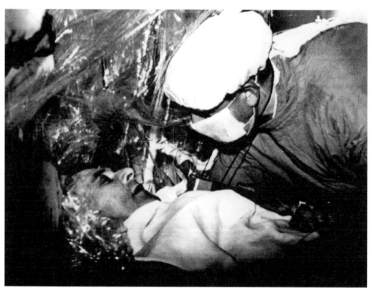

歴史的瞬間——クリスティアーン・バーナードとルイス・ワシュカンスキー。彼はそれまでの8年間で心臓発作を3回起こし、心不全のために死に瀕していた。

ほかの外科医たちもバーナードの手術を模倣し、1968年には100件の心臓移植が行なわれたが、長く生存した患者はいなかった。1970年には手術件数はわずか18件にまで急減した。

拒絶反応を回避する

画期的進歩は、1970年代にベルギーの微生物学者ジャン=フランソワ・ボレルが、トリポクラジウム・インフラタム（*Tolypocladium inflatum*）という真菌からシクロスポリンとよばれる薬剤を作り出すことで訪れた。最初、彼は新しい抗生物質を探していたのだが、シクロスポリンが、病気と闘うT細胞の作用を、免疫系のほかの機能を抑制することなく低下させることに気づいた。これは移植手術を長期的に機能させるために必要な画期的進歩だった。

1982年、イギリス、ミドルセックスのヘアフィールド病院で、39歳のジョン・マカファーティに心臓移植が行なわれ、本書の執筆時点（2015年）で、彼は心臓移植患者として世界最長の生存期間のギネス記録を保持していた。1984年には、アメリカのコロンビア大学病院で4歳の少年に対し心臓移植が行なわれ、小児心臓移植として世界初の成功例となった。1989年に2度目の移植が必要となったが、彼は2006年まで生存し、別の原因により死亡した。

その後、移植した心臓で生じることの多いアテローム性動脈硬化症の増加を抑えるのに有用な、新たな組みあわせの抗拒絶反応薬が開発されている。また適合性を改善するための組織適合手法についても改善が得られているが、適したドナーを見つけることはなおも課題となっている。現在、心臓移植患者全体の手術1年後の生存率は約85〜90パーセントであり、3年後は75パーセントである。1981年にはじめて行なわれた心肺同時移植はそれほど一般的ではないが、現在では1年後の生存率は85パーセントとなっている。

1967年12月にテレビでインタビューを受けているクリスティアーン・バーナード（左）。彼は1964年からイヌで心臓移植を行なっており、症例の90パーセントで手術はかなりうまくいっていた。

> 当時はなおも不名誉がつきまとっていました。大きな不名誉です。実際には、わたしは術後に完全に治癒したので、バイパス手術を受けた人より健康だったと思います。しかし「心臓移植」というと人は強い拒否反応を示しました。人の想像力をよくない形で刺激したのです。
> ——ロバート・アルトマン、1990年代中ごろに心臓移植を受けた映画監督、2005年の談話

MRIスキャナー

場所：	ニューヨーク、アメリカ
時期：	1971年
分野：	生理学、医用画像学

> 不気味だった。わたしはその装置のなかにいた。自分の研究がこのようなものになるとは思いもしなかった。
> ——核磁気共鳴発見から約30年後の1987年末にMRIスキャンを受けたイジドール・ラービ教授

　150年代のガレノスが人体の内部を見る唯一の方法は、剣闘士が受けた傷口のなかをのぞくことだった。16世紀以降は死者の解剖が公認されたが、病気の診断のために生きている人の皮膚の下を見る方法はなおも存在しなかった。1800年代には解剖学と生理学についての医師たちの知識は大幅に増えたが、臨床医が体のなかの働きを見ることのできる技術が開発されるのは20世紀になってからのことである。さまざまな分野から原理が借用されて新たなタイプのスキャニング装置が生み出され、磁気共鳴画像（MRI）スキャナーは多くの点でその到達点となった——だが、だれが発明者なのかという問題で議論が生じることになる。

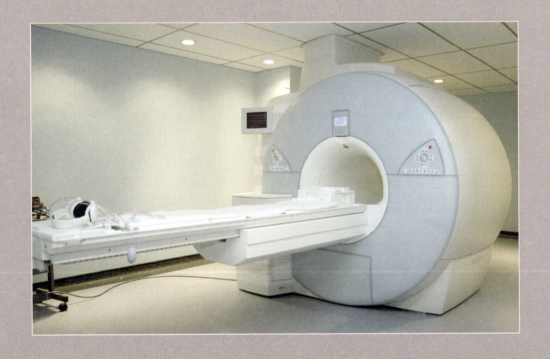

X線からソナーまで

レントゲンによるX線の発見（132～37ページ参照）によって骨を撮影することができるようになり、造影剤を使えば、血管、消化器系、胆嚢、胆管の像を得ることができた。しかし、X線の危険性は20世紀早期から知られており、また造影剤にアレルギーを示す患者もいたため、臓器や軟組織の疾患を診断するためのほかの方法が求められた。

1950年代、イギリスのグラスゴー大学のイアン・ドナルド教授は、船の冶金学において水面下の欠陥を発見するためにソナーが用いられているのを見た後、初の診断用超音波装置を作り出した。彼は当初これを腹部の腫瘍を描出するために使用し、その後1957年に妊婦に超音波技術を適用して発達中の胎児の疾患を調べた。胎児に有害な影響が出るのではないかという懸念には根拠がないことが判明し、現在では超音波検査は妊娠中に日常的に用いられている。

1967年、イギリスの工学者G・N・ハウンズフィールドと南アフリカの物理学者A・M・コーマックが、さまざまな角度でX線写真を撮影し、その断面像を利用して3次元像を構築する方法を考えついた。コンピュータX線体軸断層撮影（CAT[CTともいう]）スキャナーは当初1枚の画像を得るために数時間を要したが、高速化されると、体内の詳細な像を生み出すために広く使われるようになった。

1970年代には陽電子放出横断断層撮影（PETT[PETともいう]）が使われるようになり、当初は「ヘッドシュリンカー」とよばれていた。患者に弱放射性のグルコースを注射すると、脳の部位によってその吸収速度が異なることから、医師は統合失調症、てんかん、認知症などの疾患を示唆するパターンを鑑別することができた。

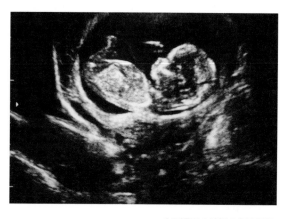

13週目の胎児の超音波検査。この段階での測定により、妊娠日の推定に役立つとともに、ダウン症候群などの一定の染色体異常のリスク評価を行なうことができる。

内視鏡

初期の内視鏡がポンペイの遺跡で見つかっており、古代ローマ人が消化管のなかでなにが起こっているのかを知りたがっていたことを示している。1805年にドイツ、フランクフルトのフィリップ・ボッチーニが、リヒトライター（導光器）とよぶ管を使い、尿路、直腸、咽頭を調べたが、このような初期の設計はいずれも硬い管を用いていたため、患者にとっては非常に苦痛だったはずである。1949年になってようやく日本のオリンパス社が管の先端に小型カメラをとりつける技術を開発し、1950年代には、光ファイバーケーブルを用いることで、内視鏡は十分に曲げても体内の画像を見ることができるようになった。

MRIの発明者はだれ？

　1882年にハンガリーの科学者ニコラ・テスラが回転磁場を発見し、磁力の強さの測定に使われる単位がその名にちなんで名づけられる栄誉に浴した。その55年後、ニューヨークのイジドール・ラービ教授は、ある種の原子核を磁場のなかに置くと電磁放射を吸収し、のちに放出することを示した。1946年、フェリックス・ブロッホとエドワード・パーセルがこの「核磁気共鳴」が化学物質や物理的実体の特性の測定に使えることを示したが、これが医学に応用されるのは1970年代早期のことである。

　ニューヨーク、ブルックリンのレイモンド・ダマディアンは、がん組織が強い磁場にさらされると、正常組織とは異なる挙動を示すことを発見した。磁気によって水素原子は電波を発するが、腫瘍は健康な細胞より水分量が多いために水素量も多く、これにより電波が長く残存するのである。ダマディアンは1971年にこのがん発見装置について論文を発表し、特許を取得した。

　一方、ニューヨークのストーニーブルック大学のポール・ラウターバーは、電波の放出源を決定するために磁場に勾配を導入し、これによりMRI画像を得ることに成功した。彼が最初に撮影した画像は娘が海辺で見つけた二枚貝、青ピーマン、通常の水が入ったビーカーのなかの「重水」（水素がひとつ多い）入りの2本の試験管のものだった。画像はぼんやりしていたが、その原理は20世紀でもっとも重要な医学的進歩のひとつとなった。イギリスの物理学者ピーター・マンスフィールドはMRI画像を解析する方法を

脳の磁気共鳴画像（MRI）を撮影するために使われる「ジェダイ」ヘルメット。映画「スター・ウォーズ」でジェダイの騎士が使ったヘルメットにちなんで名づけられた。

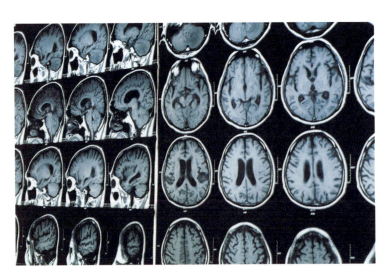

コンピュータ断層撮影（CT）による脳スキャンは複数のX線画像を使って3次元像を生み出す。これにより脳内の腫瘍、脳卒中、出血、体液の蓄積を発見することができる。

開発し、また画像をすばやく生成できるエコープラナー法も考案することで、MRIは病院で使える実用的技術となった。

2003年、ラウターバーとマンスフィールドがノーベル生理学・医学賞を受賞すると、ダマディアンは激怒した。彼は新聞の第1面に「正さなければならない恥ずかしいまちがい」と題する広告を出したが、ノーベル委員会は考えを変えようとしなかった。

MRIの応用法

X線とは異なり、MRIスキャンは無害であり、ほぼあらゆる角度からの360度の画像を得ることができる。MRIスキャンでは罹患組織と健常組織の識別をより容易に行なえるが、装置が高価なため、最初には用いられず、X線やCTスキャンでくだされた診断の確認に使われることが多い。

MRIを脳に用いると、脳卒中、腫脹、腫瘍、また多発性硬化症などの疾患で生じる脱髄（神経線維周囲の保護鞘の損傷）の発見が可能である。また所定の時間に脳のどの領域が活性化しているかを示すことができる。心臓の撮像に使えば、欠損、断裂、心臓発作により生じた損傷の範囲を浮き彫りにすることができる。また臓器の非常に詳細な画像を得ることが可能である。MRIスキャナーは——だれの発明によるものであるにせよ——真に近年の医学のもっとも重要な進歩のひとつだった。

> 神経科学者、人類学者、社会心理学者が率いるチームが、磁気共鳴画像装置内で愛情に関連する神経生理系を発見した。彼らは、新たに激しく恋に落ちているという17人の若い男女の脳に定量可能な愛情反応を見出した。
> ——EurekAlert!、2005年5月31日

認知症

21世紀にはかつてないほど寿命が延びていることから、認知症の患者が増えており、2015年には4750万人の患者がいると推定されている。最新の数値によれば75～84歳の人の19パーセント、85歳以上の人の約半数が罹患していることになる。認知症にはいくつかの種類があり、脳内の血流を示す機能的MRIスキャンによりその鑑別が可能だが、診断の確定は剖検でしかできないことも多い。アルツハイマー病の主要徴候は脳の灰白質内のアミロイド斑と神経原線維変化である。血管性認知症は脳に血液を送る血管の疾患や損傷により生じ、レヴィ小体型認知症では神経細胞内に異常なタンパク質の凝集が生じる。

手術用ロボット

場所：	ヴァンクーヴァー、カナダ
時期：	1983年
分野：	外科学

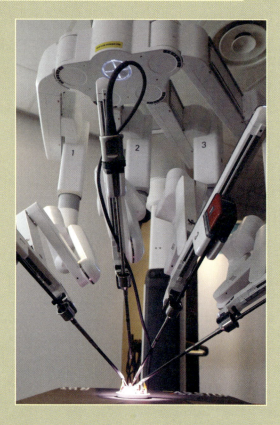

　20世紀には、新たなタイプのスキャン法により外科医が手術の計画を詳細に立てることができ、また新たな機器により、小型カメラを用いて以前より小さな切開部を通じた手術が可能となることで、外科学に大きな進歩が生じた。1940年代からのコンピュータの発達によって1954年に初のプログラム可能なロボットアームの設計が可能になると、この技術が手術室にもちこまれるのは時間の問題にすぎなかった。股関節手術の精度を高めるために「アースロボット（Arthrobot）」が設計されると、すぐにそれぞれが専門と名前をもつほかのロボットが登場し、外科医たちはロボットを使うために新しい技能をいちから学ばなければならなくなった。

> 「ああ困った、自分は何をやっているんだろう？」と思わない日はありません。
> ——マニ・メノン博士、ミシガン州デトロイトのヘンリーフォード病院、NBCニュースで、2012年

鍵穴手術

腹腔や胸腔を開いて行なう手術では長さ10センチ程度の切開が必要である。この手術では、切断したすべての血管の結紮を行なう必要があり、組織を感染の危険にさらし、治癒に時間がかかり、かなりの傷跡が残る。1910年にスウェーデンの外科医ハンス・クリスティアン・ヤコビウスが患者の腹部にはじめて腹腔鏡下（鍵穴）手術を行なうと、その利点はすぐに明らかとなったが、彼は自分が行なっていることを見られないために組織を傷つける危険を懸念していた。1919年、日本の高木憲次教授が直径7.3ミリの管を用いて膝関節の内部を調べ、1950年代には同僚の渡辺正毅が、膝関節内への挿入が可能な小型内視鏡（195ページ参照）である関節鏡をはじめて設計した。関節鏡により、外科医はわずか数ミリの切開部を通じて関節内部を観察し、損傷したり、断裂した軟骨をとりのぞくことができるようになった。

1921年、スウェーデン、ストックホルムのカール＝オロフ・ニーレンが耳の手術に使う外科用顕微鏡を製作した。顕微鏡を通じて作業を行なうことで、外科医は直径1ミリ未満の血管や神経をつなぐことができるようになり、正確さが増し、多くの種類の再建手術が新たに可能となった。外科医を支援する小型器具が開発され、また小型カメラで拡大像を画面に映し出すことができるようになったため、マイクロサージェリーははるかに一般的に行なわれるようになった。

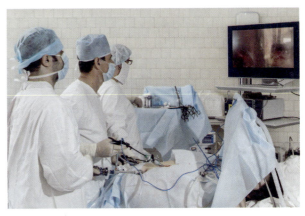

鍵穴手術を行なっている外科医が画面で拡大像を見ながら、ロボットアームを動かし、手術機器を操作しているところ。

ロボット手術

最初のロボットアームは1954年にアメリカ人のジョージ・デヴォルとジョーゼフ・エンゲルバーガーにより設計され、1962年に実用化されてゼネラル・モーターズ社の組み立てラインで反復的作業を行なった。産業用ロボットはすぐに多様な作業を行なうようになり、その後の数十年で医用工学者がこれに目を向けるのは必然的なことだった。

最初のアースロボットは、ヴァンクー

レーザー

アインシュタインが誘導放出による光増幅（LASER）につながる原理を記述したのは1917年だが、医療ではじめて使われたのは、皮膚科医のレオン・ゴールドマンが患者の入れ墨を消すためにレーザーを用いた1962年のことである。それ以降、多くの外科的用途が開発されている。レーザーは組織を切開するメスの役割を果たしたり、水分含有量の多い腫瘍などの軟組織を蒸発させたり、血管をつなげたりすることができ、形成外科でも分子結合を切断し、しわを減らすために用いられている。レーザーは、剥離した網膜の修復、白内障の除去、緑内障の緩和用に、眼の手術でとくによく用いられている。

ヴァーでジェームズ・マッキーワン博士とジェフ・オーキンレック博士が整形外科医のブライアン・デイと共同で設計したもので、人工股関節置換術と関節形成術（この手術では股関節内部から損傷した組織をとりのぞく）の際に外科医が直面する問題を解決するために1983年にはじめて使用された。大腿骨頭と寛骨臼カップの表面はぴったり合わせる必要があるが、手作業で適合させるとすきまが生じることが多く、これが患者の歩行に悪影響をおよぼした。アースロボットを大腿骨上にとりつけ、そこからあらかじめプログラムした経路に沿って関節面を削り出すことで、完全な適合が得られた。

　ほかの手術用ロボットが続いた。1985年には、CTスキャンによるガイド下での脳から生検組織を採取する針の位置決めに、PUMA 560が用いられた。1988年には、ロンドンのインペリアルカレッジで前立腺手術にプロボット（PROBOT）が用いられている。1994年には、音声作動式ロボットであるイソップ（AESOP）がプログラムされ、手術中の患者体内での内視鏡操作を行なっている。1998年には、ドイツのライプツィヒで、ダ・ヴィンチ（Da Vinci）が心臓バイパス手術の支援を行なった。

> テレビゲームをやってきた若い外科医のほうが年上の外科医より早く習得することがわかった。
> ——マイケル・パレーゼ博士、ニューヨーク、マウントサイナイ病院の泌尿器外科医、2012年

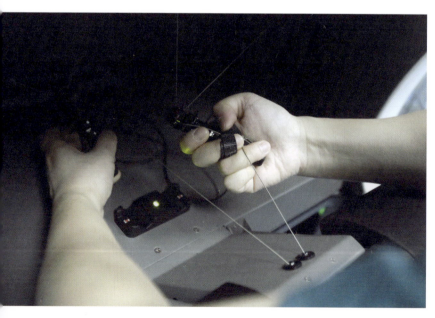

外科医がダ・ヴィンチ・ロボットを操作するハンドコントロール。この装置は、以前なら到達しにくかった体の部位で外科医が作業をするのに役立つ。ダ・ヴィンチ・ロボットは一般的に4本の腕をもち、うち3本は器具をつかむことができ、外科医がコンソールで操作する。現在、前立腺切除、心臓弁、婦人科の手術で用いられている。

患部組織に到達するために、ひとつの大きな切開部を用いるかわりに、ロボットは通常患部組織の周囲に開けた多数の5〜10ミリの切開部を利用し、そのなかに細い内視鏡や器具を挿入する。ロボットはコンピュータプログラムによる精度で、機械や外科医の手の震えによるいかなる振動もなく作業を行なうため、組織損傷の量が抑えられる。大きく開く手術より失血がはるかに少なく、術後の痛みが少なく、回復時間が短くなる傾向がある。

現在では、ロボット手術は、末梢動脈疾患での動脈の閉塞除去、婦人科手術、前立腺手術、血液供給の遮断や小さい放射線源の挿入によるさまざまな部位のがん性腫瘍の治療、またさまざまな心臓手術によく用いられている。

遠隔手術

ロボット技術が進歩するにつれ、外科医は手術を行なうために手術室にいる必要すらなくなった。監視制御ロボット手術では、手術は、外科医があらかじめ組みこんだコンピュータプログラムに従い、すべてロボットにより行なわれる。遠隔手術では、外科医は離れた場所（同じ部屋のこともあれば、ほかの場所のこともある）から、3次元スクリーンで進行を見ながら、ふたつのフットペダルとふたつのハンドコントローラーを使ってロボットアームを操作する。共用制御では、外科医は、ロボットを小型手術用の震えない手として用いて手術を行なう。

2001年、ゼウス（Zeus）手術用ロボットと高速光ファイバーシステムを利用し、ニューヨークにいる外科医チームが、数千キロをへだてたフランスのストラスブールにいる患者から胆石をとりのぞく手術を行なった。これは、病院が少なく、資格をもつ医師が不足している発展途上世界で、1カ所の中央病院から数百キロ離れた村の医療センターにいる患者に対し手術を遠隔的に行なえる可能性をもたらすものである。戦争時には、外科医が安全な場所から前線で負傷した兵士の手術を行なうことができるだろう。また、依頼の多い外科医がより多くの手術を行ない、また地元を離れることなく世界のあらゆる場所で仕事をすることができるようになる。

ナノテクノロジー

リチャード・ファインマンは、1959年の講演で、いつか人類は「原子を望みどおりにならべるナノサイズの機械を作る」だろうと予測した。21世紀、ナノテクノロジーには潜在的な医療用途が多数あり、医師は原子や分子レベルで人体の修正を行なうことができるようになるだろう。まだ初期の段階だが、血栓をちらし、損傷した組織を細胞レベルで修復する手術を行なうことのできるナノボット、数個の細胞が変異を生じただけの早期のがんを発見するなど、疾患を診断することのできるナノセンサー、毒素を吸収するナノスポンジ、スマートドラッグを必要な細胞に直接運ぶデリバリーナノシステムが考えられる。

エイズ啓発リボン

場所：	世界中
時期：	20〜21世紀
分野：	疫学、ウイルス学

　1981年6月、サンフランシスコで5人の男性が、きわめてまれなタイプの肺炎であるニューモシスティスジロベシ（*Pneumocystis jirovecii*）肺炎と診断された。全員が同性愛者であり、いずれも重度の免疫不全を生じていた。アメリカ疾病管理予防センターは当初この症候群を「ゲイ関連免疫不全」とよんでおり、タブロイド紙の「ゲイの疫病」をめぐる見出しにあおられて、患者の烙印押しがはじまった。まもなく静注薬物使用者、また汚染血液の輸血を受けた患者にも感染が生じていることが知られるようになったが、烙印はなおも残った。この疾患の有効な予防策について公衆を教育する取り組みのなかで、現代医学の歴史上かつてなかった大きな偏見と誤った情報を少しずつくずしていくことが必要となった。

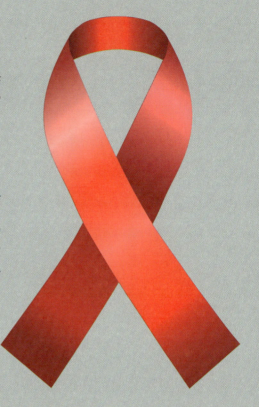

> HIVに感染していてもその人は知りあっても危険なわけではなく、握手し、ハグすることができる。まちがいなく彼らはそれを必要としている。
> ——イギリス皇太子妃ダイアナ、1987年

HIV/エイズの起源

この深刻な疾患の原因となるウイルスは西アフリカのチンパンジーに由来し、20世紀初期にその血液にふれた奥地の狩猟者に伝わったと考えられる。研究者が確実につきとめることのできる最初のヒト症例は、1959年のコンゴ民主共和国の男性だった。このウイルスの感染力はインフルエンザよりはるかに弱いが、20世紀にアフリカ全土にわたる都市の成長にともなって広がり、また第2次世界大戦後の共用注射針を用いたワクチン接種プログラムも関係していた可能性がある。

1969年、アメリカのセントルイスのあるティーンエイジャーの死に医師たちは困惑した。1987年にその遺体を検査したところ、HIV陽性であったことが判明したため、彼はこの疾患の罹患者であることが確認された最初のアメリカ人となった。1981年のサンフランシスコでの集団発生後、まもなくこの疾患は薬物使用者と血友病患者で診断されるようになった。さらに、多くがアフリカで働いていたハイチ人にいちじるしく高い感染率が認められた。これが同性愛者だけを襲う病気ではないことが明らかであったため、疾病管理予防センターは名称を後天性免疫不全症候群（またはエイズ）に変更した。1994年までには25〜44歳のアメリカ人における死因の1位となっていた。

1983年、フランス、パリのパストゥール研究所のチームとアメリカのメリーランド州のある研究者が、患者の白血球を破壊することでエイズをひき起こすレトロウイルスを別々に発見した。ウイルスにはヒト免疫不全ウイルス（HIV）という名前がつけられた。HIVは症状をひき起こすまで最長20年にわたり体内に潜伏する場合があることが判明し、ウイルスの有無を示すELISA法が1985年に使われるようになった。しかし、HIV陽性者に対する偏見が蔓延している社会において人々にこの検査を受けさせることには困難があった。

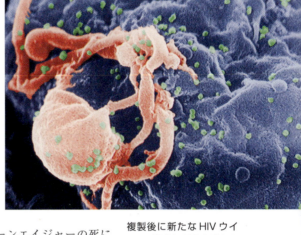

複製後に新たなHIVウイルス（緑色）が白血球から出芽しているところを示す電子顕微鏡写真。

HIV/エイズにかんする誤解

初期のヒステリックなマスコミ報道では、HIV陽性者とキスしたり、コップを共有することでHIVウイルスに感染することがあるとの説が流れた。公衆トイレの便座からうつる、あるいはHIV/エイズ患者が咳やくしゃみをした後の飛沫を吸いこむことでうつると主張する者もいた。アフリカでは、処女と性行為を行なうことでエイズを治すことができるという危険な作り話が広まり、また世界中で多くの教会が祈ることでエイズが防げると主張した。このような根拠のない噂話を晴らすのに貢献した著名人に故ダイアナ妃がおり、1987年にはHIV陽性の男性と握手している姿が撮影されている。俳優のロック・ハドソンはエイズにかかっていることを認めた最初の著名人であり、その3カ月後の1985年10月に死去した。

治療薬探し

1986年中ごろまでに、世界中で2万1000件のHIV/エイズ症例が確認された。

治療を行なわなければ、HIV陽性者の半数がおよそ10年以内にエイズを発症した。本格的なエイズ診断後の患者の予後は、多数の日和見疾患に罹患し、6～19カ月以内に死にいたるというものだった。日和見疾患には、まれな皮膚がんで、皮膚にもり上がったあざが生じるカポジ肉腫、体重が急速に減少する悪液質、真菌を原因とするニューモシスティス肺炎、免疫系が健康であれば通常は撃退されるさまざまな細菌および真菌感染症があった。

ワクチンや治療薬探しがはじまったが、HIVウイルスがたえず変異しているためにむずかしいことが判明した。ある研究者は治療薬探しを「動く標的を狙う」ことにたとえている。1987年から利用できるようになったAZTは初の抗レトロウイルス薬だが、現在では、高活性抗レトロウイルス剤療法（HAART）として知られる2、3種類の薬剤の併用が一般的である。これによりHIVは、薬剤費をまかなえる患者にとっては慢性疾患ではあるものの、もはや死にいたる病ではなくなった。つまり、西洋ではHIV感染者はおおよそ通常の平均余命が得られるようになった。しかし、とくにサハラ以南のアフリカなどの貧しい国々では、抗レトロウイルス薬の費用を支払える患者はほとんどおらず、エイズはなおも主要な死因となっている。ワクチンを見つける取り組みが続いている。テノホビルジソプロキシルとよばれる薬剤が、高リスク群の人々の感染予防に有望な結果を示している。

死者数

世界保健機関（WHO）によれば、2014年時点で世界中に3690万人のHIV/エイズ患者がおり、そのうち260万人が15歳未満で、大半が母親から感染していた。1900万人もの人が感染に気づいていない可能性があるが、アメリカ、ロシア、アフリカの一部の地域では現在、ウイルスの感染を告知しなかったり、ウイルスに曝露させたり、感染させることは違法である。ほとんどの症例はサハラ以南のアフリカで生じているが、南アメリカと東ヨーロッパの一部の地域ではなおも感染率が上昇している。この疾患がはじめて報告されて以来、世界中で7800万人が感染し、3400万人がエイズに関連する原因により死亡している。

コンドームの使用の促進を目的とし、エイズ啓発用のレッドリボンが描かれたモザンビークの街頭アート。文字は「結果について考え、行動を変え、HIV/エイズを予防しよう」と書かれている。WHOによれば、2015年の同国の15～49歳の人口の11.5パーセントがHIV陽性だった。

公衆衛生上のメッセージ

　初期の公衆衛生キャンペーンは男性同性愛者と静注薬物使用者を標的とし、前者にはコンドームの使用を、後者には無料針交換プログラムの利用を推奨した。供血者についてはHIVの有無について機械的に検査が行なわれ、血液製剤はウイルスを殺すために加熱処理された。しかし、公衆衛生担当者は、HIVウイルスを保有していながら症状がないために気づいていない人が多数いる可能性があるため、彼らが氷山の一角にすぎないことに気づいていた。

　アフリカでは、エイズによる死者が男女同数であることが認められており、まもなくヨーロッパと北アメリカで女性の発生率が上昇しはじめた。この疾患が膣性交、肛門性交、口腔性交を通じて感染する可能性があることを明確にする必要があった。母親が、出産前の子宮内の胎児に、あるいは出産時や授乳中に子どもにHIVをうつす可能性もあったため、エイズは当初印象づけられていた同性愛者の病気からは遠くかけ離れたものだった。

　しかし性的偏見はなおも残り、怖れと無知によって広まった。HIV陽性者といっしょに働くことを従業員が拒否する職場もあり、この状況は1993年にトム・ハンクス主演の映画「フィラデルフィア」でドラマ化されている。HIV陽性者、さらにはエイズ検査を受けた人の保険引き受けをこばむ保険会社もあり、人々は名のり出たがらなくなった。さらに、コンドームの使用が主要な予防策のひとつであったことから、避妊に反対するローマカトリック教会の立場は助けにならなかった。

　1991年、ニューヨークのアーティスト12人が集い、エイズについて意識啓発し、患者に対する思いやりを伝える方法を話しあった。彼らのアイディアはシンプルだが効果的なものだった。輪にしたレッドリボンを襟の折り返しにつけるというものである。数週間のうちに、ハリウッドの著名人たちが緋色の絨毯の上でリボンをつけはじめ、その象徴的意味はひろく認められた。1992年に行なわれた、クイーンのリードボーカルであり、前年にエイズで死去したフレディ・マーキュリーへのトリビュート・コンサートでは10万本のレッドリボンが配られ、観客が身につけた。

世界エイズデーは毎年12月1日であり、社会の意識を高める運動を行ない、1984年にウイルスが確認されて以降の3400万人以上にのぼる死者を追悼する機会である。シンボルのレッドリボンの影響を受け、ほかの健康運動でもリボンが使われるようになった。

> わたしたちは完全に相互に依存した世界に生きている。つまり互いを避けることはできないということだ。わたしたちがどのようにエイズに対応するかは、一部には、わたしたちがこの相互依存性を理解しているかどうかにかかっている。これはだれかほかの人間の問題なのではなく、あらゆる人間の問題なのだ。
> ——ビル・クリントン大統領

エイズ啓発リボン

幹細胞

場所：	ウィスコンシン州マディソン、アメリカ
時期：	1998年
分野：	バイオテクノロジー、細胞生物学、発生学

　19世紀に科学者たちがほかのあらゆる細胞が発生する「祖先」細胞が存在することに気づくと、強い好奇心を集めるテーマとなり、多くの実験が行なわれた。このような「幹細胞」の医療用途にかんする研究が進められるようになったのは、研究室でヒト細胞を生長させ、遺伝材料を改変する新たな技術が利用できるようになった1980年代と1990年代になってからのことである。現在、幹細胞には何百もの疾患による組織の損傷を修復し、以前は治療法のなかった多くの疾患を治す可能性があると考えられている――しかし、その過程で研究には議論がつきまとってきた。

> 胚性幹細胞は…実質的に、ヒトの自己修復キットなのです。
> ——「ラリー・キング・ライブ」に出演中の俳優クリストファー・リーヴ、2003年

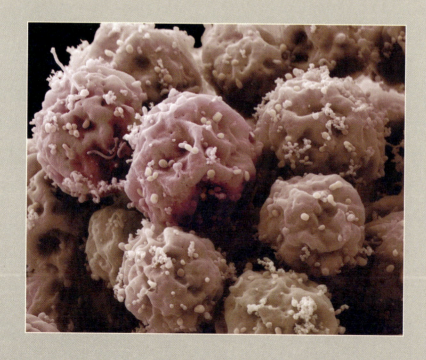

祖先細胞から胚細胞へ

　ドイツの生物学者エルンスト・ヘッケルは、複製して生物になる最初の「祖先」細胞を記述するために1868年に「幹細胞」という用語を作り出した。1909年、ロシアのアレクサンドル・マクシモフはあらゆる血球が骨髄にある1種類の共通する幹細胞に由来し、その幹細胞が白血球、赤血球その他のあらゆる血液の成分に分化する能力をもつことを発見した。ワシントン大学のエドワード・ドナル・トマスは、このような幹細胞が、異常な白血球を多数生じた白血病患者に役立つ可能性があることに気づき、1957年に初の骨髄移植を試みている。初期の患者は移植組織に拒絶反応が生じたのちに死亡したが、1968年には、免疫不全症の男児が姉の健康な細胞の移植を受けることで、初の骨髄移植成功例となった。

　1981年、イングランド、ケンブリッジのマーティン・エヴァンスとカリフォルニア大学のゲイル・マーティンが別個にマウスの胚から幹細胞を分離し、その細胞を複製することのできる生体外「幹細胞系」を作成することに成功した。その後、1998年に、ウィスコンシン大学のジェームズ・トムソンが不妊クリニックから得た不要な卵子からはじめてヒトの胚性幹細胞を得るのに成功した。これらの細胞について、研究用、あらゆる種類の病気の治療用、また移植用臓器の成長という潜在的用途がすぐに明らかとなった。しかし2001年に、ヒト胚が――生まれることが決してないとしても――その過程で破壊されることになることから、ジョージ・W・ブッシュ大統領が幹細胞研究に資金を提供する法案に対し拒否権を行使し、政治的に阻止された。

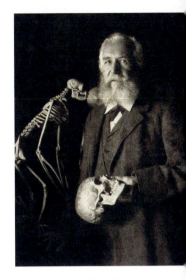

エルンスト・ヘッケルは、1859年に出版されたチャールズ・ダーウィンの『種の起源』の影響を受け、遺伝の概念について考えるなかで、細胞の核がその発生に影響をあたえる情報をもっていると確信した。

細胞の種類

　電子顕微鏡技術を用い、研究者は4種類の細胞を確認している。発生の最初期の段階にみられる「全能性細胞」はあらゆる種類の細胞になることができる。植物細胞は生涯を通じて全能性を維持する。ヒト胚では、受精の約5日後に、「多能性細胞」である胚性幹細胞をふくむ胚盤胞が形成される。多能性細胞は体に必要なあらゆる細胞になることができるが、生物の発生に必要な胎盤細胞などの外細胞になることはできない。成人のヒトは、体内に骨格筋や血液などの特定の種類の器官や組織の修復や置換を行なうための「複能性幹細胞」をもつ。皮膚細胞などの単能性細胞は自身のみを複製することができる。厳密にいえば、全能性細胞と多能性細胞だけが真の幹細胞である。

幹細胞の治癒力

ヒト胚細胞がとぼしく、その使用には議論があることから、研究者は多能性幹細胞を作成するほかの方法を探した。2006年、日本の京都大学の山中伸弥教授が、4種類の主要遺伝子を挿入することでリプログラミングされた成人細胞から胚様細胞を作成することに成功した。これは「人工多能性幹細胞」として知られるようになった。ほかの研究者はヒト成熟細胞から核を取り出し、核をとりのぞいた動物の細胞に挿入することで99.9パーセントがヒトであるハイブリッド胚を作成した。臍帯血の幹細胞で実験を行なった研究者もいた。2009年、アメリカのオバマ大統領が胚性幹細胞研究への出資の禁止を解き、科学者はふたたびヒト胚を使用できるようになったが、そのような研究には厳しい規則が設けられている。

> 幹細胞治療は、抗生物質が感染症に対して役立ったように、慢性疾患に対し役立つ可能性がある。そこにいたるまでには長年の本格的な研究が必要だが、神経学者として、パーキンソン病に対する「ペニシリン」的治療法という可能性は、追求すべき潜在的な大進歩であると考えている。
> ——ジョーゼフ・マーティン、ハーヴァード大学医学部長、2004年

胚性幹細胞を凝集させることができれば、さまざまな種類の細胞に分化する。鍵はその分化を、特定の組織の修復や成長に必要な種類の細胞を生み出すように方向づける方法を見つけることにあった。幹細胞の多くには自動的に損傷部位へと向かう一種の自動誘導メカニズムがそなわっており、このため運動ニューロン疾患、骨粗鬆症、関節炎、アルツハイマー病、パーキンソン病、数種類の眼病などの変性疾患の治療に使える可能性がある。心臓発作や心臓疾患により心筋が損傷した部位では、幹細胞の分化を新しい心筋細胞へと誘導することが可能かもしれない。

幹細胞を利用することで新たな神経細胞を成長させ、麻痺した人がふたたび歩けるようになることを願っている車いすの使用者も大勢いる。残念ながら、この研究の支援者のひとりでスーパーマンを演じたスター、クリストファー・リーヴはそのような進展を待つことなく2004年に死去している。

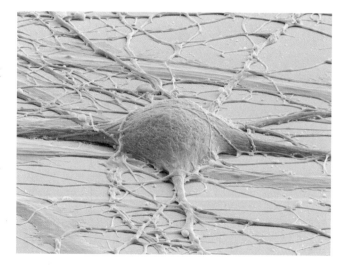

主要遺伝子が挿入された人工多能性幹細胞から得られたニューロン（ヒト神経細胞）。この細胞は現在薬剤の試験に用いられており、将来的には移植に使われる可能性がある。

これまでの成果

　幹細胞治療はなおも早期の段階にある。もっとも確立されているのは、血液や免疫系の疾患を治療するための骨髄移植での用途だが、ほかにもいくつかの方法が試みられている。

- 1970年代以降、皮膚幹細胞を用いて熱傷患者に対する皮膚移植片の生長が行なわれており、将来的には毛髪と歯の再生もできるかもしれないと考えられている。
- 幹細胞が損傷した角膜の修復に使われているが、これまでのところ、網膜疾患の治療にはそれほど成功していない。
- 運動ニューロン疾患の治療に幹細胞を用いた小規模試験から、治療により神経細胞の脱落速度が低下し、また残っている細胞の保護に役立つ可能性があることがこれまでに示されている。
- 2014年、ハーヴァード大学の研究者が、糖尿病のマウスで胚性幹細胞がインスリン産生 β 細胞に分化したことを発表した。ヒトに応用できれば、1型糖尿病患者（159ページ参照）がインスリンを注射しなくてもよくなる可能性がある。
- 幹細胞が競走馬の腱損傷の治療に使われて成功をおさめており、将来的にはヒトの腱損傷の治療に使えるかもしれない。
- 現在白血病や多発性骨髄腫の治療に使われている自家造血幹細胞移植（AHSCT）が、再発寛解型多発性硬化症患者の治療できわだった成功を示している。試験に参加した患者123人のうちの64パーセントが治療後に障害が軽快したことを報告しており、4年後に80パーセントがさらなる再発を来さなかった。
- 2015年に、パーキンソン病の治療に胎児の脳細胞が使われたが、この試験の結果が明らかになるまでに数年かかるだろう。
- 損傷後の脊髄を再生するヒト試験が継続中だが、現在のところ承認された治療法はない。

幹細胞とがん

　がんの発生率は、人が長生きするようになったこともあり、過去1世紀にわたり大幅に上昇している。1997年、主要な研究から、がんはある種の幹細胞の分化過程での問題のために生じることが判明した。現在のがん治療はあらゆるがん細胞を無差別に殺すものだが、それぞれの種類のがんの「がん幹細胞」の遺伝子を見つけることができれば、それを直接標的とする薬剤の開発が可能になるだろう。

思考制御型義肢

場所：	イェーテボリ、スウェーデン
時期：	2013年
分野：	生体工学、外科学、整形外科学

　最古の装具として知られているものは、前950～710年のエジプトのミイラで発見された、ひもでとりつけられた革と木製の足の親指である。おそらくは審美上の目的で作られたと考えられるが——暗黒時代に騎士が使った不格好で重い鉄製の義足とは異なり——それを装着した貴族の婦人はより歩きやすくなったことだろう。装具の技術は歴史を通じて進歩し、20世紀には、新たな軽量の素材により、見ばえと巧妙さがいずれも向上した。21世紀初期には、研究者は義肢とユーザーの神経をつなげ、考えるだけで動きをコントロールできる方法を見出した。思考制御型義肢の移植をはじめて受けた患者は2013年のスウェーデンのトラック運転手（下参照）だったが、現在ではさらに多くの患者に装着され、非常に有望な結果が得られている。

> 装具と身体間の信頼性の高いコミュニケーションが、神経制御と感覚フィードバックの臨床的実現に向けて欠けていた部分でしたが、いまやこれがそろったのです。
> ——マックス・オルティス・カタラン、オセオインテグレーションの先駆者のひとり、TEDx の講演で、2014年

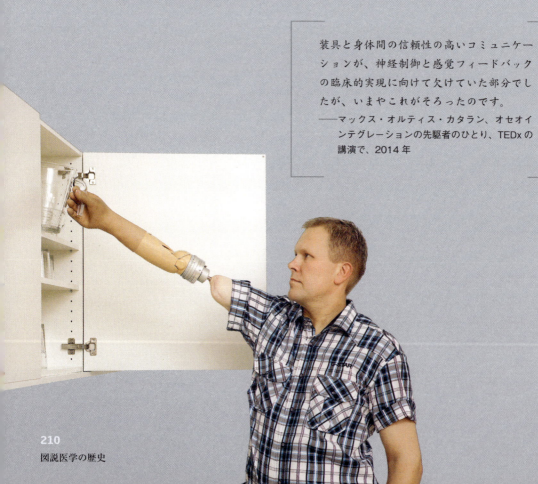

機能を回復する

剣による闘いの時代には、闘いで腕や脚を失うことはめずらしくなく、少数の先駆的な軍人が独自の解決法をあみだしている。古代ローマの将軍マルクス・セルギウスは第2次ポエニ戦争で右手を失い、盾をつかむために鉄製の手を用いた。ドイツの傭兵ゲッツ・フォン・ベルリヒンゲンは1504年に右腕を失い、一連のバネとレリーズによる操作で手を開閉し、物をつかむことのできる鉄製の義手を設計している。先駆的なフランスの軍医アンブロワーズ・パレは16世紀早期に装具について多くの改良を行ない、蝶番つきの手だけでなく、膝を伸ばした状態に固定するつまみをもち、数カ所で足の位置を固定する義足を作り出した。彼のアイディアの多くは現在の義肢学でも用いられている。

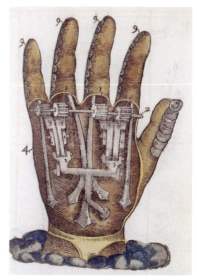

1564年のアンブロワーズ・パレによる機械の手の設計。フランス軍の軍医をつとめた30年間で、彼は多くの手術器具や技法を新たに考案した（125ページ参照）。

装具用の素材は革と木に戻って軽量化され、ストラップ方式により調整の余地が高まった。1800年にロンドンのジェームズ・ポッツが作り出した「アングルシーの義足」は木製の脚部と受口、鋼鉄製の膝関節、腸線製の靭帯で動く関節つきの足からなり、同時代でもっとも精巧なもののひとつとなった。手術に麻酔が使われるようになると（98〜101ページ参照）、外科医は義肢とつなげるための切断端の処理に時間をかけられるようになり、血なまぐさいアメリカの南北戦争では、肢切断者が新たに多数生じたことを受け、装具技術についていくつかの改良が行なわれた。

左：アングルシーの義足は、アングルシー侯爵にちなんで名づけられた。彼は1815年のワーテルローの闘いで右脚を失ったのちにジェームズ・ポッツにその製作を依頼した。当時、ほとんどの肢切断者は関節継ぎ手のない木製の義足を使っていた。

20世紀には、高性能なプラスチックとカーボンファイバーの複合材料により義肢はより軽く強靭となり、コントロールしやすくなった。スイッチやボタンで操作する外部モーターにより、物をつかむなどの作業が行なえるようになり、また膝をコンピュータ制御することでユーザーの歩き方に自動的に合わせられるようになった。さらにモデルが進歩すれば残っている筋肉の収縮に反応させることができると考えられた――だが、ユーザーの神経から信号を感知するのはそれまで以上の難題であることが判明する。

思考制御型義肢

アスリートの脚

カナダのアール・コナーらのパラリンピックの肢切断者が使用した三日月形のカーボンファイバー製の脚は、レースにおいて不公平な優位性をもたらすとして非難されている。2007年から2009年に行なわれた研究は、この脚により肢切断者は本来の脚よりも15〜20パーセントも速く走れると主張している。ブレードは下腿より軽いため、アスリートはすばやく所定位置にふることができ、またその「足」の地面との接触時間を長くすることで、筋力をあまり使わずにより強い力で蹴ることができる。この技術はおそらく年々改良され、パラリンピック選手はさらに速く走るようになるだろう。

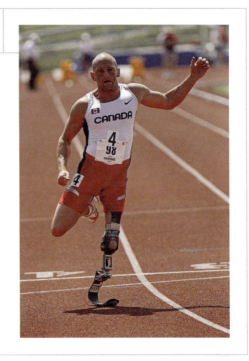

パラリンピック選手の90パーセントは現在、2012年北中米カリブ＆カナダマスターズ陸上競技選手権（North/Central American/Caribbean & Canadian Masters Track & Field Championships）で短距離走者アール・コナーが着用したようなJ字形の義足「フレックス・フット・チータ（Flex-Foot Cheetah）」を使っている。

生体工学的(バイオニック)義肢に向けて

　21世紀のイラクとアフガニスタンでの戦争で、簡易爆発物により軍人の肢喪失が高率で生じたことから、研究者はさらに高性能な義肢の設計にのりだした。シカゴ・リハビリテーション研究所のトッド・クイケン博士は「標的化筋肉神経再支配」とよぶ手法を開発した。これは肢切断者の断端の神経末端を体の別の部分の健康な筋肉につなげるというもので、たとえば、切断された腕の神経を胸部の筋肉のある領域につなげる。患者が腕を動かそうと考えると、脳からの信号が胸の筋肉を収縮させる。これを電極が感知して制御信号を義肢に送り、このため患者が腕を動かそうと考えるだけで実際に動かすことができた。2007年と2008年に行なわれた試験中、この手法が試みられた患者5人全員が10種類の動きをある程度行なうことができた。

　ブラジルの科学者ミゲル・ニコレリス博士は脳マシンインターフェース技術を大幅に進歩させた。彼の率いるチームはサルの脳に電極を埋めこみ、考えることで義手をコントロールできるようにした。2012年にピッツバーグ大学のチームにより思考制御型義手を提供された52歳の四肢麻痺の女性でこの手法が用いられた。右半身に対する運動信号を処理する脳の領域である左半球の運動皮質に電極が埋めこまれると、数週間の練習の後に、彼女は思考により手をコントロールすることができる

ようになった。

感覚を回復する

2013年1月、スウェーデン、イェーテボリのチャルマース工科大学のチームが「オセオインテグレーション」とよぶ方法で、10年以上前に肘から下の切断術を受けたトラック運転手の上腕に7つの神経筋肉インターフェースを埋めこんだ。手術前、彼は体外の電極で制御する義手を使っていたが、接続が不安定で、機能は完全には回復しなかった。手術後、患者はその義手で職場の重機を操縦し、子どものスケート靴のひもを結べるほどの器用さを手に入れた。また信号が脳に送り返されることで彼は手の感覚も経験した。

この後まもなく、メリーランド州のジョンズホプキンス大学の工学者たちが、100個の埋めこみセンサーを使って脳の信号を感知し、26個の関節をもつロボットアームを制御する「モジュラー義肢」を設計した。装着者は新たな手で手ざわりを感じることができ、目隠しで行なった試験では、研究者がどの指に触っているかを100パーセントの場合で答えることができた。イタリア、ローマでの同様の研究では、「生体工学的」義手を装着して目隠しされた患者は、90パーセントの場合で、脱脂綿、プラスチック製のコップ、木製ブロックのどれを手わたされたかを答えることができた。

2015年5月、アイスランドの企業が義足に埋めこみ型センサーを装着したことを発表した。その大きな利点のひとつは、装着者に歩行の際に自分の筋肉を使わせることで、肢切断者によくみられる問題である萎縮が避けられることである。

> あるとき、チームは彼に内緒で1本ではなく、2本の指を押すことにした。彼は冗談めかしてだれかがいたずらをしているのかとたずねた。彼がロボットハンドで感じている感覚が自然に近いものであることを知ったのはそのときだった。
> ——ジャスティン・サンチェス、アメリカ国防高等研究計画局、2015年

車いすを越えて

2013年、何年も麻痺状態にあったユーザーが立ったり、歩いたりすることのできるロボット外骨格が発売された。これはバッテリー、センサー、モーター、マイクロエレクトロニクスから構成され、基本的に着用者に代わって歩行を行なう。この分野の技術は急速に進展しており、2015年には、26歳の男性が、脊髄損傷による対麻痺患者として、手動制御のロボット義足を使わずに歩いた最初の人物となった。患者には歩こうと考えたときの脳波を感知する電極キャップが装着された。脳波を伝えられたコンピュータが患者のベルトのマイクロコントローラーに命令を送り、コントローラーが神経を刺激して患者自身の脚の筋肉を動かすことで歩かせた。

エボラ出血熱用の防護服

場所：	西アフリカ
時期：	2014年
分野：	ウイルス学、疫学

> 自分たちが世界が経験したもっとも致死的な感染症のひとつを相手にしていることは明らかでした——そしてわたしたちはこの疾患が体液を介して伝染するとは考えていなかったのです！蚊が媒介している可能性も考えられました。
> ——微生物学者ピーター・ピオット、「シュピーゲル」誌で1976年のザイールのエボラ出血熱の大流行について語る、2014年

2013年12月、ギニアの田舎のメリアンドウという村で、エミールという名の1歳の子どもが熱を出した。3日後に彼は亡くなり、史上もっとも破局的なエボラウイルス疾患の大流行の最初の犠牲者となった。メリアンドウ村はリベリアとシエラレオネとの国境付近の人口密集地域にあったため、ウイルスは急速に蔓延した。死亡率が約50パーセントというこの疾患との闘いを支援すべく世界中から医療チームが訪れたが、予防策を講じたにもかかわらず、医療従事者たちが病に倒れていった。彼らの服は扱いにくく、息づまるほどの暑さのなかでは着心地が悪く、わずかな不注意が死をまねいた。新たな設計の防護服が不可欠だった。

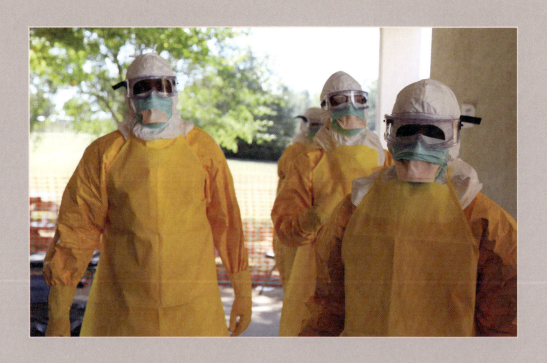

マールブルグ病

1967年、ドイツのマールブルク市の研究チームがワクチン生産の研究で使うために、アフリカから数匹のミドリザルを輸入した。まもなくチームメンバーは体調をくずし、高熱、下痢、嘔吐、複数の臓器からの出血を来した。集団発生がおさまるまでにメンバーのうち31人が発症し、7人が死亡した。ミドリザルが原因であることがつきとめられ、それまでに知られていなかった種類の新たなウイルスが発見され、その長いひも状の構造から、フィロウイルス（filovirus）とよばれた（「*filum*」はラテン語で「糸」の意味）。

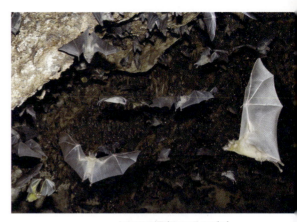

ケニアの洞窟にいるエジプトルーセットオオコウモリ。西アフリカでは一般的な食料であるコウモリはエボラウイルスの宿主となりうる。

マールブルグ病の症例はその後の数十年にわたって散発し、1975年には南アフリカのヨハネスバーグ、1980年と1987年にはケニアで生じ、1998年にはコンゴ民主共和国の炭鉱労働者のあいだでより大規模な大流行が発生し、123人が死亡した。2004〜05年にアンゴラで生じた大流行では252人が死亡し、90パーセントという驚くべき死亡率の高さを示した。最初の犠牲者の多くは発症する少し前に洞窟に入っており、2009年にはオオコウモリにウイルスが発見された。このことから、コウモリが宿主の役割を果たし、自身が発症することはないが、コウモリがかじった果物をほかの動物が食べることで感染し、その野生生物の肉（家畜以外の動物の肉）を人間が食べることで感染が生じるのではないかと推測された。

1976年6月、スーダン南部のヌザラの綿花工場の労働者が出血熱を発症し、1週間後に死亡した。その後8月にザイールのヤンブク（現コンゴ民主共和国）で学校長が死亡した。当初、マールブルグウイルスがこれらの集団発生の原因だと考えられていた。感染した修道女の血液が入った小瓶が送られたベルギー、アントウェルペンの研究室では、微生物学者ピーター・ピオットのチームが、フィロウイルスがふくまれていることを発見したが、それまでに見たことのないものだった。彼らは現地で調べるために飛行機でザイールに向かい、この新疾患の名称を、近くのエボラ川にちなんで名づけた。

場所にちなんで名づけられた病気

ジカウイルスは、1947年にサルで最初の症例が発見されたウガンダのジカ森にちなんだ名前である。げっ歯類により伝播する出血熱であるラッサ熱は、1969年にナイジェリアのラッサという町ではじめて報告された。蚊に媒介される西ナイルウイルスは、1937年にウガンダの西ナイル地区で確認された。ドイツ麻疹（風疹）は1700年代にドイツの医師によりはじめて報告されたためにこの名がある。ラクロス、ウィスコンシン、セントルイス、ミズーリには、いずれもその地にちなんで名づけられた脳炎の種類がある。ライム病は、1970年代に広範な大流行が生じたコネティカット州の町にちなんで名づけられた。

エボラ出血熱用の防護服

エボラウイルス

エボラ出血熱は感染者の体液にふれることで伝染する。2日から3週間後に感冒様の症状が現れ、その後ほとんどの症例で嘔吐、下痢、出血、発疹が生じる。ウイルスには最初に体の免疫応答を阻害し、ウイルス鎖が複製をはじめられるようにする能力がある。ウイルスは複数の臓器に感染して細胞死をひき起こすが、免疫系がこのような死んだ細胞を血中に発見すると、これに反応してサイトカイン（血球の形成と組織の炎症を制御する免疫系のメッセンジャー）を急増させる。このサイトカインストームによって血管が損傷するために血管から血液と血漿がもれ出し、死因はしばしば失血と体液の喪失による血液量減少性ショックである。

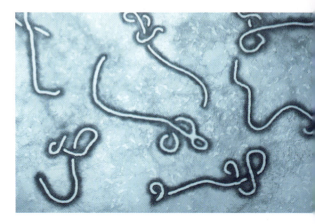

エボラウイルスはフィロウイルスに共通するひも状の構造をもつ。5種——タイフォレスト型、スーダン型、ザイール型、レストン型、ブンディブギョ型——が存在しており、2014～15年の大流行はザイール型だった。2014年10月の最盛期には、1週間あたり900人に感染が生じていた。

1976年から2013年にかけて、エボラ出血熱の大流行は24件生じ、1716人が発症したと推定されているが、診断が困難であることから大幅に過小評価されている可能性がある。中央アフリカで患者に高熱と下痢を生じた場合、最初に疑われるのはマラリアと腸チフスであり、エボラ出血熱は一群の症例すべてに出血熱が認められる場合にのみ考慮される。診断は臨床検査により確認されるが、この疾患が生じることの多い遠隔地では確認が容易ではなかったり、不便であったりする。

2014～15年の大流行

2013年12月にメリアンドウ村のエミール少年が死亡した後まもなく、姉、妊娠中の母親、祖母が死亡した。伝統的な癒しの儀式がとり行なわれ、家庭内の多くの品が燃やされたが、癒し手がウイルスに倒れた。その葬儀の後、伝統的な葬儀で遺体を洗った12人の女性が感染した。エボラウイルスが確認され、世界保健機関（WHO）に報告されたのは2014年3月になってからのことであり、その時点で近隣諸国にも症例が生じていた。

リベリアとシエラレオネはいずれも内戦からの復興中で、医療制度はほとんど壊滅状態にあった。リベリアには2010年に医師が51人しかおらず、ほかの医師は暴力からのがれていた。既存の病院には、エボラ出血熱患者を治療する場合に必要となる隔離

> 病院、とくに紹介病院は、このような大流行が気づかれ、阻止されるか、気づかれずに広がるかのいずれかが生じる施設である。これらの病院には、このような危険な疾患の拡大を阻止する責任がある。
> ——世界保健機関、1978年

看護の用意がまったくなかった。医療従事者が発症しはじめ、ひき続き生じた流行中に平均して彼らのうちの10パーセントが死亡した。医療従事者は、体液による汚染を防ぐためにマスク、ガウン、手袋、ゴーグルを着用する必要があった。防護服を脱ぐ際にはとくに注意が必要で、ちょっとでもやり方をまちがえれば、外面に付着しているウイルス粒子にさらされる可能性があった。

エボラ出血熱患者の看護にあたる人にとくに役立つように、専用の個人用保護具（PPE）が新たに設計された。この防護服は一体型のフェイスマスクと換気装置をそなえ、暑い気候のなかで着用者が涼しい状態を維持しやすいようにフードに通気孔がある。きわめて重要な点が背部の一本のファスナーで、汚染された外側が着用者の皮膚にふれないように、防護服が脱ぎやすくなっている。

2016年2月の時点では、生存者が少量のウイルスを保有し、再燃が生じる可能性があるため、まだ公式には大流行に終息宣言は出されていない。2014～15年のエボラ出血熱の危機で、2万8638人が感染し、1万1316人が死亡したと推定されている。

治療薬探し

2014～15年のエボラ出血熱の流行中に9つの治療薬の試験が行なわれており、そのうちもっとも有名なのがジーマップ（ZMapp）だが、いずれもまだ一般的使用について承認されていない。もっとも有効な治療法は点滴による水分補給と血液化学の細心のモニタリングだったが、検査施設のない現地の小さな病院でこれを行なうことは困難だった。2015年7月に研究者がVSV-EBOVというワクチンを発見したことを発表した。これは有効と考えられ、現在この疾患に接触した人全員に提供されている。将来の大流行を防ぐために一般集団に投与するには、さらなる確証的試験が必要である。

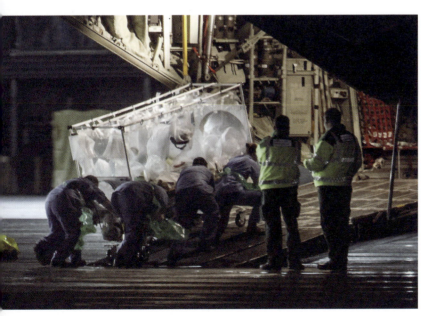

シエラレオネでの看護中にエボラウイルスに感染したイギリス人の救援活動家、ポーリン・カファーキーを収容した隔離用テントカート。彼女は2015年1月にウイルス消失を宣言されたが、7カ月後に脳内の少量のウイルスが髄膜炎をひき起こしてふたたび発症した。彼女は回復したが、なおも注意深いモニタリングを受けている。

エボラ出血熱用の防護服

参考文献

Barnett, Richard, and Kneebone, Roger L., *Crucial Interventions: An Illustrated Treatise on the Principles and Practice of 19th-century Medicine*, Thames & Hudson, 2015

Bostridge, Mark, *Florence Nightingale*, Penguin, 2008

Brunton, Deborah, *Health, Disease and Society in Europe 1800–1930*, Manchester University Press, 2004

Bynum, William, *The History of Medicine: A Very Short Introduction*, Oxford University Press, 2008

ウィリアム・バイナム、ヘレン・バイナム編『Medicine——医学を変えた70の発見』、鈴木晃仁／鈴木実佳訳（医学書院）

Duin, Nancy, and Sutcliffe, Jenny, *A History of Medicine*, Morgan Samuel Editions, 1992

Elmer, Peter, and Grell, Ole Peter, *Health, Disease and Society in Europe 1500–1800*, Manchester University Press, 2003

Faherty, Anna, *Reading Room Companion... acquired by and for Henry Wellcome*, Wellcome Trust, 2014

Kaptchuk, Ted, *Chinese Medicine: The Web that has no Weaver*, Rider, 2000

Lad, Vasant, *Ayurveda: The Science of Self-Healing*, Lotus Press, 1987

ヴァサント・ラッド『現代に生きるアーユルヴェーダ』、児玉和夫訳（平河出版社）

Mukherjee, Siddhartha, *The Emperor of All Maladies: A Biography of Cancer*, Fourth Estate, 2011

シッダールタ・ムカジー『病の皇帝「がん」に挑む——人類4000年の苦闘』（上・下）、田中文訳（早川書房）

Persson, Sheryl, *Smallpox, Syphilis and Salvation: Medical Breakthroughs that Changed the World*, Exisle, 2010

Porter, Roy, *Blood and Guts: A Short History of Medicine*, Penguin, 2003

ロイ・ポーター『人体を戦場にして——医療小史』、目羅公和訳（法政大学出版局）

Revill, Jo, *Bird Flu*, Rodale, 2005

ジョー・レビル『鳥インフルエンザ完全防御マニュアル』、今泉敦子訳（アールアイシー出版）

Shephard, Roy J., *An Illustrated History of Health and Fitness, from Pre-History to our Post-Modern World*, Springer, 2015

雑誌

Circulation, Journal of the American Heart Association
http://circ.ahajournals.org/

History Today
http://www.historytoday.com/archive

Journal of the International Society for the History of Islamic Medicine
http://ishim.net/newsletter.htm

Medical News Today
http://www.medicalnewstoday.com/

Medscape
http://www.medscape.com/
提携日本語版サイト
https://www.carenet.com/medscape

Nature
http://www.nature.com/index.html
日本語版サイト

http://www.natureasia.com/ja-jp/

New Scientist
https://www.newscientist.com/

Oxford Journal of Infectious Diseases
http://www.oxfordjournals.org/our_journals/jid/about.html

関連諸機関のウェブサイト

Action on Smoking and Health
http://www.ash.org.uk/

Amputee Coalition of America
http://www.amputee-coalition.org/

Boston Children's Hospital
http://www.childrenshospital.org/research-and-innovation

British Library collections
http://www.bl.uk/

Chemical Heritage Foundation
http://www.chemheritage.org/

Columbia University Dept. of Surgery
http://columbiasurgery.org//

Institute of Biomedical Science
https://www.ibms.org/

Microbiology Society
http://www.microbiologysociety.org/

National Center for Biotechnology Information
https://www.ncbi.nlm.nih.gov/

Stanford Medicine News Center
http://med.stanford.edu/news/all-news/

U.S. Centers for Disease Control and Prevention
http://www.cdc.gov/

Wellcome Foundation
http://wellcomelibrary.org/

World Health Organization
http://www.who.int/en/

その他のウェブサイト

All About Robotic Surgery
http://www.allaboutroboticsurgery.com/roboticsurgeryhistory.html

Antimicrobial Resistance Learning Site
http://amrls.cvm.msu.edu/

Big Picture
http://bigpictureeducation.com/

Braindecoder
https://www.braindecoder.com/

Brief History of Painkillers
http://io9.com/how-drugs-work-to-helpyou-ease-the-pain-1452216695

Chirurgeon's Apprentice
http://thechirurgeonsapprentice.com/

Explorable
https://explorable.com/medical-research-history

History Learning
http://www.historylearningsite.co.uk/

History of Malaria
http://www.malaria.com/overview/malaria-history

History of Tuberculosis
http://www.faculty.virginia.edu/blueridgesanatorium/tuberculosis.html

Internet Encyclopedia of Philosophy
http://www.iep.utm.edu/

Nursing and Midwifery in the Middle Ages
http://nursingandmidferyinhistory.blogspot.co.uk/

索引

イタリック体数字は図版ページをさす

A

BCG ワクチン　105
CAT スキャナー　195
CT による脳スキャン　*196*
DNA　178-85
DNA の二重らせん構造　*178-81*, *182*
ECT（電気けいれん療法）　146
HIV／エイズ　119, 177, 202-5
IMRT（強度変調放射線療法）　137
MRI スキャナー　137, *194*, 196-7
MRSA　167
X 線装置　*132*, *133*, *134*, *135*

ア

アヴィケンナ　52-5, 99
アヴィケンナの墓　55
アサ　77
亜酸化窒素　99, 100
アスピリン　138, *140*, 141
アースロボット　*198*, 199, 200
アセトアミノフェン　141
『アタルヴァ・ヴェーダ』　*18*, 19
アッシュルバニパル王　*16*, 17
アッピア水道　*30*, 32
アテローム性動脈硬化症　*191*, 193
アフリカヌス、コンスタンティヌス　49

アヘン　35, 55, 99, 107
アーユルヴェーダ医学　18-21
アリストテレス　45, 50, 53, 64
アレクサンドリア図書館　27
アレクサンドロス大王　27, 90
「アングルシーの義足」　*211*
安全なセックス　177, 205
アンドルーズ、クリストファー　154
『医学典範』（アヴィケンナ）　52, 54, 55, 99
医学における女性　50, 110-3
医学の黄金時代　53
医学の規制　47, 51
医学校　48-51
イギリス赤十字社　126
異種移植　192
イスハーク、フナイン・イブン　44, 45, 46, 47
イスラム世界の病院　41
1 型糖尿病　157, 159
遺伝子工学　182-4
遺伝子スクリーニング　185
遺伝子治療　183-4
イド（フロイト）　145
イブン・スィーナ　→「アヴィケンナ」
イムホテプ　13
イーライリリー社　156, *158*, *159*
インスリン用シリンジ

156
陰と陽　24
インフルエンザ　152-5, 177
飲用水、水を飲む　30, 32-3, 108-9
ウィルキンス、モーリス　*180*, *181*
ウイルスの発見　154
ヴェサリウス、アンドレアス　62, *64*, 65
エイズ　→「HIV／エイズ」
エイズ啓発リボン　202, 205
栄養　158, 177
壊疽　*129*
エーテル　81, 98, 100, *101*
エーテル吸入器　*98*
エドウィン・スミス・パピルス　12-5, *12*
エーベルス・パピルス　15, 45
エボラウイルス　214, *216*, *217*
エラシストラトス　63
遠隔手術　201
黄熱病　91, 177
オテル・デュー　*40*, 41-2, 111
オートジェクター　*168*, *169*, 170
温度の尺度　70

カ

カイコ　116-7
ガイズ病院　*43*
開頭術　11
解剖　62-7, *74*
解剖学　20, 62-7, 73

鍵穴手術　*199*
ガーゼマスク　*152-3*
カーハート、レイモンド　123
カビ　165
カファーキー、ポーリン　*217*
カマン、ジョージ・P　97
ガリレオ・ガリレイ　69
ガレノス　36-9, 53, *64*, 65, 73
カレル、アレクシス　191
眼科学　44-7, 120-3
環境衛生　177
看護学校　111
幹細胞　*206*, 207-9
鉗子　76-80
がんと死亡率　165
がんの治療法　66, 131, 135, 137, 185
機械の手　*211*
義肢　210-3
キーツ、ジョン　103
喫煙　177, 186-9
キナノキ　86-9, *86*, *88*
キャノン、ウォルター・B　134
ギャレット・アンダーソン、エリザベス　113
灸　25
吸引分娩器　81
キュリー、ピエール　*136*
キュリー、マリー　135, *136*
狂犬病　118-9
局所殺虫剤　89
局所麻酔　101
ギリーズ、ハロルド

148, 150, *151*
筋弛緩薬 141
キンセンカ 59
クタール、アンリ 136
クリック、フランシス 180, *181*
クロアカ・マクシマ 31
クローニング 183
クロロホルム 81, 100, 101
ケオプスネズミノミ 61
ケシ 99
下水道 31, 32–3, 109
血圧 75
血液型 173
血液循環 72–5
結核 102–5, 117, 165, 177
結核サナトリウム（ゲルベルスドルフ） 104
ケルヴィン卿ウィリアム・トムソン 70
ゲルベルスドルフの結核サナトリウム *102*
減圧室 161
原虫疾患 91
顕微鏡 82–5, 89, 114, 154
『顕微鏡図譜』（フック） *83*
抗けいれん薬 141
抗原ドリフト 154
公衆衛生上の警告 186–9, 205
抗生物質 81, 164–7
抗生物質（に対する）耐性 167
黄帝 23
『黄帝内経』 22, 23–5
抗マラリア薬 89
抗レトロウイルス薬 204
コカイン 101
国際赤十字 127
黒死病 *57*, 59

国境なき医師団 127
コッホ、ロベルト 105, 109, 115, 117, 118
子どもの健康 177
コルチコステロイドクリーム 141
コルフ、ウィレム 172–5
コレラ 106–9, 118, 177
コンダミーヌ、シャルル・マリー・ド・ラ 86, 88
コンピュータX線体軸断層撮影（CAT）スキャナー 195
コンピュータ断層撮影（CT）による脳スキャン *196*

サ
細菌論 115
細胞の種類 207
細胞の染色 *85*
催眠によるトランス状態 143
サレルノ医学校 48–51
サレルノのトロトゥーラ 50
『サレルノ養生訓』 49
産褥熱 81, 115, 129, 165, 167
サントーリオ・サントーリオ 68–70
死（定義） 169
「ジェダイ」ヘルメット *196*
ジェックス＝ブレイク、ソフィア 113
ジェファーソン、トーマス 95
ジェンナー、エドワード 92, 93, 94, 95
自我（フロイト） 145
磁気共鳴画像（MRI）

194, 196–7
思考制御型義肢 210, 212–3
シーコール、メアリ 111
視神経 47, 121
肢切断 35, 99, 100, 129, 130, 166
自然発生説 84, 115
ジフテリア 119, 177
瀉血 38–9
写真51番 *180*
シャムウェイ、ノーマン 191, 192
出血性疾患 177
出産 76–81
出産のための民間療法 77
種痘 94
ジュネーヴ条約（1864年） 126
主要な死因 165
笑気 → 亜酸化窒素
瘴気説 33, 89, 106, 109
小線源治療 136
消毒法 128–31
静脈切開刀 *36*
食事と糖尿病 158
助産婦 76–80, 111
神経細胞 *208*, *209*
神経ブロック注射 141
人工呼吸器 160–3
人工腎臓 172, *175*
人工心肺装置 168, *170*
人工臓器 172, 175
心疾患 165, 171, 187, 189
腎臓 172–5
心臓移植 190–3
心臓手術 171
心臓発作 140, 191
人体解剖学、人体の解剖学的構造 20, 62–7, 73, 120
『人体の構造』（ヴェサリ

ウス） 62–7
人体冷凍保存術 171
シンプソン、ジェームズ・ヤング 81, *100*, 101
水道 30–3
『スシュルタ・サンヒター』 19, 45
スタニントンサナトリウム（ノーサンバーランド） *104*
スネレン、ヘルマン 120, *122*
スネレン視力表 *120*, *122*, *123*
スノウ、ジョン 101, 107–9
スーパー耐性菌 167
スペインかぜ用のマスク *152*, *153*
スミス、ウィルソン 154
精子 *84*
精神疾患 142–3
精神薬理学 147
生体工学的義肢 212–3
性病 177
セイヨウシロヤナギ 139
セイヨウナツユキソウ 139
世界の平均余命 164, 177
世界保健機関（WHO） *176*, 177, 188, 204, 216
赤十字 124, *125*, 126–7
石炭酸 130, *131*
石炭酸噴霧器 *128*, *130*
セルシウス、アンデルス 70
線形加速器 *136*
穿孔術 8, 9, 10, 11
戦場医療 112–3,

124–7
腺ペスト　56–61, 119
線量分割　136
臓器の拒絶反応　193
測温器　69, 70

タ

体液説　28–9, 38, 187
体温計　69–71
体外受精　81
大プリニウス　35
ダ・ヴィンチ、レオナルド　47, 62, *63*, 73
ダ・ヴィンチ・ロボット　*200*, 201
たばこのパッケージの健康への害を示す警告　186
「ダビデ像」（ミケランジェロ）　66
チェンバレン、ピーター　78
チェンバレン家　76–80
『チャラカ・サンヒター』　19
超音波画像法　81, *195*
超自我（フロイト）　145
聴診　28, 96–7, 105
聴診器　96–7
腸チフス　118, 189
聴能学　123
治療用の長イス　142
鎮痛薬　138–41
　「個々の方法/物質」も参照
ツァイス、カール　85
筒状皮弁（法）　148, 150
デイヴィー、ハンフリー　99, 100
ディオスコリデス、ペダニウス　34–5
鉄の肺　160, *162*, 163
デュナン、アンリ　124, *126*

転移　145
電気けいれん療法（ECT）　146
デング熱ウイルス　177
電子顕微鏡　85, 154
電子顕微鏡写真　*85*, *154*, *167*, *203*, *207*
天然痘　37, 53, 92–5, 177
痘瘡ウイルス　94
糖尿病　156–9
「トゥルプ博士の解剖学講義」（レンブラント）　*67*
床屋外科医　51, 60, 78, 110
ドーシャ　19, 20–1
ドナルド、イアン　195
鳥インフルエンザ　155, 177
ドリー（クローンヒツジ）　*183*
ドンデルス、フランシスカス　122

ナ

内視鏡　195
ナイチンゲール、フローレンス　43, *110*, 111–3, 129
ナノテクノロジー　201
鉛中毒　32
難聴　123
2型糖尿病　159
二酸化炭素　100, *161*
乳がん　66, 131, 135, 185
乳房切除術　131
妊娠と出産　76–80
認知症　197
熱の測定　69
粘土板　16–7, *16–7*
脳卒中　165

ハ

バイエル社　138
肺炎　165

肺がん　187, 188
肺結核　103
梅毒　149, 165
肺病　102–5
肺ペスト　57
ハーヴィ、ウィリアム　6, 66, 72–5, *84*
白鳥の首状のフラスコ　115
白内障手術　*46*, 122
破傷風　118, 177
パストゥール、ルイ　114, *115*–9, 128, 165
パストゥール研究所　119, 203
パチーニ、フィリッポ　109
鼻形成術　*21*, 148, 149, 150
鼻再建術（鼻の再建）　*21*, 148, 149, *150*
バーナード、クリスティアーン　190, *192*, 193
パピルス　12–5, *12*, 45
バベッジ、チャールズ　121
ハムラビ法典　16, *17*
パラセタモール　141
鍼　22, 25, 141
バリー、ジェームズ　113
バルクリー、マーガレット　113
ハルステッド、ウィリアム　101, 131
パレ、アンブロワーズ　211
バンティング、フレデリック　156, *158*
反ワクチン運動　95
皮下注射針　173
「微小動物」　82, *83*, 115
　「微生物」も参照

微生物　33, 115–8, 119, 128
ヒッポクラテス　6, 26–9, *53*, 79
『ヒッポクラテス全集』　26–9
ヒッポクラテスの木　26, *27*, 28–9
ヒッポクラテスの誓い　7, 29
ヒトゲノムプロジェクト　183
ピナール、アドルフ　97
皮膚移植片　*149*, 150, 151, 166
百日咳　167, 177, 189
病院　40–3
病気の輸入　93
美容手術　151
ヒヨス　77, 99
ファーレンハイト、ダニエル・ガブリエル　70
ファン・レーウェンフック、アントニ　82–4, 85
フーゲス、バート　11
フック、ロバート　57, 82, 83
フライ、エリザベス　111
プラセボ効果　139
ブラックウェル、エリザベス　113
フラミンガム心臓研究　187
フランクリン、ロザリンド　*180*, 181
ブリュコネンコ、セルゲイ　169
ブレステッド、ジェームズ・ヘンリー　15
フレミング、アレグザンダー　164
ブレーメル、ヘルマン　102, 104

フロイト、ジークムント 142, 143, 144, *145*
分娩、出産、陣痛 76-81
分娩イス *78*
兵舎病院、スクタリ 111, 112
ベクレル、アンリ 132, 135
ペスト *56-8*, 59-60, *61*, 118, 119, 177
ペスト、チャールズ 156, *158*
ペスト医師 *56*, *60*
ペスト菌（エルシニア・ペスティス） 57, *58*, 61, 119
ヘッケル、エルンスト *207*
ペトリ、ユリウス 117
ペトリ皿 *164*, 165
ペニシリン 164, 165, *166*, 167
ベルゴニックチェア *146*
ヘールズ、スティーヴン 75
ヘルムホルツ、ヘルマン・フォン *121*, 122
ヘロフィロス 63
防護服 *214*
放射線医学 132-7
放射線療法 136-7
母体の健康 177
母乳育児 177
哺乳類の生殖 75
ホフマン、フェリックス 138
ポリオ 95, 160-3, 177
ポリメラーゼ連鎖反応法（PCR） *185*
ホールデインの棺 161
ホルモン 157
ポン・デュ・ガール *32*

マ

魔女裁判 73
麻疹 177, 189
麻酔薬 98-101
マスク *56*, *60*, 152, 153
マッキンドー、アーチボルド 151
麻痺型ポリオ 160, 161
麻薬性鎮痛薬 141
マラリア 33, 86-91, 95, 115, 177
マールブルグウイルス 215
マローン、メアリ *189*
慢性呼吸器疾患 165
マンドレークの根 *35*, 99
マンモグラム *134*
ミイラ化 13, *14*
ミケランジェロの「ダビデ像」 *66*
水供給 30-3, 108-9
無症候性保菌者 189
眼 44-7, 120-3
眼鏡 121
メスメリズム 143
メソポタミア 16-7
メチシリン耐性黄色ブドウ球菌（MRSA） 167
『眼に関する10の論考』（フナイン・イブン・イスハーク） *44*, 46-7
眼の草稿 *45*
メンデル、グレゴール *179*
モートン、ウィリアム 98, 100

ヤ

薬剤、薬物 177
薬剤耐性 167
『薬物誌』（ディオスコリデス） *34*, *35*
ヤナギの樹皮 *35*, *139*
山中伸弥 208
輸血 173
夢 144
「夜」（ミケランジェロ） 66

ラ

らい病（ハンセン病）の隔離地区 42
ライマー、サミュエル・リー 99
ラヴラン、シャルル・ルイ・アルフォンス 89
ラエネック、ルネ 96-7, 105
ラッサ熱 215
ラービ、イジドール 194, 196
ランゲルハンス、パウル *157*
ランセット *36*, *92*
「ランプの貴婦人」 *110*
リヴェリウス、ラザルス 10
リスター、ジョーゼフ 128, 130, 131
硫酸バリウム 134
レオナルド・ダ・ヴィンチ 47, 62, *63*, *73*
レーザー手術 199
レントゲン、ヴィルヘルム 132, *133*
老荘思想（道教） 23
ロボット手術 198-201
ロボトミー 146-7
ロルム、シャルル・ド 60

ワ

ワクチン接種
　BCG 105
　WHO 177
　エボラウイルス 217
　天然痘 94-5
　ポリオ 162, 163
ワシュカンスキー、ルイス 192
ワシントン、ジョージ 39
ワトソン、ジェームズ 180, *181*

図版出典

著者による謝辞 このような魅力的なテーマについて執筆を依頼いただいたジェームズ・エヴァンズ、すばらしく有能な編集者であるステファニー・エヴァンズ、本書をたいへん魅力的なものにしていただいたデザイナーのリンジー・ジョンズに感謝申し上げる。

本書掲載の図版について著作権所有者を明記するよう最善をつくしたが、不注意による欠落や誤りがあった場合は陳謝し、本書の今後の版で当該団体および個人に対し適切な謝辞を掲載する。

Alamy/© David J. Green 25 (top); /© Mike Lester 26; /© picture 110

Photo courtesy of Alcor Life Extension Foundation 171

The Army Medical Services Museum, RAMC Muniment Collection. In the care of the Wellcome Library 150

Bridgeman Images 30

Creative Commons: CC BY-SA 3.0 31; CC BY-SA 2.0/Kim Traynor 51; CC BY-SA 3.0 136; CC BY-SA 2.5/Archives of Bayer AG 140; CC BY-2.0/Robert Huffstutter 142; CC BY-SA 2.0 146; CC-BY-SA 3.0 168; CC BY-SA 3.0 174; CC BY-SA 3.0 174; CC-BY-SA 3.0 181; CC BY-SA 3.0/Nephron 191; CC BY-SA 2.0/Ton Rulkens 204; CC BY-SA 3.0 161; CC BY-SA 2.0 176, 177

Division of Medicine & Science, National Museum of American History, Smithsonian Institution 156, 158 (bottom), 159

Stephanie Evans 32

Getty Images: /BSIP 11; /DEA/A. DAGLI ORTI 41; 44; /Laister 161; /ullstein bild 170; /Universal Picture Archive 180; 183; /BSIP 190; 192; /Rolls Press/Popperfoto 193; /François Guillot 198; /ChinaFotoPress 200; /Pacific Press 205; 217

King's College London 180

Library of Congress: 101, 105, 113, 123; /National Photo Company; 153; /Carol M. Highsmith 160; 187

Modern Art Foundation In Situ (Sokołowsko, Poland) 102

National Institute of Allergy and Infectious Diseases (NIAID) 167

Courtesy of the National Library of Medicine 6

Ortiz-Catalan et al., *Sci. Trans. Med.*, 2014 210

plantillustrations.org 59, 77, 86, 88, 90 (top), 99, 139

Public Health Image Library (PHIL)/CDC 61; /Cynthia Goldsmith 85; /CDC 154; /Shuqing Zhao, China 155; /CDC and C. Goldsmith 203; /Nahid Bhadelia, M.D. 214

Photo courtesy of Russian Academy for Medical Sciences/Lutfia Arifulova 169

St. Bartholomew's Hospital Archives & Museum/Wellcome Images, London 129

Science & Society Picture Library/Getty Images 44, 108, 109, 138, 172, 173

Science Museum, London/Getty Images 5, 8, 14 (top), 72, 81, 82, 92, 98, 115, 120, 128, 134, 196, 211

Science Photo Library/Getty Images: /Steve Gschmeissner 206; /Thomas Deerinck, NCMIR 208

Shutterstock.com: /Monkey Business Images 7; /Mikhail Zahranichny 14 (bottom); /ileana_bt 17; /Vladimir Melnik 52; /Roberto Castillo 57 (top); /Marzolino 58 (bottom); /Alfonso de Tomas 66; /Everett Historical 78; /toeytoey 88; /thailoei92 134; 138; /Kalcutta 139; /steveallenphoto 124; /Everett Historical 152, 162; /Asianet-Pakistan 163; 165; /Everett Historical 166; /Ociacia 175; /Natsmith1 182; /isak55 184; /anyaivanova 185; /defotoberg 186; /Ezz Mika Elya 194; /fahrner 195; /Tushchakorn 196; /Beloborod 199; /olesya k 202; /Jamie Roach 212; /Ivan Kuzmin 215; /Nixx Photography 216

U.S. National Archives and Records Administration 127

Wellcome Library, London: 4, 6 (top), 9, 10, 13, 16, 18, 20, 21, 22, 23, 27, 29, 33, 34, 36, 38, 39, 40, 42, 47, 49 (top), 50, 54, 55, 56, 58 (top), 60, 62, 63 (top and bottom), 64, 65, 68, 69, 71, 73, 74, 75, 76, 77, 78, 80 (top and bottom), 81, 83 (top and bottom), 84 (top and bottom), 87, 89, 93, 94, 96, 97, 99 (top), 100, 104, 106, 107, 108, 109, 111, 112, 113, 117, 118, 119, 121, 130, 132, 133, 141, 144, 148, 149 (top and bottom), 151, 164, 177, 178, 179, 187 (right), 188, 196, 207, 211

Wikipedia/Jeff Dahl 12; 28, 154

All other images are in the public domain.